第2版

佐々木敏の栄養データはこう読む！

疫学研究から読み解くぶれない食べ方

JN087611

女子栄養大学出版部

はじめに

ブリア・サヴァラン※の言葉を借りるまでもなく、私たちの体は私たちが食べたものでできています。そして、医食同源または薬食同源といわれるように、食べ物が持っているであろう健康を守ってくれる力は、時代も民族も超えて注目されてきました。

生物が摂取する物質、すなわち栄養素が生物の体内でどのような働きをしているのか、どのように生体の成長や生命の維持に関与しているのか、食べ物や栄養素が生物の健康や病気にどのようにかかわっているのかを明らかにする学問が栄養学です。そのなかで、人間（ヒト）を研究対象とする場合、特に人間栄養学と呼ぶことがあります。また、生物がどのように食べるものを選び、栄養素を摂取するのか、つまり、私たちのまわりの食環境や私たちの食知識、食意識、食行動といった分野も広い意味では栄養学に含まれます。

ところが、食べ物と健康の関係は私たちの生活にあまりにも密着しすぎているためか、人間栄養学は、長い間、わが国では一人前の科学とは認められてこなかったようです。人間栄養学を学べる場、研究できる場は乏しく、この状況は今もほとんど変わっていません。

そのためか、さらには食べ物への期待（または幻想）が膨らみすぎるためか、学問的にはまだ明らかにされていない情報が、あたかも既成事実であるかのような顔をして社会に流れ出てしまうこと

※18世紀後半から19世紀初めのフランスの法律家、政治家。『味覚の生理学（美味礼讃）』を著す。

があります。たとえば、あなたは、「好きなものだけ食べて10キロやせる驚異のダイエット法」を信じますか？「マイナス5歳肌の魔法の食べ物」はいかがでしょうか？「食べ物だけでウソのように糖尿病が治る」とか、「すべての病気は○○の食べすぎが原因だった」といったタイトルに魅かれたりはしませんか？そして、流行《はや》っているから……と自分でもちょっとやってみようと思ったことはありませんか？

でも、人の体はおもちゃでも使い捨ての試供品でもありません。両親から授かった唯一の体であり、かけがえのない命です。とり換えはできません。ですから、本当かどうかわからないことを簡単に信じてしまったり、「自分の体を使って」ちょっと試してみようと考えたりするのは、命や人の体・健康を軽んじる危ない行動だとぼくは思います。みんなやっているから、食べ物には副作用がないから……と考えるかもしれませんが、ポイントはそこではありません。このあたりは本書のなかでゆっくりとお話ししましょう。

ＥＢＮと栄養疫学

逆にいえば、人間栄養学の基礎知識と栄養健康情報を正しく取捨選択できる方法を身につければ、かなり有利に人生を送れるはずです。さまざまな病気を防ぎながら毎日の食事を楽しめるはずだからです。少なくとも理論的、確率的にはそうです。でも、人間栄養学を勉強したことのない人は、どの情報が人間栄養学の研究によって明らかにされたもので、どれがそうでないかを見分ける方法を身につけていません。教わっていないからしかたがありません。

人間栄養学の研究によって明らかにされた情報のなかから、信頼できる確かな情報を厳選して伝えようという流れが「ＥＢＮ」です。ＥＢＮはevidence-based nutrition《エビデンス・ベイスド・ニュートリション》の略で、「根拠に基づく栄養学」と訳されます。30年くらい前に医学・医療の領域で提唱されたＥＢＭ（evidence-based medicine：根拠に基づく医療）の栄養版です。本書はＥＢＮの流れに沿った本です。

　ＥＢＮとはなにか、ＥＢＮがなんの役に立つのか、ＥＢＮのどこにどのような弱点があるのかは本書のなかでお話しさせていただくとして、ＥＢＮは、「人間栄養学」、そのなかでも特に「栄養疫学」という学問によって明らかにされた、事実を中心に構成されるものであるということだけ先に紹介させていただきます。「栄養疫学」という言葉も、その基礎学問である「疫学」も、残念ながらわが国ではまだあまり知られていません。しかし、なにをどのようにどれくらい食べたらよいかの情報は、ほぼすべて、栄養疫学の研究によって明らかにされたものです。

「疫学」とはなにか、「栄養疫学」とはなにかについて、巻末にまとめました。大学の教科書みたいですが、本書をお読みいただくなかで意味のわからない言葉（専門用語）やわかりにくい考え方が出てきたら、この部分を拾い読みしてみてください。

　ところで、ＥＢＮにしたがえば、「驚異のダイエット法」も「魔法の食べ物」も残念ながらその存在は望み薄です。本書をお読みくだされば、その理由に納得していただけるはずです。「ウソのように糖尿病が治る食べ物」も「すべての病気の原因になる食べ物」も同じです。

　では、「日本人の長寿は和食のおかげである」はいかがでしょうか？　また、「バランスよく食べましょう」は本当でしょうか？　ＥＢＮでは、和食のなかのどの部分が健康的でどの部分が健康的でないのかと考えます。そして、中立的で客観的な視点に立って行なわれた研究成果を探します。また、バランスよく食べるとは具体的にどういうことで、どのような健康によい影響と健康によくない影響が実際に観察されたのかと考えます。

カバーと章扉

カバーの絵は、16世紀のフランドル（現在のベルギー北西部を中心とする地域）の画家、ピーテル・ブリューゲル（父）の代表作の一つ、「農民の婚宴」（ウィーン美術史美術館蔵）です。この絵もフランドルのどこかの村だと考えられています。

ブリューゲルは、貧しくも実直に生きる農民の暮らしを哀れみ深い目で描きました。同時に、ブリューゲルの絵は寓話的であるとしばしば評されます。寓話的とは、絵に描かれた物や人、風景それぞれに表面（絵そのもの）からはわからない意味や意図が与えられ、全体として人生や社会になんらかの教訓を与えてくれていることをいいます。この絵に描かれているたくさんの食べ物や人物にも深い意味が込められているそうです。本書が伝えたいコンセプトに通じるところが多いと感じてカバーに使いました。それぞれの章の扉にもこの絵から一部分を切りとって使っています。なぜその部分なのかを考えていただくのも楽しいかもしれません。

ところで、15世紀初めにフランドルの主要都市の一つであるルーベンに大学が設立されました。現在もベルギーにおける最高学府であるルーベン大学です。ぼくはそこで4年間の学生生活を送り、栄養疫学を学びました。ですから、個人的にも思い入れの強い絵の一つです。

構成と内容

本書は、女子栄養大学出版部の月刊誌『栄養と料理』に２０１１年（平成23年）４月から連載している「一枚の図からはじめるＥＢＮ　佐々木敏がズバリ読む栄養データ」と、同誌に２００７年（平成19年）１月から１年間連載された「世界てくてく『食』の解体新書」から互いに似た話題を選び、再構成したものです。なかには少し時間がたってしまった話題もあります。そこで、その後、たいせつな研究成果や情報が得られた場合には、書き改めたり後日談として追加したりして、できるだけ正確な内容となるように努めました。

本書は雰囲気の少し異なる二つのタイプの話題で構成されています。一つは、著者が旅した国を中心に、世界各国で起こった食べ物と健康の問題や課題、そしてそれを解決するために行なわれた研究やとり組みの紹介です。もう一つが本書の中核をなす部分で、さまざまな栄養疫学研究によって明らかにされた食べ物と健康についての話題です。

本書の特徴は、なんといっても「図」、特に中学校や高校の数学でよく出てきた、Ｘ軸（横軸）とＹ軸（縦軸）からなるグラフにあります。図は文章のおまけでも飾りでもありません。たくさんの情報が細かく盛り込まれた「図」を多用し、それに文章を添えて説明していくのがＥＢＮのスタイルです。図からどれだけ情報を引き出せるかという視点でお読みいただきたい、そう考えて、世界中の研究論文のなかから「これぞ！」というものを厳選しました。加工は最小限に留め、できるだけ生の雰囲気が伝わるように心がけました。また、図を正しく読みとるために役立つと思われる補助情報をできるだけていねいに（しつこく）添えました。これも図の重要な構成要素です。ぜひ、目を通していただきたいと思います。

全体を6つの章に分けました。

まず「あぶら」の話。とかく世間の耳目を集めがちですが、本当のところがうまく社会に伝わっておらず、そのために社会が翻弄されているように思えてなりません。次に、「塩と血圧」。生活習慣病から命を守るためにははずせない話題の筆頭ですが、日本人には「触れたくない、そっとしておいてほしい話題」の筆頭でもあるようです。そっとしておいてはいけない理由を、減塩ありきではなく、客観的に科学します。

続いて、「メタボと肥満」です。「結局、食べすぎでしょ」の裏に潜むさまざまな真実に迫ります。食べすぎと同時に心配なのが飲みすぎ、「お酒」の話です。狂い水か百薬の長か、しらふの頭で考察します。食べすぎ・飲みすぎときたら「糖尿病」でしょう。ここでは、健康食という面からも考えてみたいと思います。

最後に、「情報とリテラシー」を置きました。この章の存在が本書の特徴です。栄養健康情報はどこでゆがむのか、われわれがアクセスすべき情報はどこにあり、どのような心構えと知識を持って情報を選択し扱うべきなのかなど、少しむずかしくなりますが、ゆっくりとお読みいただきたい章です。

今回は生活習慣病に関連する話題を集めました。しかし、地球レベルでの栄養問題といえば、今でも栄養欠乏と衛生問題です。生活習慣病は、これらが満たされ、基本的な生命と健康が保証されたうえでの、いわゆるぜいたく病です。また、今回扱えなかった生活習慣病もたくさんあります。やむをえず収載を見送った栄養素もたくさんあります。これらの一部については、本書の姉妹書である『佐々木敏のデータ栄養学のすすめ』で扱いました。概要はもくじのページをごらんください。本書とともに楽しんでいただければ幸いです。

第1章から順番に読んでいただいても、好みの話題からつまみ食いしていただいても、本書を読み終えるころには、栄養と健康について科学的な考え方ができ、落ち着いた判断ができているあなた自身に気づくことでしょう。しかも、それは実践できる「健康な食事」であり、「健康にはよいがまずい食事」ではないはずです。おいしく、楽しく、正しく（科学的に）どう食べるか？　これが本書の狙いです。

第2版への想い
4つの喜びと1つの不安

本書を世に問うてから5年が経ち、このたび改訂の機会をいただきました。

この間、いちばんうれしかったのは、「栄養疫学」や「ＥＢＮ」（または簡単に「エビデンス」）という言葉が世の中に浸透してきた感触が得られたことです。

続く喜びは、栄養疫学の研究論文数が世界全体で急増したことです。栄養疫学に関連すると考えられる論文の数は、このわずか5年間でそれまでのおよそ13万編からおよそ17万編へと38％も増えました※1。これはこの分野が科学として急成長したことを示します。

このような研究の広がりの後押しを受けて、2018年に『佐々木敏のデータ栄養学のすすめ氾濫し混乱する「食と健康」の情報を整理する』を本書の姉妹書として出版させていただきました。こちらは本のツイッターも立ち上がりました[※2]。これが3つ目のうれしかったことです。

4つ目は国内の動きです。たとえば、厚生労働省が策定し公開している「日本人の食事摂取基準(2020年版)」がEBPM(科学的根拠に基づく政策立案)というポリシーで策定されるようになりました。また、栄養疫学を学び、使い、研究をしたいと願う若手が自主的に集まり始まった東京栄養疫学勉強会がその活動の幅を広げるという動きもありました[※3]。本書で扱った考え方が社会で使われ、次世代に広がったことは大きな喜びであり誇りです。

一方、不安な動きもありました。簡単で歯切れのよすぎる書物や商品が食と健康の分野でますます幅を利かせてきたことです。すべてがそうではないにしても、これらは人間の弱みにつけこんだやり方でしょう。楽をして(学ばずして)健康を手に入れたいという抗《あらが》いがたい弱みです。グレシャム[※4]による「悪貨は良貨を駆逐する」の比喩的用法が頭をよぎります。少なくとも食と健康の世界でこの言葉をこれ以上通用させてはならない! 本書の存在価値はここにあります。人間は本来もっと賢い動物であるとぼくは信じています。

さらに「ぶれない食べ方」へ

今回の改訂にあたり、その後の研究によって覆されてしまった内容はないか、そこまで行かなくても本書で伝える価値がなくなってしまったものはないかと、新たに発表された研究論文を集め、吟味しました。前述のとおり、栄養疫学はこの5年間で長足の進歩を遂げたからです。結論は、「5年前に紹介した内容は今もってすべての人に知っていただきたいたいせつな事実であることが、さらに確実となった」でした。そこで必要最小限の改訂と、ガイドラインや栄養素、食品摂取量などの数値を直近のものに改めるだけに留めました。けれどもせっかくなので、おまけとして1話を加え（第4章214ページ）、合計33話としました。また、巻末の「ミニ・レクチャー　疫学・栄養疫学とはなにか？」（330ページ）も少しだけ加筆しました。

　今回の改訂作業を通して、一層の自信をもっておすすめできるようになった「ぶれない食べ方」をどうぞお楽しみいただき、お試しください。食べる楽しさと確かな健康の両立を保証いたします。

※1　学術文献検索サイトの一つ、パブメド（PubMed）を使って2020年4月4日に、検索式（dietary［TI］OR intake［TI］OR consumption［TI］）で検索した結果。［TI］はこの語が論文題目に含まれることを示す。

※2　ツイッターアカウント　佐々木敏の「データ栄養学のすすめ」：https://twitter.com/dataeiyosusume

※3　東京栄養疫学勉強会のサイト：https://sites.google.com/site/nutrepistudygroup/home

※4　トーマス・グレシャム。16世紀のイギリスの商人、金融業者。

もくじ

第3章
不思議がいっぱい！　**肥満問題**

第6章 あなた自身が試される！「栄養健康リテラシー」の時代

写真・イラスト地図：佐々木 敏

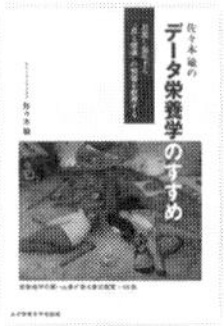

姉妹書

佐々木敏のデータ栄養学のすすめ

氾濫し混乱する「食と健康」の情報を整理する

もくじ

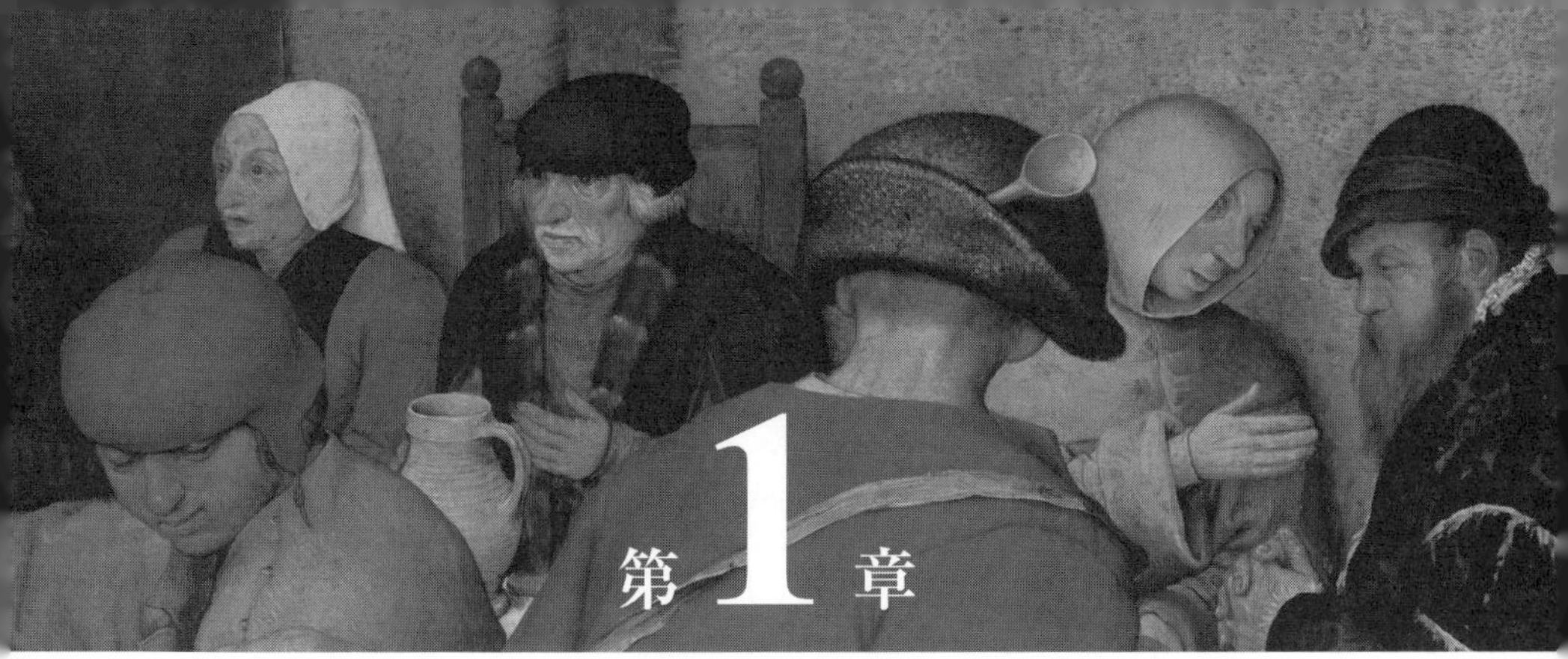

第1章

こんなにややこしい?!

あぶらと脂質異常症の関係

フィンランド
森と湖と疫学研究の国

今からおよそ半世紀前、世界7か国で
「食と健康」に関する大規模な疫学研究が行なわれました。
この研究に不可欠だったのが、住民たちの理解と協力です。
食と健康の情報を求める私たちが持つべき
姿勢や視点、考え方とは——。
7か国の一つ、フィンランドからのメッセージです。

森と湖の国の意外な一面

フィンランドは、ヨーロッパの北端に位置する人口わずか500万人ほどの国である。「森と湖の国」として知られ、テレビアニメにもなったトーベ・ヤンソンの童話「ムーミン」のふるさととしても有名だ。最近は、教育レベルの高さでも注目されている。

しかし、のどかな雰囲気の漂うこの国が、生活習慣病の予防に関するさまざまな医学研究、特に「疫学」と呼ばれる分野の研究をほかの国に先駆けて行ない、数多くの成果を世界に発信してきたことは日本ではあまり知られていない。疫学とは、疾病や健康に関連した出来事とその要因を集団を対象に研究する学問のことである。

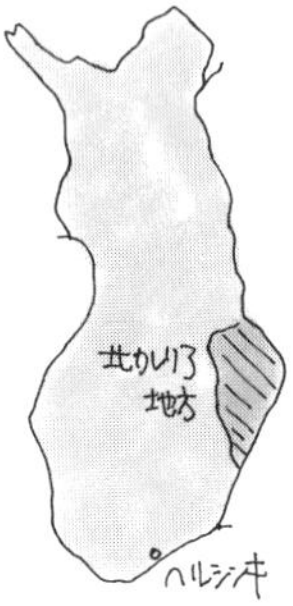

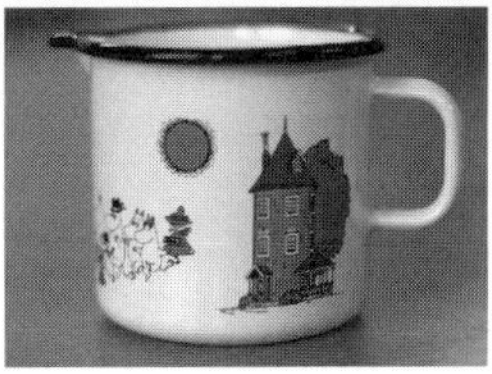

フィンライド・ヘルシンキ、ヴァンター国際空港で買ったムーミンのほうろうのカップ（2013年10月24日）

アンセル・キースの世界規模の試み

１９６０年ごろ、フィンランドは世界一、心筋梗塞の多い国だった。フィンランド人男性の心筋梗塞による死亡率は、日本人男性のおよそ10倍にも上り、働き盛りの男性が犠牲になるケースが目立った。もともと心筋梗塞は、女性より男性がかかりやすい病気ではあるが、母親よりも息子が先に命を落とすことさえあったようだ。

こうしたことから１９５０年代の終わり、アメリカ人の生理学者アンセル・キースは、異常なまでに高いフィンランド人の心筋梗塞死亡率のなぞを探るべく、世界中の研究者に呼びかけて食事と心筋梗塞の関連を調査する疫学研究に着手した。

参加国は、フィンランドのほかにオランダ、イタリアなど合計7か国。それぞれの国から数地域、全部で16の地域を選び、そこに住む人たちの食事と心筋梗塞の発症状況を調べた出典①。

フィンランドで選ばれた調査地は、北カレリア地方と東フィンランド地方の2か所。住民の献身的な協力を得て詳細な調査が行なわれた。北カレリア地方は、特に心筋梗塞が多い地域の代表として、また、東フィンランド地方は比較的少ない地域の代表（それでも他国に比べればとても多いが）として選ばれた。

栄養疫学研究のルーツ7か国研究

アンセル・キースの呼びかけで行なわれたこの研究は「7か国研究」と呼ばれ、食事と健康に関して初めて世界規模で行なわれた疫学研究として歴史に大きく残るものとなった。

参加した国々は、この経験を生かし、その後たくさんの疫学研究を手がけて数々の研究成果を上げることとなる。食事と健康の関係を探る疫学研究のことを特に、栄養疫学研究と呼ぶことがあるが、7か国研究は、そのルーツといえるかもしれない。

じつは、世界中で話題になった食と健康に関する研究成果には、7か国研究の流れをくむものがとても多い。

たとえば、「肺がんはβ－カロテンのサプリメントで予防することができるか」、「ビタミンEは心臓によいか」、「食事の改善は糖尿病の予防にどれくらい役に立つのか」、「地中海食は健康食か」などといったことだ。どこかで一度は耳にしたことのある話ばかりではないだろうか。

バターからマーガリンへ

7か国研究の最も大きな成果は、「飽和脂肪酸の過剰摂取が血清コレステロールを上昇させ心筋梗塞の原因となる」ということを、特別な実験ではなく、ごく普通に暮らしている人々から集めたデータから明らかにした点だろう。

フィンランドでは、この結果を受けて、「普通牛乳を低脂肪乳にかえ、バターをマーガリンにかえる運動」が始まった。これらの食品が、飽和脂肪酸のおもな摂取源だったからだ。当時、フィンランドの人々にとって牛乳は伝統的な飲み物だったし、バターは食事に欠かせないものだと考えられていた。だから、それらを変えることには、かなりの抵抗があっただろうと思われる。そのう

図1 フィンランド人の１人あたりの牛乳消費量の推移 出典❷

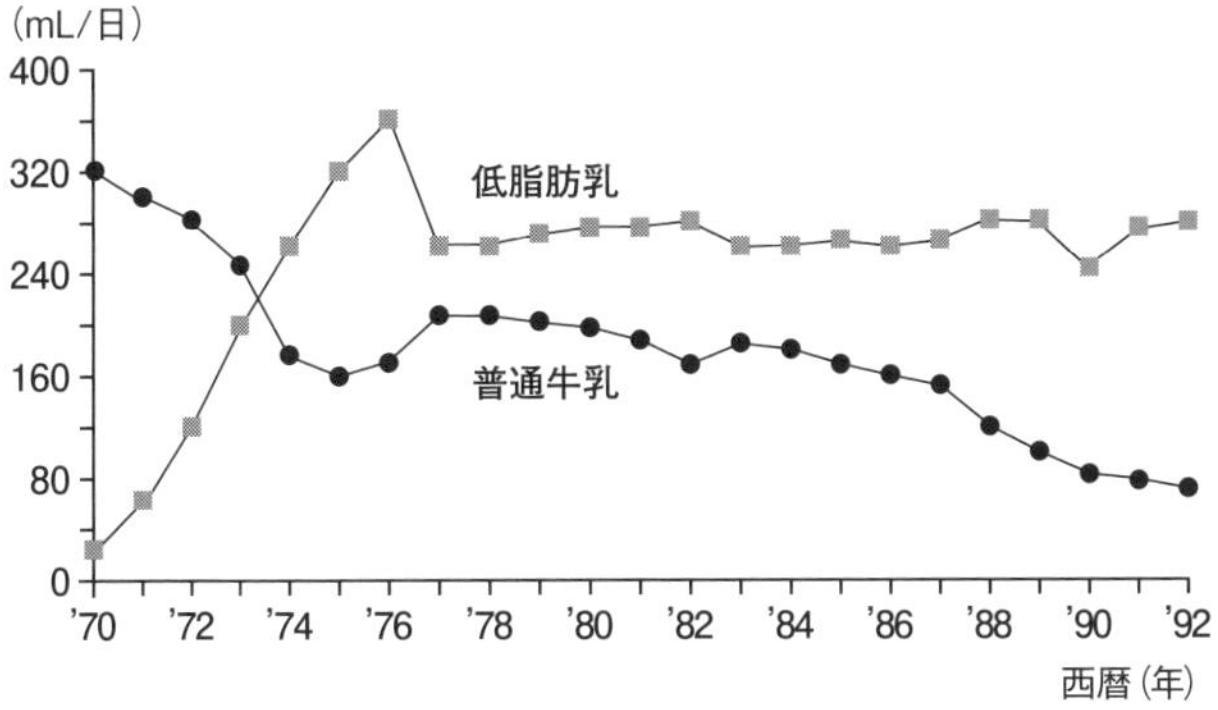

図2 フィンランド人の１人あたりのバターおよびマーガリン消費量の推移 出典❷

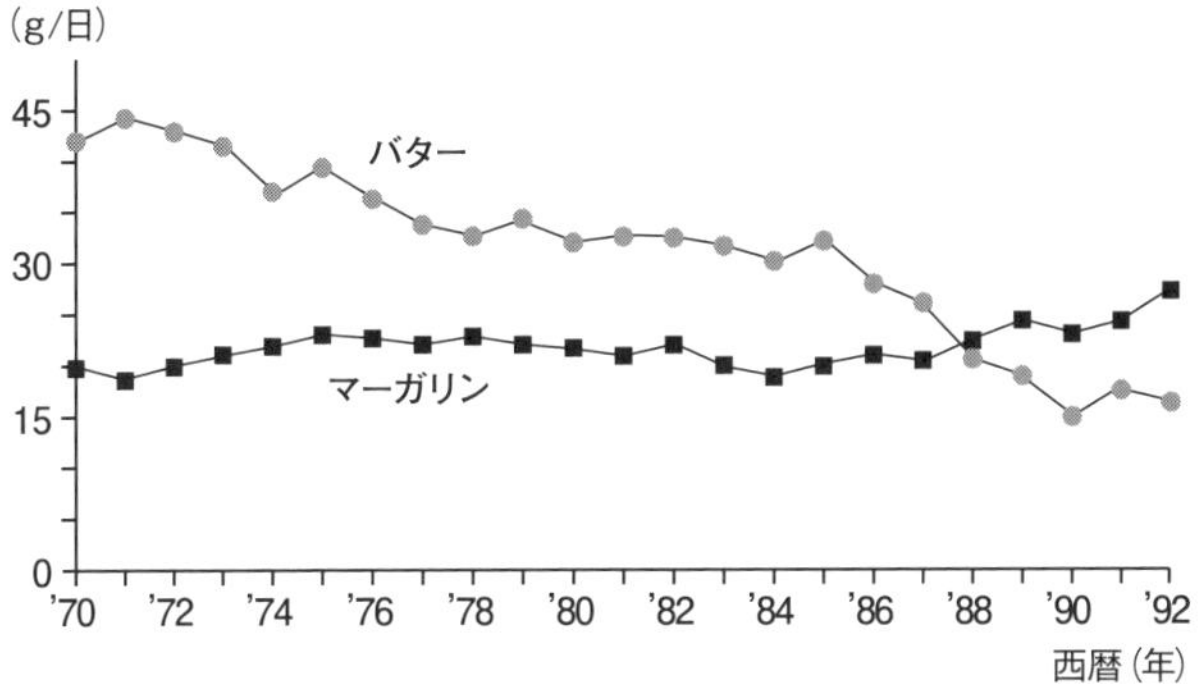

図3 北カレリア地方とそのほかのフィンランド全土における男性の心筋梗塞死亡率の推移(年齢調整ずみ) 出典❸

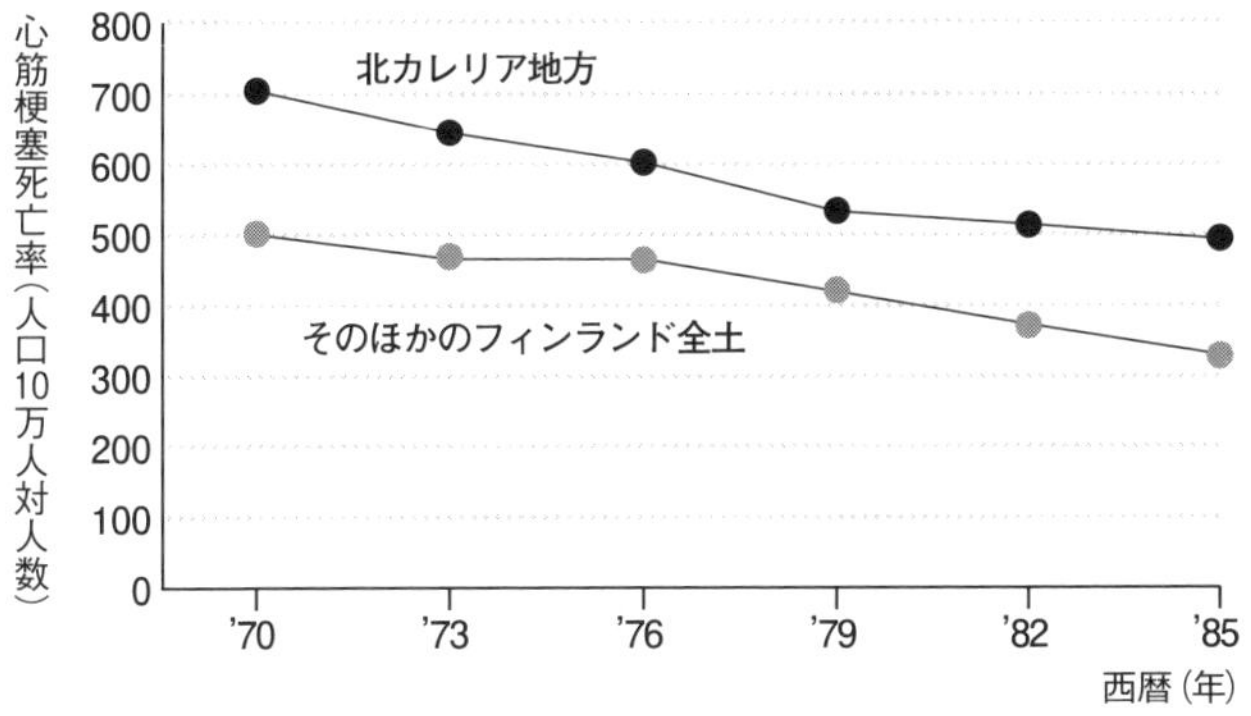

え、国内の畜産業が大きな打撃を受けるのは明らかだ。それでもこのような運動を行なったのは、伝統的な食習慣と既存産業の保護よりも、将来の国民の健康を優先した施策とも読める。つまり、フィンランドの心筋梗塞は、それほどまでに深刻で重大な健康問題だったのだ。

この積極的な運動が功を奏し、普通牛乳は低脂肪乳にとってかわられ、バターとマーガリンの摂取量もやがて逆転した（図１・２）出典❷。また、あわせて展開された減塩運動や禁煙運動の効果もあり、心筋梗塞の死亡率は著しく減少した（図３）出典❸。これらのデータは、生活習慣の改善によっていかにたくさんの命を救うことができるかを示す実例として、世界中のお手本となった。

新たな危険因子トランス脂肪酸

７か国研究には、ほかにも注目すべき成果が数多くある。「飽和脂肪酸だけでなく、不飽和脂肪酸のトランス脂肪酸も心筋梗塞の原因になる」というのもその一つだ出典❹。

トランス脂肪酸とは、植物油からマーガリンやショートニングなどを作る過程でできる脂肪酸の一種で、自然界にはわずかしか存在しない。現在、われわれが摂取しているトランス脂肪酸のほとんどは人工的に作られたものである。

マーガリンのなかにはトランス脂肪酸が含まれており、飽和脂肪酸に比べて相対的に摂取量が増えたため、この問題が表面化してきたのだ。心筋梗塞を予防したいがためにバターをマーガリンにかえたのに、なんとも皮肉な話である。

「トランス脂肪酸ゼロマーガリン」の登場

トランス脂肪酸は、フライドポテトに使われる揚げ油のなかにも含まれている。フライドポテトといえば、ファストフードの代表格。

この問題に最初に反応したのはニューヨーク市。２００６年12月、市の条例で「市内の飲食店は、２００７年の７月までに、揚げ油やマーガリンに含まれるトランス脂肪酸を顧客１人あたり０・５g以下とすること」と決めたのである。これは事実上、使用禁止に近い。

ところが、最近の食品加工技術を使えば、トランス脂肪酸の発生はきわめて低くおさえられるらしい。実際は、さらなる技術革新や、そのための投資が必要になるだろうが、最新技術を利用しない手はないだろう。

とはいっても、「これでマーガリンもフライドポテトも安心してたっぷり食べられる」と思ったら大きなまちがいだ。トランス脂肪酸が入ったフライドポテトを食べる以前に、フライドポテトをどっさり食べるような生活のほうが問題である。

食と健康の関係を知るためには

職業柄、「なにを食べれば病気にならないのか」とよく尋ねられる。そのときいつも頭に浮かぶのは、「この質問に正しく答えるためには、かなりたくさんの人に協力してもらって食習慣と健康状態をていねいに調べること、つまり、栄養疫学研究が必要なのだが……」ということだ。

食事と健康の関係を正しく明らかにするためには、これまでにどんな病気にかかったか、両親にその病気はなかったか、学校に何年間通ったか、タバコをどの程度吸っているか（吸っていたか）、どのような運動をどれくらいの頻度でしているか、毎日どんなものを食べているかなど、かなりプライベートなことを微に入り細をうがって尋ねなくてはならない。

たくさんの健康な人にお願いして食習慣を調べ、その後、だれが病気にかかるかを調べることさえある。これは、「どんな食事をしているとどんな病気にかかりやすいか」ということがわかるからだ。調査結果は、次世代のためのものにほかならない。

フィンランド人から学ぶもの

ほとんど知られていないと思うが、じつは日本も7か国研究に参加している。にもかかわらず、疫学研究、特に、栄養疫学研究はあまり広まっていない。日本食が健康食であると信じ、世界一の長寿を誇る日本人が、それらを科学的に調べ、世界に発信してこなかったことは残念でならない。

疫学研究を行なうためには、なによりも、地域などの協力体制と、個人の自発的意思に基づく参加が必要不可欠だ。もともと、日本は疫学研究が盛んな国ではなかったが、２００５年の個人情報保護法の全面施行以来、さらに実施がむずかしい状況になっている。

最近の日本人の考え方の傾向は「自分の個人情報を提供するのはいやだが、どうすれば病気にならないのかは知りたい」といったところではないだろうか。これはある意味、エゴともいえる。

フィンランドの人たちは、自分たちの個人情報を研究に提供し続け、たくさんのことを世界の人たちに教えてくれた。
なにを食べたら健康を保てるのか――この答えを求める前に、もっとたいせつななにかを、われわれはフィンランドの人たちから学ぶべきであるように思う。

出典

① Keys A, et al. The diet and 15-year death rate in the Seven Countries Study. AmJ Epidemiol 1986; 124: 903-15.

② Pietinen P, et al. Changes in diet in Finland from 1972 to 1992: impact on coronary heart disease risk. Prev Med 1996; 25: 243-50.

③ Tuomilehto J, et al. Trends and determinants of ischaemic heart disease mortality in Finland: with special reference to a possible levelling off in the early 1980s. Int J Epidemiol 1989; 18:(Suppl 1): S109-17.

④ Pietinen P, et al. Intake of fatty acids and risk of coronary heart disease in a cohort of Finnish men. The alpha-tocopherol, beta-carotene cancer prevention study. Am J Epidemiol 1997; 145: 876-87.

血中コレステロールと食品中のコレステロール 2つのコレステロールが招いた誤解と混乱

問い

日本人の食習慣の変遷を卵類、肉類、乳類（牛乳を含む乳製品すべて）について、国民栄養調査および国民健康・栄養調査の結果から見てみましょう。

1972（昭和47）年における摂取量（1人1日あたりg）を1とした相対的な摂取量で表わしてあります。

データには各年の全対象者（1歳以上が対象）の平均摂取量を用いました。

AとBがどの食品かを答えてください。


1972年における摂取量を１としたときの卵類、肉類、乳類の摂取量の推移

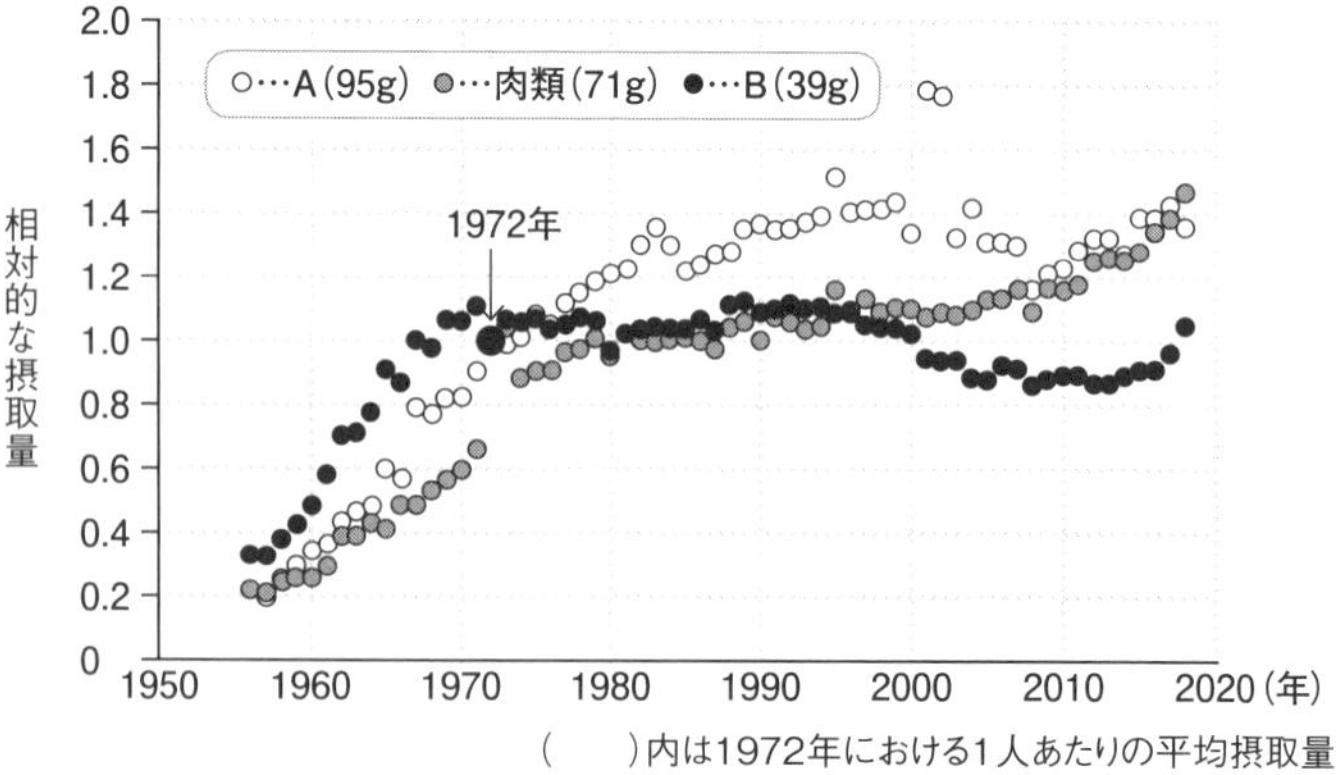

（　）内は1972年における1人あたりの平均摂取量

＊答えは本文中にあります。

ある日、藤井樹《いつき》という女性のもとに不思議な手紙が届きます。送り主は、3年前に雪山で恋人を失った渡辺博子。恋人の名前はやはり藤井樹。天国の恋人にあてたはずの手紙は、なぜかこの世にいるもう一人の（しかも女性の）藤井樹に届いてしまいます。古い洋館が点在する小樽の町が舞台の映画、『Love Letter』（岩井俊二監督）の冒頭場面です。

2人の人や二つのものに同じ名前が与えられると感動的なストーリーも生まれますが、たくさんの人の健康を左右する混乱の元にもなります。血中コレステロールと栄養素としてのコレステロール（食事性コレステロール）、二つのコレステロールはその代表例かもしれません。

食品のなかのコレステロール

コレステロールはおもに動物の細胞を包んでいる細胞膜にあって、細胞内外の物質輸送を担っています。細胞のなかでも特に神経組織に多く、ほかには卵の黄身にも豊富です。コレステロールは「食品成分表」や栄養学の教科書などでは、脂質の一部、または、脂肪酸と同列に扱われていることが多いですが、化学構造のうえでは脂質や脂肪酸とは異なり、むしろアルコールに近いものです。コレステロールとアルコールがともに「オール」で終わるのはこのことを示しています。次に紹介します、血液のなかのコレステロールと区別するために、ここでは、食品中のコレステロールと呼ぶことにします。

血液のなかのコレステロール

ところが、全身の細胞はコレステロールをほとんど作れません。おもに肝臓で合成され、全身の細胞に運ばれて使われます。しかし、コレステロールは単独では動脈のなかを移動できず、リポたんぱく質と結合して、リポたんぱくコレステロールという物質となって輸送されます。リポとは脂質（脂肪）のことですから、脂質＋たんぱく質＋コレステロールがセットになっているわけです。

しばしば悪玉コレステロールと呼ばれるＬＤＬコレステロールの「ＬＤＬ」とは、低密度リポたんぱく質の略で、善玉コレステロールと呼ばれるＨＤＬコレステロールの「ＨＤＬ」とは、高密度リポたんぱく質の略です。私たちは、これらも含めて、血液中に存在するリポたんぱくコレステロール全体を血中※1コレステロールと呼んでいて、単にコレステロールと呼ぶことすらあります。これが誤解の元となりました。

リポたんぱく質と結合して全身の細胞に配られるコレステロールは、先ほど述べたとおり、おもに肝臓で作られたものです。でもその一部分は、食品から摂取されたコレステロールに由来します。

整理します。血中コレステロールの一部分がコレステロールであり、そのコレステロールの一部が食べ物に由来するコレステロールです。したがって、「食品中のコレステロール＝血中コレステロール」ではありません。でも、まったく別物というわけでもありません。しかし、血中のリポた

※1　血中（全血液中）、血清、血漿と少しずつ異なる呼び方があります。これらは厳密には異なりますが、ここではあえて分けて扱う必要はなさそうです。

血中コレステロールと食事の関係は?

図1 キースの式

出典❶

飽和脂肪酸およびコレステロールの摂取量を変化させたときの
血清総コレステロール濃度の変化。

⊿T-CHOL＝血清総コレステロール濃度(mg/dL)の変化(差)

$$\Delta \text{T-CHOL} = 2.7\times(\Delta \text{SFA} - \Delta \text{PUFA} \div 2) + 1.5\times\Delta\sqrt{(\text{CHOL})}$$

⊿SFA＝食品からの飽和脂肪酸の摂取量
(総エネルギー摂取量に占める割合：%エネルギー）の変化（差）

⊿PUFA＝食品からの多価不飽和脂肪酸の摂取量
(総エネルギー摂取量に占める割合：%エネルギー）の変化（差）

$\Delta\sqrt{(\text{CHOL})}$ ＝食品からのコレステロールの摂取量
(総エネルギーを1000kcal摂取したときの摂取量：
1000kcalあたりmg）の平方根の変化（差）

この式を見ると、食品からの飽和脂肪酸とコレステロールが血清総コレステロール濃度を増加（悪化）させ、多価不飽和脂肪酸が低下（改善）させることがわかります。しかし、脂質とコレステロールでは計算の単位が異なるうえに、食品からのコレステロールの変化が平方根のなかにあるので、どちらの影響が大きいかを比較することは困難です。

んぱくコレステロールを単にコレステロールと略してしまったために、この二つの物質は同じものだと誤認され、「コレステロールを食べればコレステロール値が上がる」、「コレステロール値が高いからコレステロールを避ける」という単純化しすぎた考え方が生まれてしまったようです。

キースの式

１９６５年ですからほぼ半世紀も前のことです。アメリカの生理学者アンセル・キースはさまざまな種類の食事をたくさんの人に食べさせて血中コレステロール濃度※2の変化を観察しました。キースが注目したのは、食品中の脂質（脂肪酸）とコレステロールでした。脂質はその構造の違いによって、飽和脂肪酸、一価不飽和脂肪酸、多価不飽和脂肪酸の３種類に分かれます。観察の結果できたのが、キースの式（**図1**）です 出典❶。この式はその後たくさんの研究によってその正しさが再確認され、現在に至っています。この式の飽和脂肪酸（ＳＦＡ）と多価不飽和脂肪酸（ＰＵＦＡ）の部分については、第１章２「揚げ物と高コレステロール血症」（36ページ）でお話しします。

飽和脂肪酸とコレステロール

図1からわかるように、キースの式によれば、飽和脂肪酸だけでなく、食品から摂取するコレステロールも血中コレステロール濃度に影響を及ぼします。実際にはかなりの個人差が認められます

※2　血中コレステロール値とも呼びますが、この値は、血液中におけるコレステロールの濃度で示しますので、こう呼ぶことにします。

コレステロールや飽和脂肪酸の摂取量と、血中コレステロールとの関係は?

図2 コレステロールや飽和脂肪酸の摂取量と、血中コレステロール濃度

日本人成人（20歳以上）男女の平均的な摂取量※から、飽和脂肪酸またはコレステロール摂取量を減らした場合の血清総コレステロール濃度の変化（キースの式を用いて算出した期待値）。

※エネルギーは1930kcal、飽和脂肪酸は17.6g、コレステロールは340㎎（すべて1日あたり。2018［平成30］年国民健康・栄養調査）。

飽和脂肪酸の摂取量を減少させると、飽和脂肪酸に由来するエネルギーが減るために総エネルギー摂取量が変わってしまう。そこで、飽和脂肪酸の摂取量の減少に伴って変化するエネルギーを炭水化物またはたんぱく質を増やして補い、総エネルギー摂取量は変わらないという仮定を設けた。

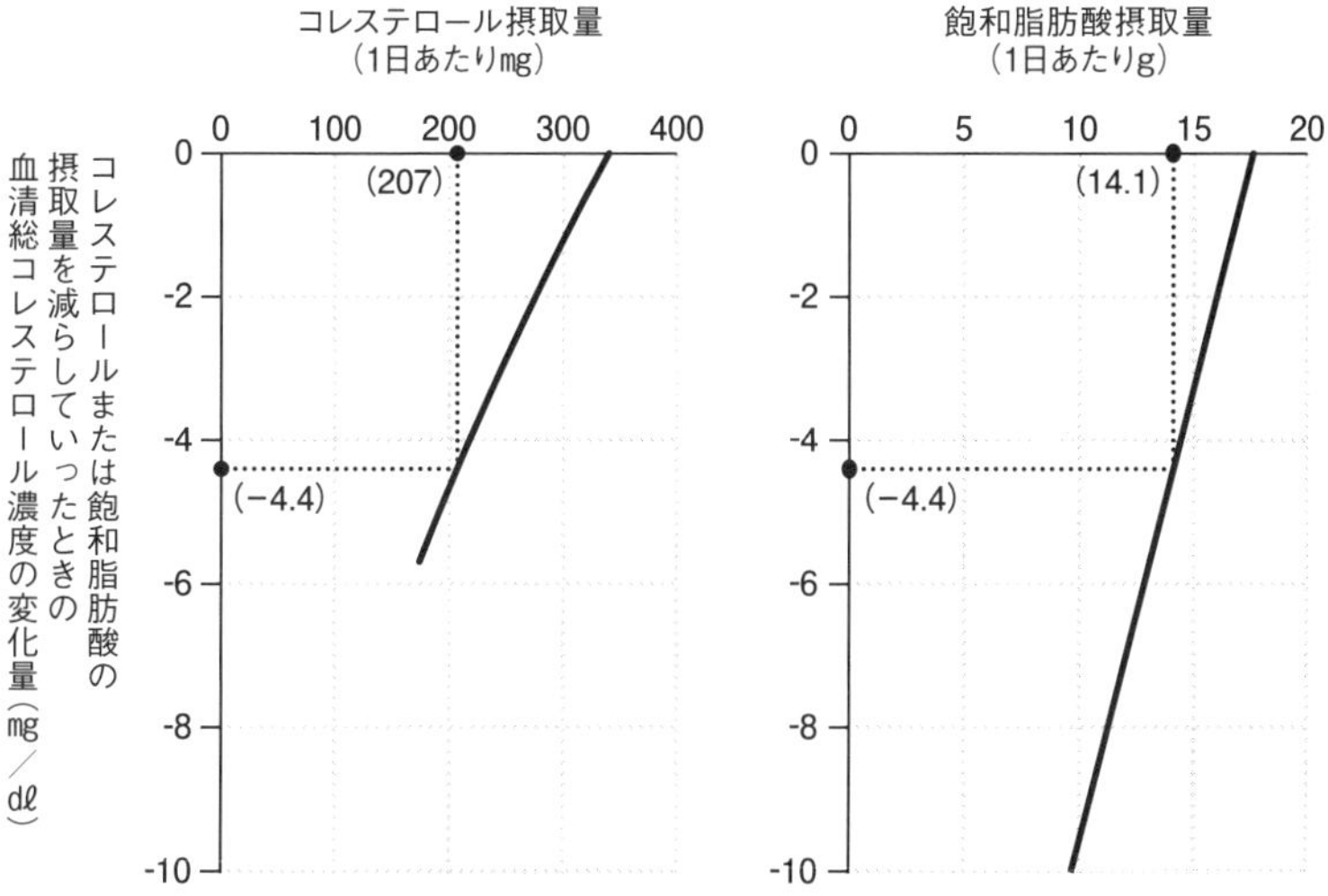

たとえば、食品からのコレステロール摂取を1日あたり133㎎減らして207㎎にすると、血清総コレステロール濃度がおよそ4.4mg /dL下がることになります。これは、飽和脂肪酸を1日あたり3.5g減らして14.1gにしたときの変化とほぼ同じで、それぞれ、卵（65g）半個に含まれるコレステロール、コップにおよそ1杯（180mL）の牛乳（普通乳）に含まれる飽和脂肪酸に相当します。食品中のコレステロールだけでなく、飽和脂肪酸の摂取量も無視できないことがわかります。

が、全体としては、食品からコレステロールをとればそれに応じて血中コレステロール濃度が上がるということを示しています。

飽和脂肪酸とコレステロールの摂取量を減らすと、血中コレステロール濃度がどのくらい下がるかをキースの式を使って計算したのが**図2**です。平成30年国民健康・栄養調査における20歳以上男女の1日あたり摂取量の平均値をスタートにしてみました。エネルギーは1930kcal、飽和脂肪酸は17・6g、コレステロールは340mgです。たとえば、食品からのコレステロールを1日あたり133mg減らすと、血中コレステロール濃度がおよそ4・4mg／dL下がることになります。これは卵（65g）半個分に含まれるコレステロールに相当します。そして、飽和脂肪酸を1日あたり14・1gに減らしたときの変化もほぼ同じです。これはコップにおよそ1杯（180mL）の牛乳（普通乳）に含まれる飽和脂肪酸に相当します。どちらの影響を大きいと見るかは、ほかの栄養素のことも含めて考えないといけませんが、食品中のコレステロールだけでなく、飽和脂肪酸の摂取量も無視できないことがわかります。

現実と記憶の乖離

図3は、国民栄養調査および国民健康・栄養調査における飽和脂肪酸とコレステロールの摂取量の推移です 出典❷。1972（昭和47）年の摂取量を1とした相対的な摂取量で示してあります。1956（昭和31）年から72年までは両方ともほぼ同じ割合で増加しましたが、コレステロールの摂取量は72年がピークでその後減少に転じた一方、飽和脂肪酸は現在まで増え続けました。その結

コレステロールや飽和脂肪酸の摂取量はどうなっている?

図3　コレステロールと飽和脂肪酸の摂取量の推移

国民栄養調査および国民健康・栄養調査におけるコレステロールと飽和脂肪酸の平均摂取量の推移。

1972（昭和47）年の摂取量を1とした相対的な摂取量。

1956（昭和31）年から1980（昭和55）年までは食品群別摂取量から推定した推定値 出典❷。

他の年度は報告値。値のない年は推定も報告もされていない。

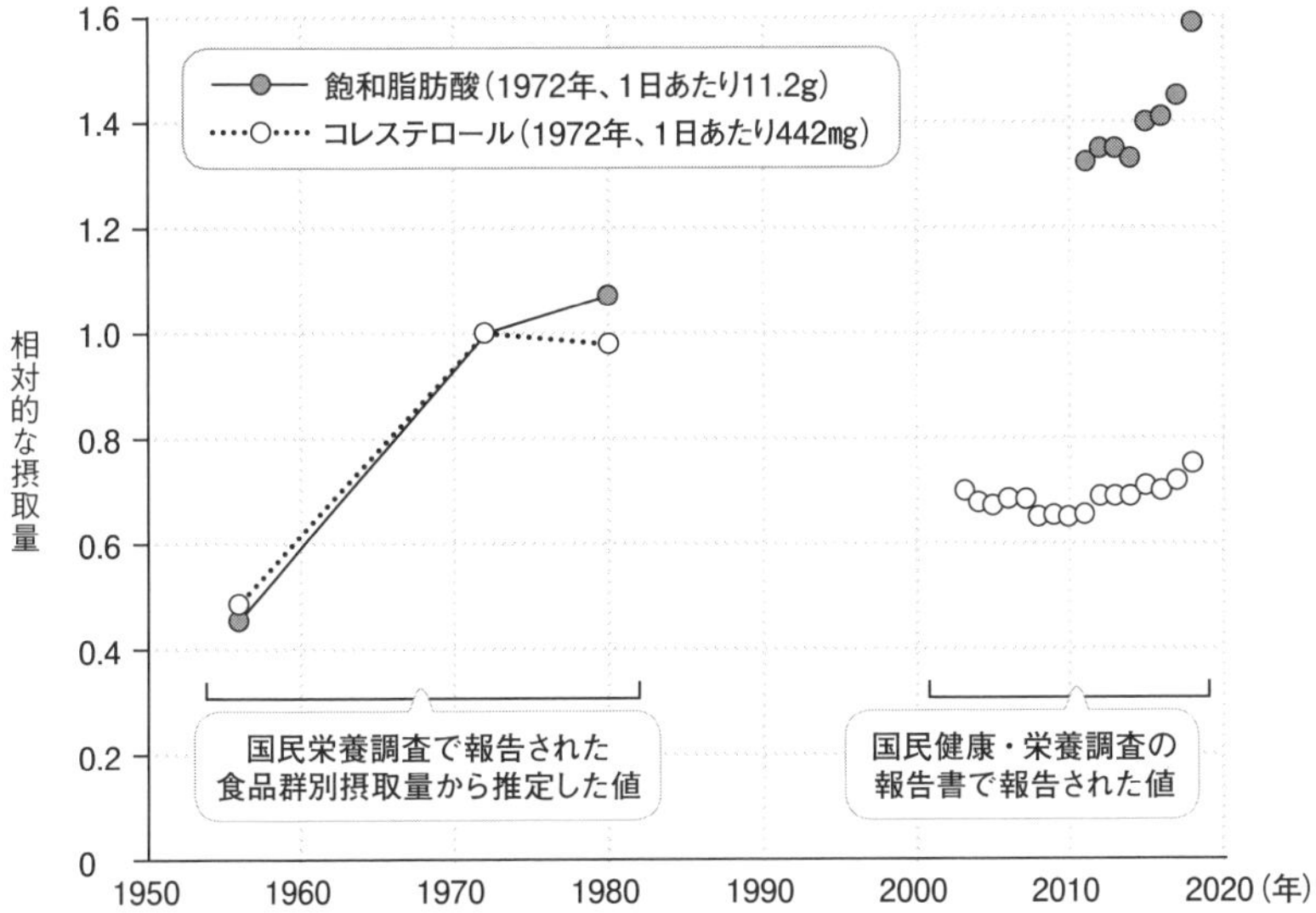

1956年から72年まではほぼ同じ割合で増加しましたが、コレステロールの摂取量は72年がピークでその後減少に転じました。一方、飽和脂肪酸の摂取量は現在まで増え続けました。その結果、飽和脂肪酸は72年に比べて6割近く増え、コレステロールはおよそ2割減りました。これは、日本人の血中コレステロール濃度に及ぼすコレステロール摂取量の影響力が相対的に減って、飽和脂肪酸摂取量の影響力が大きくなったことを示しています。

果、飽和脂肪酸は72年に比べて6割近くも増え、コレステロールはおよそ2割減となりました。つまり、注意すべき栄養素はコレステロールから飽和脂肪酸へと変わっていったわけです。ところが、われわれの頭のなかはこうした摂取量の変化とは無関係に、「食品中のコレステロール＝血中コレステロール」であり続けたようです。

ところで、この間、日本人の食べ方はどのように変わり、どの食品がこのような変化を招いたのでしょうか。この理由をくわしく調べた研究は見当たりませんが、卵の摂取量の推移がコレステロール摂取量の推移に、乳類と肉類の摂取量の推移が飽和脂肪酸摂取量の推移に似ているのは興味深いところです。……というわけで、冒頭の質問の正解は、Aが乳類、Bが卵類でした。

思い出は美しい…だけではない

２人の藤井樹は中学生のとき同級生でした。スクリーンには思い出がよみがえります。私たちの頭に一度刻まれた記憶は、美しく修飾されることはあっても、現実の変化に即して客観的に修正されることはまれなようです。ノスタルジックな小樽の町はいつまでも映画どおりであってほしいと願いますが、世の中に広まってしまった、二つのコレステロールによる誤解は一日も早く払拭しなければなりません。

結論

「食事からとるコレステロール」＝「血中コレステロール」ではありません。

血中コレステロール濃度は、さまざまなものの影響を受けますが、食事、つまり栄養素ではおもに飽和脂肪酸とコレステロールによって増減します。ところが、食品のなかのコレステロールと血液のなかのコレステロールに同じ名前が与えられてしまったために、飽和脂肪酸よりもコレステロールのほうばかり注目されてしまいました。コレステロールの摂取量はこの50年間に2割減りましたが、飽和脂肪酸のほうは逆に6割増えました。こうした現実にもかかわらず、二つのコレステロールが招いた誤解と混乱はいまだに尾を引いているようです。

出典
① Keys A, et al. Serum cholesterol response to changes in the diet: IV. Particular saturated fatty acids in the diet. Metabolism 1965; 14: 776-87.
② Ueshima H, et al. Declining mortality from ischemic heart disease and changes in coronary risk factors in Japan, 1956-1980. Am J Epidemiol 1987; 125: 62-72.

コレステロール対策は揚げ物に注意するだけで万全か？

問い

このなかで、
植物油には入っていない栄養素に
チェックを入れてください。

- □ たんぱく質
- □ 炭水化物
- □ 脂質
  - □ 飽和脂肪酸
  - □ 一価不飽和脂肪酸
  - □ 多価不飽和脂肪酸
- □ コレステロール

植物油にはたくさんの種類がありますが、答えはすべての種類の植物油に共通しています。ごくわずか（微量）に含まれるものもある、といった栄養素は「入っていない」と考えてください。

［補足］飽和脂肪酸、一価不飽和脂肪酸、多価不飽和脂肪酸については本文中でくわしく説明しています。

＊答えは本文中にあります。

どんなお弁当がお好きですか？　「愛妻弁当」と答えられてしまうと、「ごちそうさま」としかいえなくなってしまいますので、なにが入っているお弁当が好きかと考えてください。いろいろ楽しめる幕の内弁当は基本ですし、松花堂弁当になるとちょっと特別な日の気分です。でも、ぼくはやっぱり鶏の唐揚げです。じつは、お弁当の定番、のり弁もけっこう好みです。のりではなくて、上に乗っている白身魚のフライとちくわの天ぷらが目当てです。でも、どうしても揚げ物に偏りすぎるのが気がかりなところです。そこで、揚げ物問題に迫ってみます。

揚げ物は衛生的

「お弁当には揚げ物」の理由を個人的に考えてみました。

①汁が出ない。経験者ならおわかりでしょう。汁が出てしまうとかばんのなかがにおうんです。②簡単。でき合いの揚げ物を電子レンジでチンして詰めてもけっこうおいしい。③コンパクトなのに満腹感がある。油脂は重量あたりのエネルギー（カロリー）が炭水化物やたんぱく質の2倍以上あるからあたりまえ。④いたみにくい。手元にデータがないのが残念ですが、揚げ衣は水分が少なく、しかも水をはじきますから、煮物や焼き物に比べて腐敗菌がなかに入り込みにくくて衛生的だと考えられます。ということで、意外に理にかなっているわけです。

血液中のコレステロールと脂肪酸

「コレステロールが高いので揚げ物は避けるようにしている」という声をよく聞きます。ここでいうコレステロールとは、食べ物に含まれる栄養素のコレステロールではなくて、血液中のコレステロールのことを指しています。その多くがＬＤＬコレステロールなので、ＬＤＬコレステロールを指すこともあります。このような状態が高脂血症です。なお、２００７年から脂質異常症という呼び方に変わっています。

ＬＤＬコレステロールは、必要に応じて肝臓で作られ血液中に出てきますが、その量（血液中の濃度）は食べ物に含まれている栄養素、特に、脂質とコレステロールの影響も受けます。でも、脂質は単一の栄養素ではありません。脂肪酸の集合体であり、脂肪酸にはたくさんの種類があるからです。

むずかしくなりますが、たいせつなところなのでこのまま話を進めます。脂肪酸は**図1**のように炭素原子が軸になってできた鎖状の分子です。炭素原子の数は脂肪酸の種類によってさまざまありますがほとんどは10個から22個です。

炭素原子は4本の結合の手を持っていて、隣の炭素原子と互いに1本ずつの手でつながっている場合（飽和結合）と、互いに2本ずつ手を出してつながっている場合（不飽和結合）の2種類があります。なお、末端の炭素原子以外の残りの手はすべて水素原子とつながっています。

ほとんどが飽和結合ですが、ときどき不飽和結合が混ざっています。その脂肪酸に不飽和結合が

油に含まれる脂肪酸の構造を見てみましょう。

図1 脂肪酸の基本構造を示す模式図

C は炭素原子、H は水素原子、- は結合の手（1 本）を表わす。
- は飽和結合、＝は不飽和結合を示す。
…は炭素原子が一列につながっている様子を示す。
なお、-COOH はカルボキシル基と呼ばれ、脂肪酸の片方の端には
かならず一つついている。

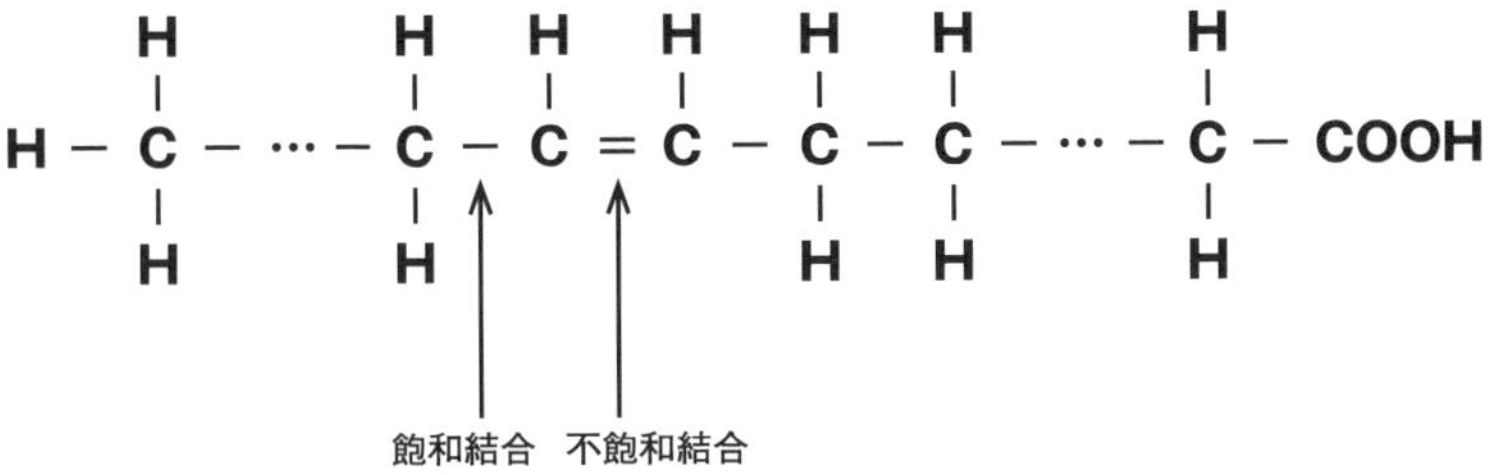

脂肪酸は、炭素原子が軸になってできた鎖状の分子です。脂肪酸の種類によって炭素原子の数はさまざまですが、多くは 10 ～ 22 個です。

一つもなければ（すべて飽和結合なら）飽和脂肪酸、一つでもあれば不飽和脂肪酸、さらに、不飽和結合が一つなら一価不飽和脂肪酸、複数あれば多価不飽和脂肪酸に分類します。

飽和脂肪酸だけで上げる

飽和脂肪酸と不飽和脂肪酸とでは、体のなかでの働きが大きく異なります。その一つに、血液中のコレステロールを上げるか否かがあります。**図2**は、682人の人に飽和脂肪酸、一価不飽和脂肪酸、多価不飽和脂肪酸のいずれかを食べていただき、血液中のコレステロールの変化を観察した研究のまとめです 出典❶。

総エネルギー（カロリー）摂取量の5％だけ、たとえば1日に2000kcalを食べる成人女性なら、100kcalのエネルギーを炭水化物からそれぞれの脂肪酸に食べかえたときの、血液中のコレステロール濃度の変化で示してあります。摂取する総エネルギーを一定に保ったという点がミソです。総コレステロールとLDLコレステロールが上昇したのは、飽和脂肪酸だけでした。そして、多価不飽和脂肪酸ではむしろ少し下がっています。大ざっぱには、多価不飽和脂肪酸が血液中のコレステロールを下げる力は、飽和脂肪酸が血液中のコレステロールを上げる力の半分程度であることもわかります。

揚げ物では上がらない

図3は、代表的な油脂の脂肪酸組成です。血液中のコレステロールへの影響だけに注目すれば、

脂肪酸の種類によって、血液中のコレステロール値への影響は異なります。

図2 炭水化物をいずれかの脂肪酸にかえたときの血清コレステロール値の変化

出典❶

総エネルギー摂取量は変えずに、総エネルギーの 5% を炭水化物から飽和脂肪酸、一価不飽和脂肪酸、多価不飽和脂肪酸のいずれかに食べかえたときの血液（血清）中のコレステロール濃度の変化。27 の介入試験のまとめ（総対象者数は 682 人、試験期間は 14 ～ 91 日間）。

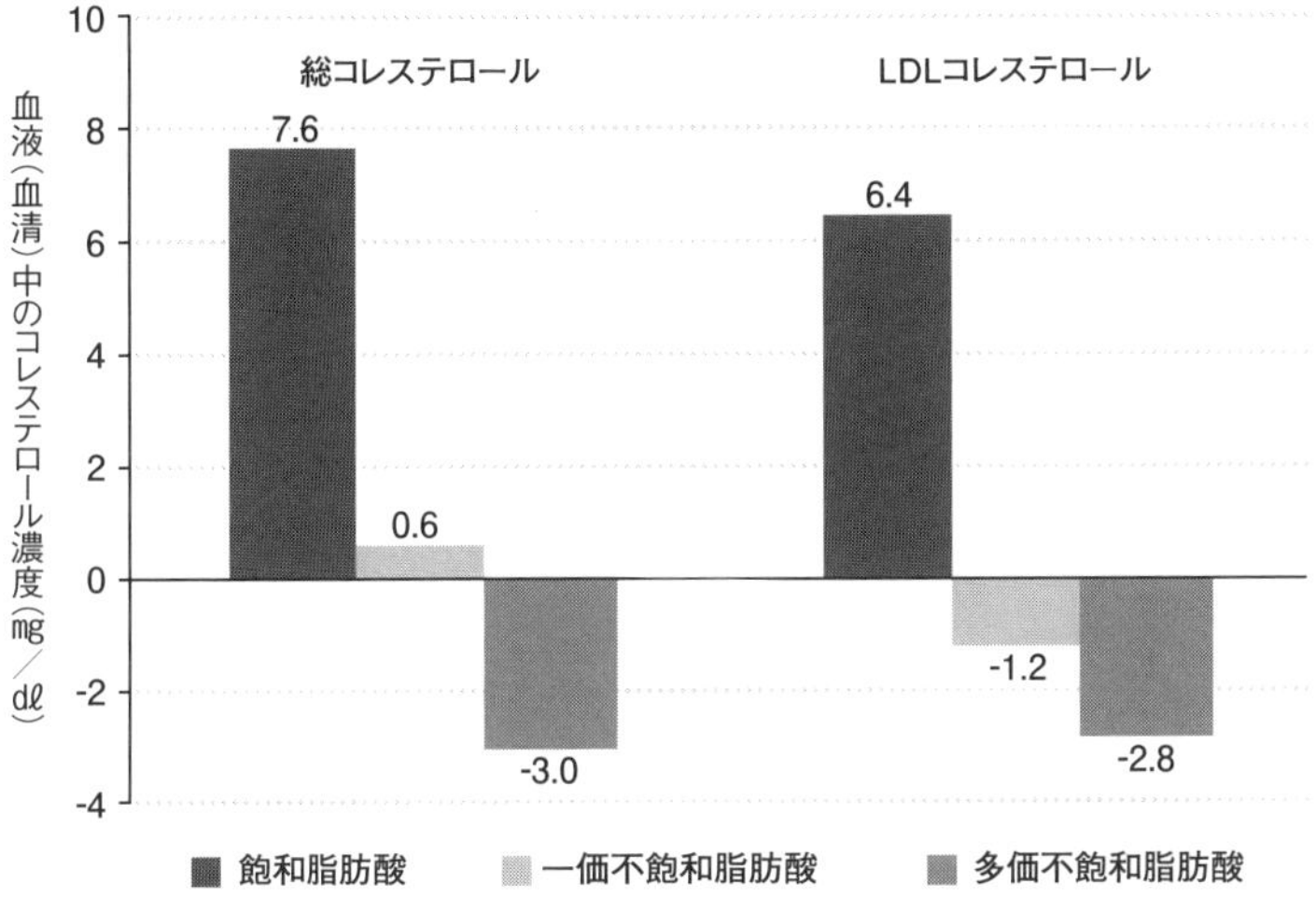

「油脂はコレステロールを上げる」とは限らず、脂肪酸の種類によっては下げる方向に働く場合もあることがわかります。血液中のコレステロールを上げるのは事実上、飽和脂肪酸だけです。

では、どの植物油で揚げるのがよいでしょうか?

図3 代表的な油脂の脂肪酸の割合

料理や食品加工でよく使われる油脂に含まれる脂肪酸の割合と、血液中の総コレステロールおよびLDLコレステロールへの相対的な影響の強さ。油脂に含まれる脂肪酸の割合は、油脂100g中に含まれる重量(g)。「日本食品標準成分表2015」による。血液中のコレステロールへの相対的な影響の強さは、総コレステロールとLDLコレステロールへの飽和脂肪酸の影響(図2で観察された値)を1として、他の脂肪酸の影響を相対的な値に直したうえで、脂肪酸含有量を掛け算したもの。したがって、ここで示した計算結果がそのまま血液中のコレステロールの上昇量(mg/dL)を表わすわけではない。血液中のコレステロールへの影響力の相対的な大きさを油脂の種類の間で比較するための数値として示してある。

		飽和脂肪酸	一価不飽和脂肪酸	多価不飽和脂肪酸	その他	大ざっぱな計算 飽和脂肪酸−多価不飽和脂肪酸÷2	ていねいな計算 総コレステロールへの影響	ていねいな計算 LDLコレステロールへの影響
植物性油脂	オリーブ油	13	74	7	5	13-7÷2=10	16	-4
	ひまわり油*	9	80	7	5	9-7÷2=5	12	-9
	ひまわり油**	10	27	58	4	10-58÷2=-19	-10	-20
	菜種油***	7	60	26	7	7-26÷2=-6	2	-16
	大豆油	15	22	56	7	15-56÷2=-13	-5	-14
	調合油	11	41	41	7	11-41÷2=-10	-2	-15
	ごま油	15	38	41	6	15-41÷2=-6	2	-10
	パーム油	47	37	9	7	47-9÷2=43	46	36
動物性油脂	バター	50	18	2	29	50-2÷2=49	51	46
	牛脂	41	45	4	10	41-4÷2=39	43	31
	ラード(豚脂)	39	44	10	7	39-10÷2=34	39	27

(横軸:0 20 40 60 80 100)

*高オレイン酸精製油 **高リノール酸精製油 ***キャノーラ油を含む。

日本人がよく使う植物油(ひまわり油〜ごま油)のほとんどで数値が負(マイナス)になっている点に注目しましょう。揚げ物に使われるこれらの油脂はLDLコレステロールを上げるのではなく、わずかですが、むしろ下げるものが多いのです。

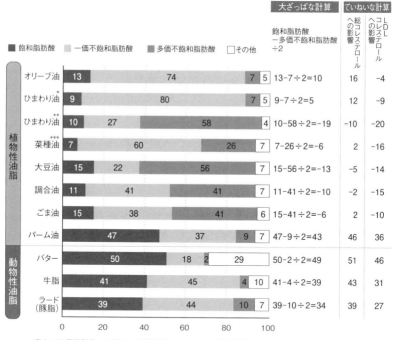

どの油脂で揚げるのがよいでしょうか？　**図2**からわかるように、飽和脂肪酸の量から多価不飽和脂肪酸の量の半分を引いた値が、できるだけ小さな油脂を選べばよいわけです。

計算結果は、**図3**の右側のとおりです。**図2**の数値をそのまま使ってていねいに計算した結果も添えました。調合油（サラダ油のこと。菜種油と大豆油を1：1の割合で混ぜた油）も含めて、揚げ物や炒め物に日本人がよく使う植物油のほとんどで数値が負（マイナス）になっています。すなわち、私たちが日常的に食べている揚げ物の揚げ油ではコレステロールは上がらないわけです。

肥満の人は要注意

だからといって、揚げ物をもう1個お弁当箱に詰めるのはいけません。揚げ物でも揚げ物でなくても、エネルギー（カロリー）のあるものを食べすぎれば肥満につながり、肥満が（脂肪酸とは別の理由で）コレステロールを上げてしまうことがあるからです。ですから、肥満ぎみの人は揚げ物も含めてエネルギー制限をし、体重を減らすことをおすすめします。

「コレステロール・ゼロ」？

さて、36ページの質問はわかりましたか？　植物油に入っていないのは、炭水化物とたんぱく質、そして、事実上、動物性食品だけに含まれている栄養素であるコレステロールです。先ほどの計算でコレステロールを考慮しなかったのはこういう理由です。

なお、動物性の脂は総じて血液中のコレステロールを上げます。でも、それはコレステロールが含まれているからというよりも、飽和脂肪酸が多くて不飽和脂肪酸が少ないからという理由のほうが大きいようです。

ところで、「コレステロール・ゼロ」と書かれた（しかもかなり大きく）植物油のラベルに見覚えのある人はいませんか？　誤りではありませんが、「ほかの製品（植物油）にはコレステロールが入っているけれど、この製品には（特別に）入っていないから健康によいのだ」という誤解を消費者に与えてしまいそうで、少し心配です。植物油に「コレステロール・ゼロ」の強調表示、あなたはどう考えますか？

結論

油ではコレステロールを上げないでしょう。

揚げ物の揚げ油ではコレステロールは上がらないと考えてよいみたいです。日本人がよく使う種類の揚げ油なら、血液中のコレステロールは上がりません。とはいえ、あくまでも、揚げ物も含めた食事全体の総エネルギー（カロリー）は一定という条件つきです。揚げ物に限らず食べすぎは肥満を招き、肥満は血液中のコレステロールを上げる方向に働きます。肥満を防ぐためにも〝野菜たっぷり〟は基本と考えたいところです。

出典　① Mensink RP,et al. Effect of dietary fatty acids on se-rum lipids and lipoproteins: A meta-analysis of 27 trials. Arterioscler Thromb 1992; 12: 911-9.

column

脂肪？　それとも　脂質？

脂肪と脂質の違いはわかりますか？　皮下脂肪とか内臓脂肪と呼び、皮下脂質とも内臓脂質とも呼びません。このように、脂肪は筋肉や内臓と同じく、動物の体の組織の名前として使われます。一方、脂質の「質」はたんぱく質、糖質と並ぶようです。このように考えると、脂肪は生物の一部分を示し、脂質は栄養素を示すようです。辞書によると、脂肪は、「油脂のうち、常温で個体のもの」、脂質は「炭水化物・たんぱく質などとともに生体を構成する主な物質群の総称」とあります。ちなみに、英語では、脂肪はファット(fat)、脂質はリピッド（lipid）です。

ところが、脂質の構成成分である脂肪酸は栄養素ですが脂肪酸と呼び、脂質酸とは呼びません。このあたりから話がややこしく、というか、あいまいになってきます。さらに、あぶらを多く含む食品をまとめて油脂類と呼び、その英語は、ファッツおよびリピッズ（fats and lipids）です。

そして、ここでは、fatは「脂」に対応し、lipidは「油」に対応していて、常温で個体のあぶらを脂、液体のあぶらを油と呼び分けています。植物油、豚脂（ラード）といった具合です。魚油と乳脂も同じです。

脂肪と脂質の基本的な違いは、組織名か栄養素名かのようです。しかし、明確に分けきれない問題も残っています。栄養学の用語の定義付けや分類は意外にややこしくてむずかしいものだという代表例かもしれません。

トランス型脂肪酸と飽和脂肪酸 どちらに注意するべき？

問い

トランス型脂肪酸と飽和脂肪酸。
どちらも心筋梗塞や脳梗塞などの原因になるとして
過剰摂取に注意したい脂質（脂肪酸）です。
問1、2について、トランス型脂肪酸か飽和脂肪酸か、
どちらか一つを選んでください。

問1　あなたはどちらの脂肪酸について
たくさんの情報やニュースを聞いていますか？

［　　　　　　　　　　　　　　　　］

問2　あなたはどちらの脂肪酸に
気をつけるべきだと思いますか？

［　　　　　　　　　　　　　　　　］

＊問2の答えは本文中にあります。

健康を脅かすおそれがあるとして、トランス型脂肪酸というあぶらが話題になったことがあります。トランス脂肪酸と呼ぶ場合もあります。

少しおちついたようにも感じますが、この機会に「さめた頭」でトランス型脂肪酸の問題を復習してみたいと思います。現われては消えてゆく栄養健康情報に対して、私たちはどのように対応すればよいのか、いま流行っている話題を「おちついて」解釈するのにも役立つでしょう。

トランス型脂肪酸の化学

脂質（あぶら）は脂肪酸でできています。48ページの**図1**をごらんください。脂肪酸は炭素を背骨に持つ鎖状の物質です。通常、脂肪酸の炭素同士は互いに1本の結合の手を出し合って結合しています。

でも、ときどき結合の手を2本出し合っている場合があります。それぞれ飽和結合、不飽和結合（二重結合）と呼んでいます。不飽和結合が一つでもあれば不飽和脂肪酸、すべて飽和結合ならば飽和脂肪酸です。さらに、不飽和結合の前後の炭素のつながり方は**図1**のように2種類あります。不飽和結合のところで背骨が折れ曲がるタイプがシス型結合、まっすぐなタイプがトランス型結合です。食品に含まれる脂肪酸の不飽和結合はシス型がほとんどで、トランス型結合の多くは、シス型の不飽和脂肪酸を使って工業的にマーガリンやショートニングなどの加工油脂を作るさいにできるもののようです。ほかには、牛乳や牛などの反芻動物の脂にもともと少しだけ含まれています。

トランス型脂肪酸とは
どんな脂肪酸なのか見てみましょう。

図1 **不飽和脂肪酸の構造――シス型脂肪酸とトランス型脂肪酸**

シス型脂肪酸

食品に含まれる脂肪酸の不飽和結合の多くはこの形

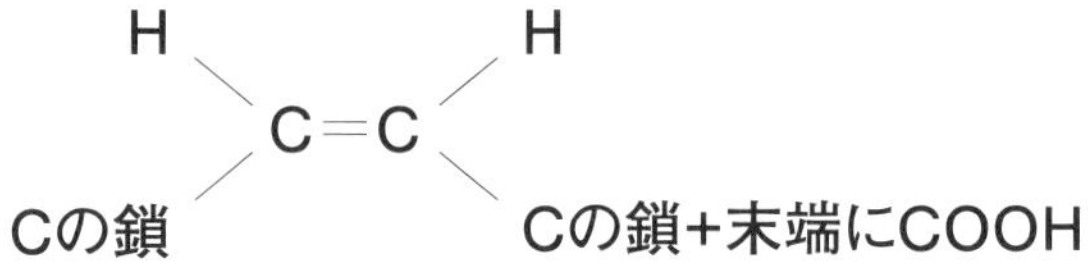

トランス型脂肪酸

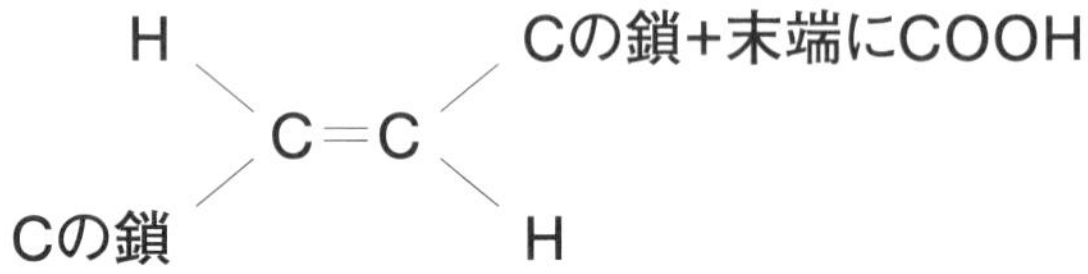

シス型脂肪酸とトランス型脂肪酸の不飽和結合部分の結合方向の違いを示す図です。Cは炭素原子、Hは水素原子を示します。COOHはカルボキシル基と呼ばれるもので脂肪酸の炭素の鎖の片方の末端にかならず一つ存在します。－は飽和結合、＝は不飽和結合（二重結合）を示します。

トランス型結合を一つでも含めばトランス型脂肪酸です。

興味深いことに、人の体はシス型の不飽和結合しか不飽和結合だと認識しません。そのため、トランス型脂肪酸は不飽和脂肪酸としては働かず、むしろ、飽和脂肪酸に近い影響を体に与えると考えられます。さらに、この影響は工業的に作られたトランス型脂肪酸で特に顕著なようです。

飽和脂肪酸との比較

飽和脂肪酸といえば、血液中のＬＤＬコレステロールを増やすなどの作用によって動脈硬化を促進させ、心筋梗塞などの原因となる脂肪酸です。そこで、ＬＤＬコレステロールの増加量（およびＨＤＬコレステロールの減少量）を指標として、飽和脂肪酸とトランス型脂肪酸のどちらが健康によくないかを調べる研究が世界中で行なわれました。脂質がシス型の不飽和脂肪酸だけでできた食事を、一定量の飽和脂肪酸またはトランス型脂肪酸にかえて、血中コレステロールの変化を観察した研究を集めたのが**図２**です 出典❶。飽和脂肪酸またはトランス型脂肪酸の摂取量は、総エネルギー摂取量に対する割合（％エネルギー）として示されています。脂質（脂肪酸）はすべて１ｇでおよそ９kcalのエネルギー（カロリー）を持ちます。たとえば、１日に２１００kcalのエネルギーを摂取し、その食事のなかに飽和脂肪酸かトランス型脂肪酸が７ｇ含まれていると、それは３％エネルギーとなります。

飽和脂肪酸とトランス型脂肪酸それぞれについて、どれくらい食べると「ＬＤＬコレステロール÷ＨＤＬコレステロール」の値がどれくらい増加するかが直線で示されています。両方とも血液中

血中コレステロールに与える影響はどうでしょうか。

図2 飽和脂肪酸・トランス型脂肪酸と血中コレステロール変化との関連

出典❶

シス型脂肪酸を同じエネルギー量の飽和脂肪酸またはトランス型脂肪酸にかえて摂取した場合の［LDL コレステロール÷ HDL コレステロール］の変化量を観察した研究のまとめ。一つの研究の結果が■または●。点線は飽和脂肪酸、実線はトランス型脂肪酸の結果をまとめたもの。

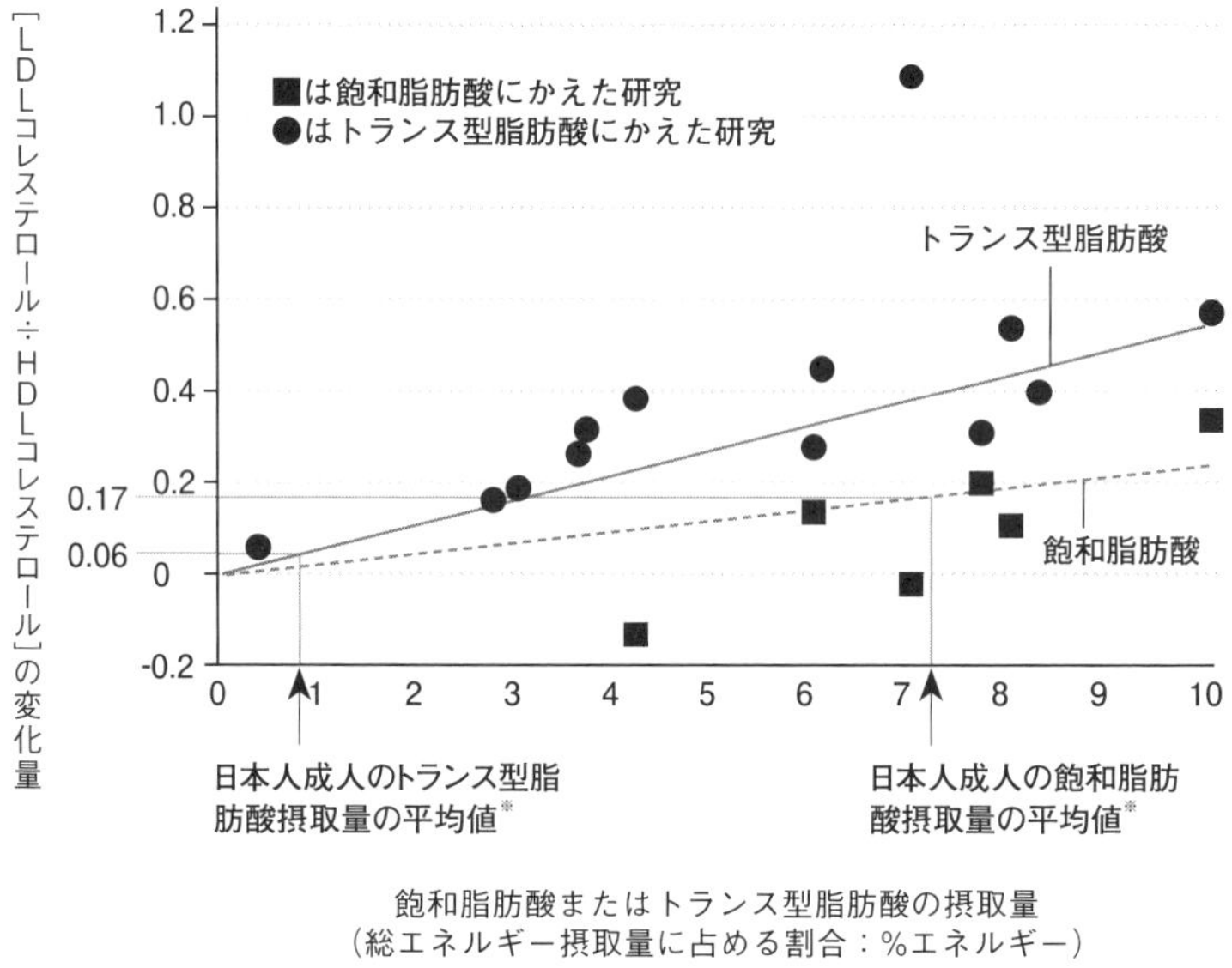

※日本人成人（30〜69歳）男女を対象として飽和脂肪酸とトランス型脂肪酸の摂取量を調べた研究の結果。
（出典❷❸ くわしくは本文49ページ参照）

研究によって結果にばらつきはあるものの、飽和脂肪酸でもトランス型脂肪酸でも［LDL コレステロール÷ HDL コレステロール］の値が増加する——すなわち、LDL コレステロールが増加するか HDL コレステロールが減少するか、またはその両方が起こることがわかります。そして、同じ量を摂取するなら、トランス型脂肪酸のほうがその影響力が大きいこともわかります。

のコレステロールによくないわけですが、飽和脂肪酸よりもトランス型脂肪酸がさらによくないことがわかります。このようにして、トランス型脂肪酸に要注意という論議が巻き起こりました。でも、本当にそうでしょうか？

食べている量が重要

日本人全体としてはまだ明らかにはなっていませんが、国内4地域で成人（30～69歳）男女２２５人の食事をていねいに調べた研究によると、トランス型脂肪酸の摂取量の平均値は０・８％エネルギーと報告されていて出典②、そのなかの3地域（１８４人）での調査によると、飽和脂肪酸の摂取量の平均値は７・２％エネルギーとなっています出典③。このように摂取した場合の［ＬＤＬコレステロール÷ＨＤＬコレステロール］の増加量を**図２**で見ると、それぞれおよそ０・06と０・17となり、平均的な食べ方をしている日本人にとって問題はトランス型脂肪酸よりも飽和脂肪酸であることがわかります。

でも、なかにはトランス型脂肪酸を大量に摂取している人がいるはずで、この人たちは危ないのではないかという反論があります。同じ反論が飽和脂肪酸にも成り立つはずですが、それはさておき、先ほどの研究によると、２２５人のなかのトランス型脂肪酸最大摂取量は１・９％エネルギーでした。やはり、まず問題にすべきは飽和脂肪酸のようです。

私たちはすべての栄養素を同じ量だけ食べているわけではありません。飽和脂肪酸とトランス型脂肪酸も同じです。**図２**を実践的に解釈するためには、私たち自身の実際の摂取量を考慮することが欠かせません。

なにからとっているのか?

では、飽和脂肪酸やトランス型脂肪酸を、日本人はなにからどれくらいとっているのでしょうか? **図3**の左は、先ほどの研究とは別に、国内4地域の成人(44~63歳)男女211人の飽和脂肪酸の摂取源を調べた結果です出典④。肉(の脂身)と乳類(牛乳などに含まれる乳脂肪)が全体の半分を占めています。**図3**の右は、先ほどのトランス型脂肪酸の研究で報告された摂取源です。工業的な加工油脂由来が全体の4分の3で、残りが自然由来です。そして、工業由来は菓子類、パン類、油脂類が三大摂取源でした。

図3では、**図2**と日本人の摂取量を考慮して円グラフの大きさをくふうしてみました。この図を見て、あなたはどの食品のあぶらに気をつけようと思いますか? ぼくなら、単純に扇形の面積の順、つまり、まず肉類(の脂身)と乳類(乳脂肪)、続いて、菓子類(に使われている油)、油脂類です。

自分にできることから始めよう

トランス型脂肪酸騒ぎには、二つの反省点があります。一つは、実際の摂取量を考慮するのを忘れてしまったこと。もう一つは、「自分には甘くて他人にはきびしい」という、人間心理が影響したと思われることです。飽和脂肪酸は普通の食べ物に含まれていて、どのように食べるかの自由も

トランス型脂肪酸と飽和脂肪酸、それぞれなにからどれくらいとっているでしょうか。

図3　日本人での飽和脂肪酸とトランス型脂肪酸の摂取源　出典❷❹

飽和脂肪酸とトランス型脂肪酸の摂取源を調べた日本の研究における、それぞれの脂肪酸の全摂取量に占める割合（%）。飽和脂肪酸は、国内4地域に住む44～63歳の男女211人を対象として季節ごとに7日間、合計28日間にわたって食事の記録をお願いした結果（1地域だけは夏と冬の2回だけで合計14日間）。トランス型脂肪酸は、別の国内4地域に住む30～69歳の男女225人を対象として季節ごとに4日間、合計16日間にわたって食事の記録をお願いした結果。

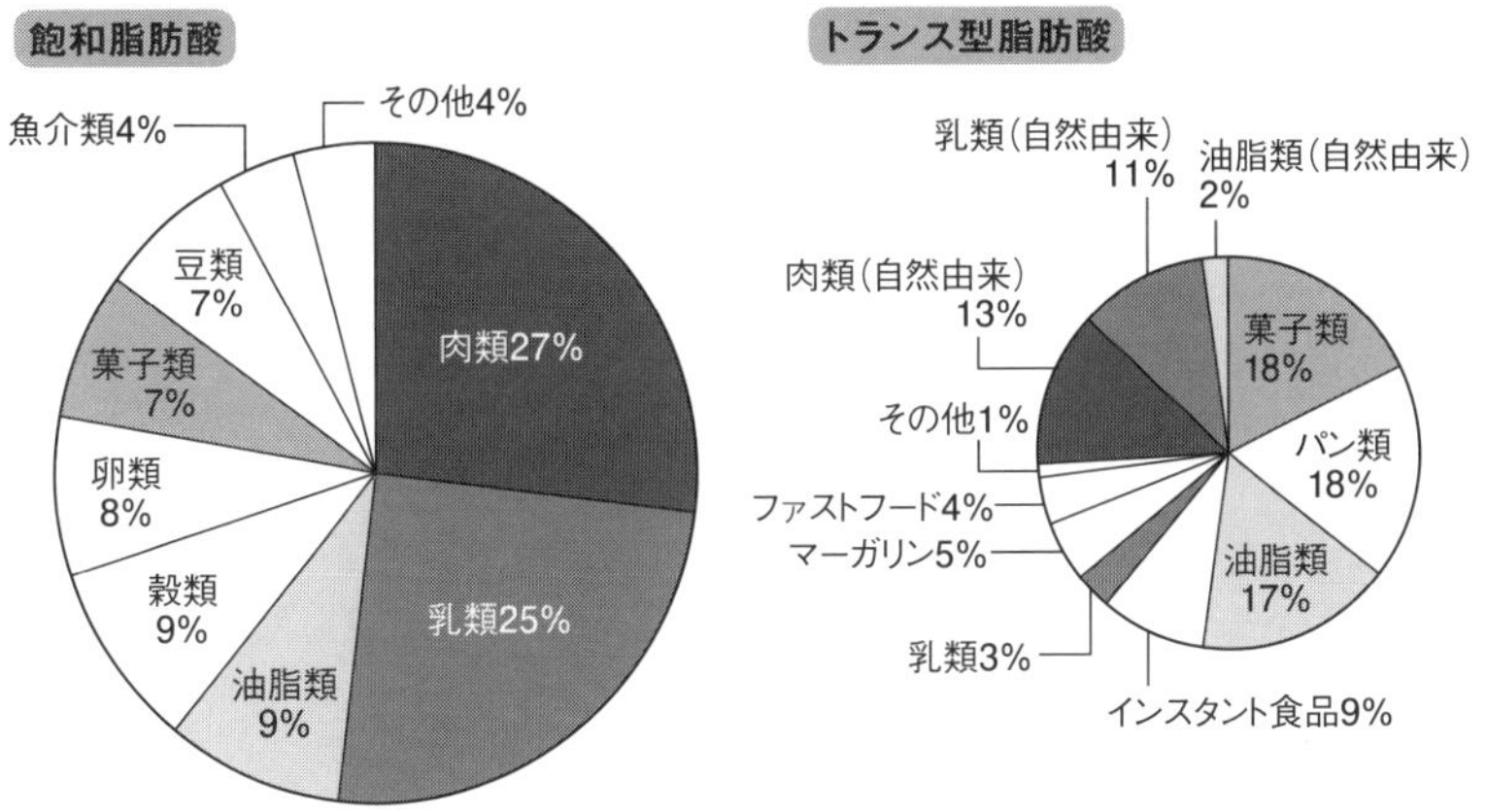

飽和脂肪酸とトランス型脂肪酸ではその摂取源がかなり異なっています。どの食品をどのように、どれくらい減らせば、最も効率的に（好きなものをあきらめないで）飽和脂肪酸とトランス型脂肪酸の好ましくない健康影響を小さくできるか、考えてみてください。

責任も消費者（摂取者）の側にあります。一方、トランス型脂肪酸の多くは油脂を加工する過程でできるものです。そもそも油脂を加工しなければ問題は起こらなかったわけですし、トランス型脂肪酸を発生しない加工技術が開発されればこの問題は解消します。※この例では、その前に、自分の飽和脂肪酸の摂取量と摂取源を大まかに知ったうえで、「自分の健康を守るために自分がすべき優先課題はなにか」を考えていただけたら……と思いました。

結論

トランス型脂肪酸は飽和脂肪酸と比べると…

不飽和脂肪酸を使って工業的にマーガリンやショートニングなどの加工油脂を作るさいにできるトランス型脂肪酸。飽和脂肪酸と同様に心筋梗塞などの原因になるとして、過剰摂取に注意喚起がされています。でも、二つとも注意するのはたいへん。どちらを「より」注意すべきなのでしょうか。私たちの現実的な摂取量を考慮すれば飽和脂肪酸、同じ量を食べるとすればトランス型脂肪酸に注意、となるようです。

出典
① Ascherio A, et al. Trans fatty acids and coronary heart disease. N Engl J Med 1999; 340: 1994-8.
② Yamada M, et al. Estimation of trans fatty acid intake in Japanese adults using 16-day diet records based on a food composition database developed for Japanese population. J Epidemiol 2010; 20: 119-27.
③ Kobayashi S, et al. Both comprehensive and brief self-administered diet history questionnaires satisfactorily rank nutrient intakes in Japanese adults. J Epidemiol 2012; 22: 151-9.
④ Sasaki S, et al. Development of substituted fatty acid food composition table for the use in nutritional epidemiologic studies for Japanese populations: its methodological backgrounds and the evaluation. J Epidemiol 1999; 9: 190-207.

※ 加工技術の発達により、最近のマーガリンやスプレッド類のトランス脂肪酸含有量は相当下がっているようです。ありがたいことです。

高中性脂肪には
脂質を控えればよいか？

問い

あなたが、中性脂肪値が高いと健診で指摘されたと仮定します。肥満ではなく、これ以上やせる必要はありません。そして、あなたの食習慣はいたって平均的です。中性脂肪を下げるために、どちらの栄養士のアドバイスが的確だと思いますか？

栄養士A

「中性脂肪が高いようですが、
揚げ物やいため物など、
脂肪の多い食べ物に
偏ってはいませんか？
あなたは太ってはいないので、
脂肪を減らしてその分を
ごはんやおうどんなどで
補っていただくほうが
よいかもしれません。
でも食べすぎは禁物ですよ」

脂質を控えて、
炭水化物を増やす

栄養士B

「中性脂肪が高いようですが、
ごはんやおうどんなど、
炭水化物の多い食べ物に
偏ってはいませんか？
あなたは太ってはいないので、
炭水化物を減らしてその分を
揚げ物やいため物などで
補っていただくほうが
よいかもしれません。
でも食べすぎは禁物ですよ」

炭水化物を控えて、
脂質を増やす

＊答えは本文中にあります。

メタボとはなにか。正しくはメタボリックシンドローム、その必要条件は肥満です。具体的には、腹囲が男性なら85㎝以上、女性なら90㎝以上。でもこれだけではメタボではありません。これに加えて、高血圧、高血糖、脂質異常の三つのうちどれか二つ以上がそろったときにメタボの仲間入りとなります。

後者はそれぞれ、高血圧症、糖尿病、脂質異常症という病気の指標です。高血圧症の指標は血圧で、最高血圧と最低血圧の二つだけなのに比べて、脂質異常症の指標は血清（または血中）脂質で、健診で測るものだけでも、総コレステロール、ＬＤＬコレステロール、ＨＤＬコレステロール、中性脂肪と4種類もあります。

メタボの診断基準には、中性脂肪とＨＤＬコレステロールが使われています。ＨＤＬコレステロールは、いわゆる善玉コレステロールとしてしばしば紹介されるので、今回は中性脂肪に焦点を置いてみたいと思います。

運動不足・飲酒・肥満

中性脂肪といえば、運動不足・飲酒・肥満が数値上昇のおもな原因としてかならずあげられます。

これには、運動不足や過度の飲酒が肥満につながって中性脂肪が上がるといった意味もありますが、それぞれが単独で中性脂肪を上げる働きがあることも示しています。したがって、もしもこれ

飲酒量と中性脂肪の関係はどうでしょうか。

図1　飲酒量と中性脂肪の関連

出典❶❷

高中性脂肪血症の発症確率：「飲酒をしない」群に比べた相対的な値（オッズ比）。
左は台湾人男性、右は韓国人男性での研究。
飲酒量は１日あたりのアルコール摂取量（g）。
（　）内は日本酒換算量。［　］内は対象者数。

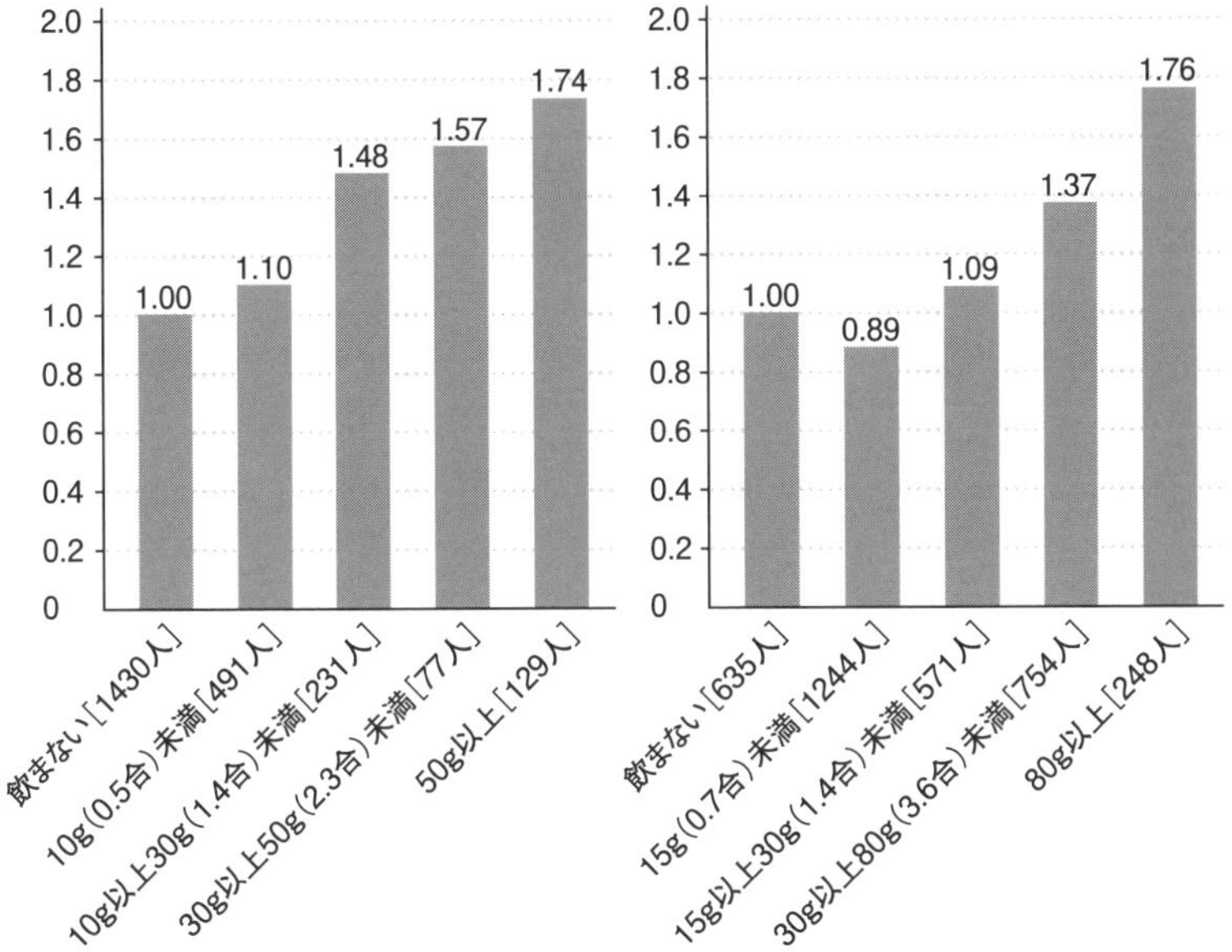

二つの研究で結果がやや異なりますが、飲酒量が多いと中性脂肪が高いという関連がわかります。

ら三つともそろったら、かなり怖いな、と思います。

飲酒量と中性脂肪の関連を**図1**で確認しておきましょう出典①②。飲酒習慣のない人に比べて、何倍くらい高中性脂肪血症になりやすいかを示したもので、高中性脂肪血症とは、中性脂肪が150㎎／dℓ以上になった状態のことです。左は台湾で、右は韓国で行なわれた研究です。

飲酒量が同じ場合、韓国の人よりも台湾の人のほうで中性脂肪が上がりやすいように見えますが、これは、韓国の研究では「飲酒→肥満→中性脂肪の上昇」の影響をとり除いて、飲酒と中性脂肪の関係を示してあるのに対して、台湾の研究ではこの計算処理が行なわれていないためと考えられます。

いずれにしても、お酒は「1日に1合」を超えると高中性脂肪血症になりやすいことがわかります。ただし、お酒の影響は食事の影響ほどにはまだ確かではないとする考えもあります。では、「中性脂肪を上げない食べ方」はあるのでしょうか？　それを知るためには、中性脂肪と栄養素との関連を見なければなりません。

あ、ぶ、ら、よりも…

食べ物のなかで気になるのはやっぱりあぶら、栄養素でいえば脂質でしょう。

すでにお話ししましたように、脂質はその構造によって、飽和脂肪酸、一価不飽和脂肪酸、多価不飽和脂肪酸の3種類の脂肪酸に分かれます。そこで、総コレステロールやLDLコレステロールだけでなく、中性脂肪についても脂肪酸摂取量が与える影響についてたくさんの研究が行なわれて

脂質と炭水化物では、どちらが中性脂肪を上げやすいでしょうか。

図2　炭水化物を脂質にかえたときの中性脂肪値の変化

出典❸

総エネルギー摂取量は変えずに、総エネルギーの 5% を炭水化物から 3 種類の脂肪酸のいずれかに食べ変えた場合の中性脂肪の変化。
27 の介入試験のまとめ（総対象者数は 682 人、試験期間は 14 日間から 91 日間）。

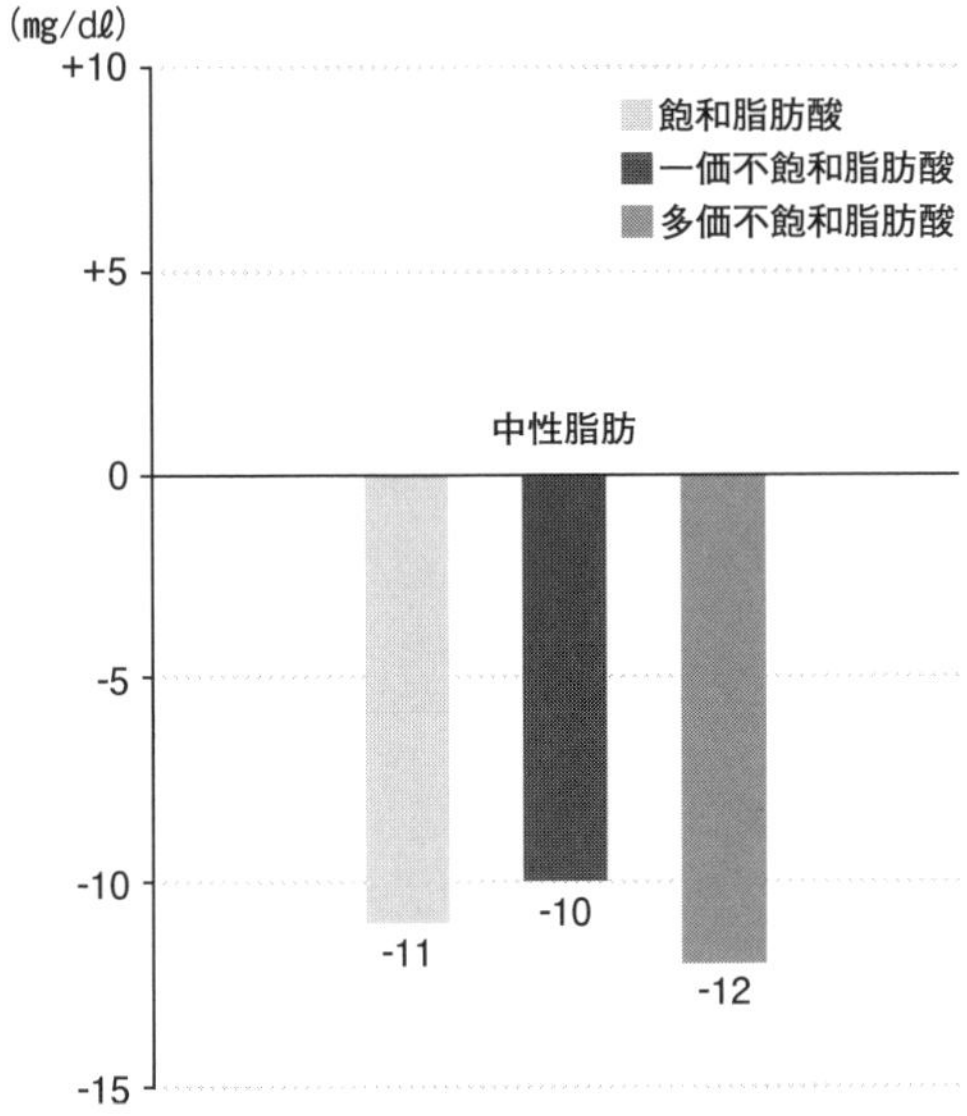

炭水化物を飽和脂肪酸に食べ変えると総コレステロールと LDL コレステロールが大きく上がります。しかし、どの脂肪酸に食べ変えても中性脂肪は下がります。

きました。その結果はすでに30年近くも前にまとめられています（**図2**）出典❸。

この報告は、**41ページの図2**と同じ研究です。

総コレステロールとLDLコレステロールへの影響と大きく異なるのは、炭水化物からどの脂肪酸に食べ変えても（つまり、脂質ならなんでも）、中性脂肪は下がることです。

さて、冒頭の問題の答えはわかりましたか？　あなたの脂質や炭水化物の摂取量、既往歴、家族歴などもう少しくわしい情報が必要ですが、理論的には、栄養士Bの「炭水化物を控えて、脂質を増やす」に従うのが正しいでしょう。

栄養素との関係を整理すると

ここまでのお話を、**図3**のように整理してみました。実際はもっと複雑で、まだわかっていない部分もありますが、これだけ覚えておけばひとまずだいじょうぶでしょう。炭水化物、脂質、たんぱく質は、エネルギー（カロリー）源になる栄養素です。アルコールもエネルギー源になります。ですから、どれでも必要以上に食べれば、その分は肥満につながります。

今回は触れませんでしたが、同じエネルギー量であれば、肥満への影響力はほぼ同じです。ただし、同じ重さなら脂質が最も肥満につながります。1gあたりのエネルギー量が炭水化物やたんぱく質の2倍以上もあるからです。

一方、炭水化物を増やせば、たとえその分のエネルギーを脂質で控えたとしても、中性脂肪は上がります。逆もまた真なりです。これは、肥満を介さない経路です。アルコールもほぼ同様です。

栄養素が中性脂肪値に与える影響を整理してみると…。

図3　栄養素と中性脂肪の関係

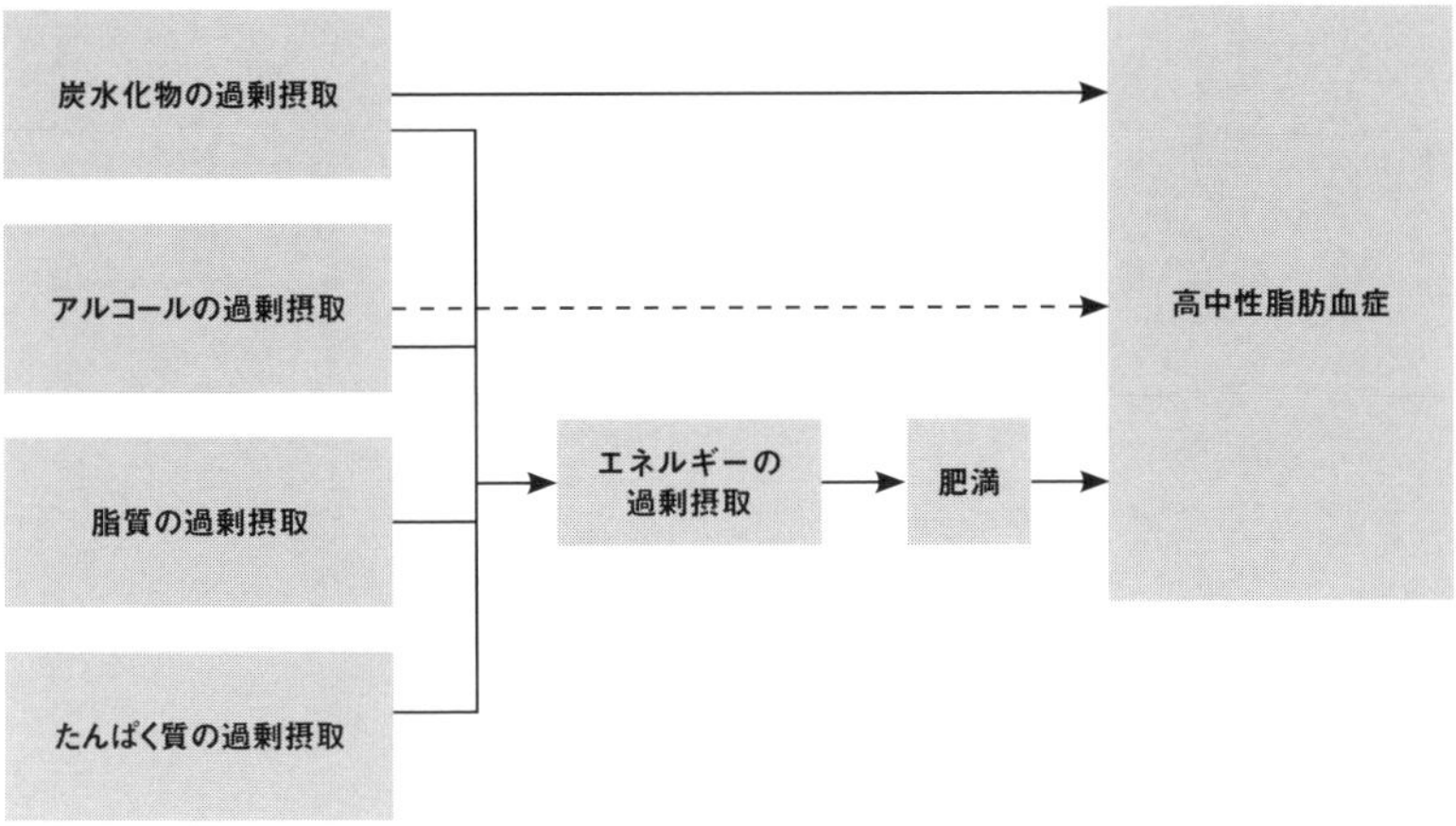

実際はもっと複雑で、まだわかっていない部分もありますが、これだけ覚えておけばひとまずだいじょうぶでしょう。炭水化物、脂質、たんぱく質、アルコールはエネルギー（カロリー）源になりますから、どれでも必要以上に食べれば肥満を介して中性脂肪を上げます。一方、炭水化物を増やせば、たとえその分のエネルギーを脂質で控えたとしても中性脂肪は上がります。逆もまた真なりで、アルコールもほぼ同様です。

この図は少し単純化しすぎですが、栄養素と中性脂肪の関係には、肥満を介する経路と介さない経路の2とおりがあるわけです。

連想ゲームにご用心

中性脂肪を上げる栄養素が、脂質ではなくてむしろ炭水化物だというのは意外だったかもしれません。ひょっとして、中性脂肪→脂肪→あぶら！……なんて、連想ゲーム的に覚えてしまっている人がいるかもしれない、とちょっと気になりました。「あぶら」でも食べすぎれば肥満を介して中性脂肪を上げますから、あながち誤りではありませんが、やはり本質からははずれています。

類似の連想ゲームに、「コレステロールを食べたら血清コレステロールが上がる」や、「糖尿病の原因は蔗糖（甘いお菓子や飲み物）や果糖（果物）の食べすぎ」などがあります。両方とも完全な誤りというわけではありませんが、やはり忘れてはならないたいせつな事実が抜けています。栄養学はとても複雑な科学です。「だれでもわかる」的な単純な連想ゲームを目にしたら、「それは違うかも……」と感じて、専門家の話に耳を傾けるようにしましょう。

結論　中性脂肪値を上げやすいのは脂質よりも炭水化物です。

中性脂肪が上がる食習慣には、肥満を介する経路と介さない経路があります。前者は食べすぎと運動不足の問題です。後者は、炭水化物とアルコールによる作用です。肥満であれば肥満の解消を、肥満でないのに中性脂肪が高いといわれたら運動不足でないかをふり返ったうえで、炭水化物かアルコールの過剰摂取を疑いましょう。

なお、健診前日の夜遅くに食べたり飲んだりすると中性脂肪値は高めに出てしまうので、健診前夜と当日朝の絶食は必須です。

出典
① Chen CC, et al. The association of alcohol consumption with metabolic syndrome and its individual components: the Taichung community health study. Nutr Res 2012; 32: 24-9.
② Yoon YS, et al. Alcohol consumption and the metabolic syndrome in Korean adults: the 1998 Korean National Health and Nutrition Examination Survey. Am J Clin Nutr 2004; 80: 217-24.
③ Mensink RP, et al. Effect of dietary fatty acids on serum lipids and lipoproteins: A meta-analysis of 27 trials. Arterioscler Thromb 1992; 12: 911-9.

コレステロールが「高い」「低い」長生きはどちら？

問い

図は、アメリカ人高齢者で調べた研究の結果です。
血中コレステロール値と死亡率との関係を
表わしたものです。
なぜこのような結果になるか考えてみてください。

出典❶

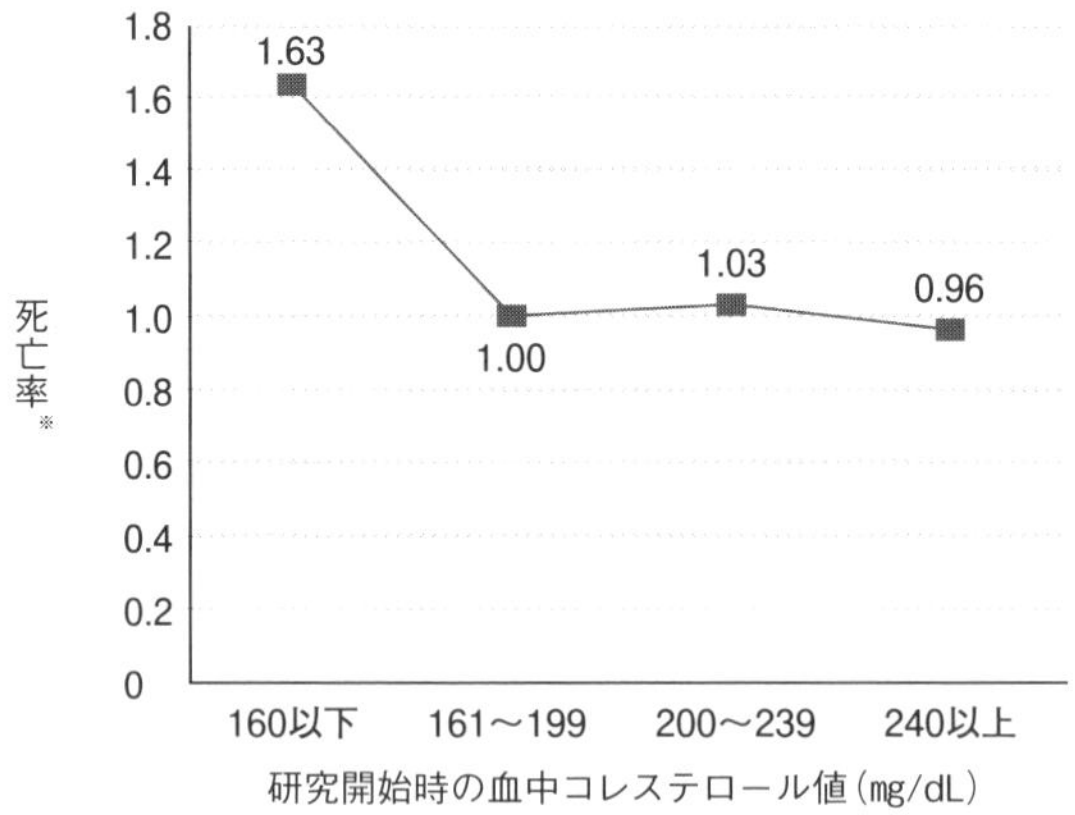

※研究開始時に血中コレステロール値が 161 ～ 199mg /dL だった人たちの死亡率に比べた場合の相対的な死亡率。研究開始から 5 年間での違い。

血中コレステロール値は高いほうが長生きか、低いほうが長生きか。マスコミでは両説あると報じられているようです。なぜ異なる説が存在するのか、真実はどのあたりにあるのか、このからくりに迫ってみたいと思います。

私たちの健康に与える影響が大きいのはＬＤＬコレステロールですが、ＬＤＬコレステロールは総コレステロールに含まれるさまざまなコレステロール成分のなかで最も多く存在し、総コレステロールが高い人はＬＤＬも高いことが多く、総コレステロールのほうが測定精度が高かったため、最近まで、ＬＤＬコレステロールではなく、総コレステロールの値により研究が行なわれてきました。そして、総コレステロールと健康との関連は、ＬＤＬコレステロールと健康との関連とほぼ同じとみなすことができます。

血中コレステロールと寿命

問いの**図**を見てください。

これはアメリカに住む65歳以上の高齢者４０００人の血中コレステロールを測定し、その後５年間にわたって生死を調べたものです出典❶。血中コレステロールが低かった人たちのほうが、血中コレステロールが高かった人たちよりも死亡率が高くなっています。特に、血中コレステロールが最も低い１６０㎎／dL以下の人たちの死亡率がほかの人たちよりも6割以上も高かったのが目を引きます。じつは、このような現象はほかの研究でもたびたび見られています。では、このような結果を根拠として、血中コレステロールが低くならないように注意すべきでしょうか。

次に図1を見てください。それぞれの血中コレステロールのグループの年齢と性別の分布を示したものです。血中コレステロールが最も高かった人たちの7割以上が80歳以下で、8割が女性でした。血中コレステロールが高い人たちほど比較的若い人が多く、かつ、女性が多かったわけです。

もう一度、お尋ねします。問いの図を見て、血中コレステロールが低くならないように注意すべきでしょうか？　年をとるほど死亡確率は上がります。また、高齢者では同じ年齢なら女性よりも男性のほうが死亡確率は高いのです。この二つは神様が決めたことでしょう。医学では「生物学的に」といいます。つまり、血中コレステロールが高い人たちで死亡率が低かったのは、血中コレステロールが高かったから長生きできたというよりも、血中コレステロールが高い人たちに、より若い人や女性が多かったからという解釈も成り立つわけです。

では、図1で血中コレステロールによって4つに分けたグループの平均年齢と男女比が同じだったとしたら、血中コレステロールと死亡率の関連はどうなっていたと思いますか？　どんな曲線になるか図1の右の数字をしっかり見て想像してみてください。このような仮定を基に計算し直したのが図2です。予想は当たりましたか？　血中コレステロールが低かった人たちの死亡率が少し下がり、血中コレステロールが高かった人たちの死亡率が少し上がってきました。

お話を続けます。血中コレステロールが低い人たちと高い人たちで異なっているのは、年齢や性別だけではありません。代表的なものを図3にあげました。血中HDLコレステロールが低いと心筋梗塞にかかりやすいことが、別の研究によってある程度明らかになっています。また、血清のな

問いの図だけを見ると、どんなことがいえそうですか。次に図1を組み合わせて見ると、どんなことがいえますか。

図1　問いの図の各群における年齢分布と男女比

出典❶

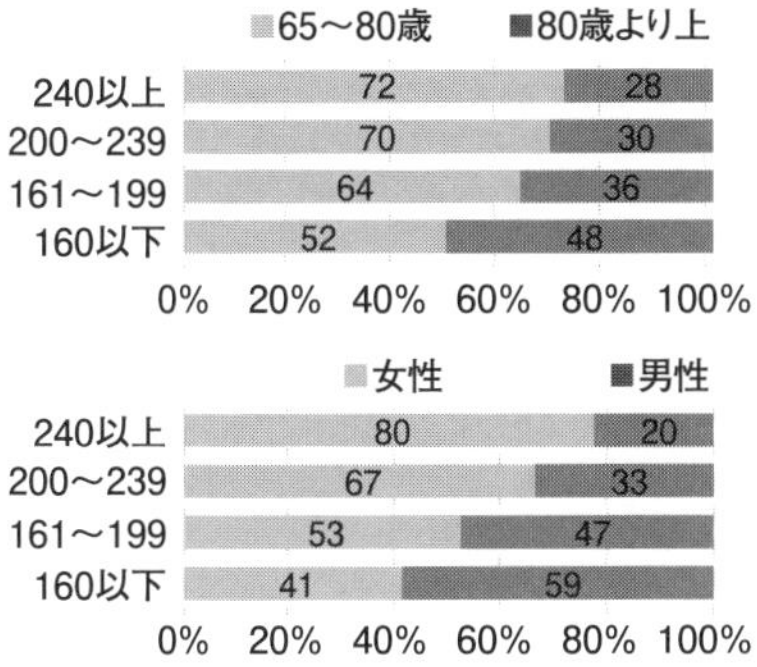

研究開始時における血中コレステロール値で4つのグループに分けて年齢と性別の分布の違いを見たものです。血中コレステロール値が高い人たちほど若い人が多く、かつ、女性が多かったことがわかります。

この図は、問いの図と出典が同じですが、なにが違うでしょうか。

図2　血中コレステロール値と死亡率②

出典❶

年齢と性別の分布が血中コレステロール値で分けた4つのグループの間で同じだと仮定して行なった再解析

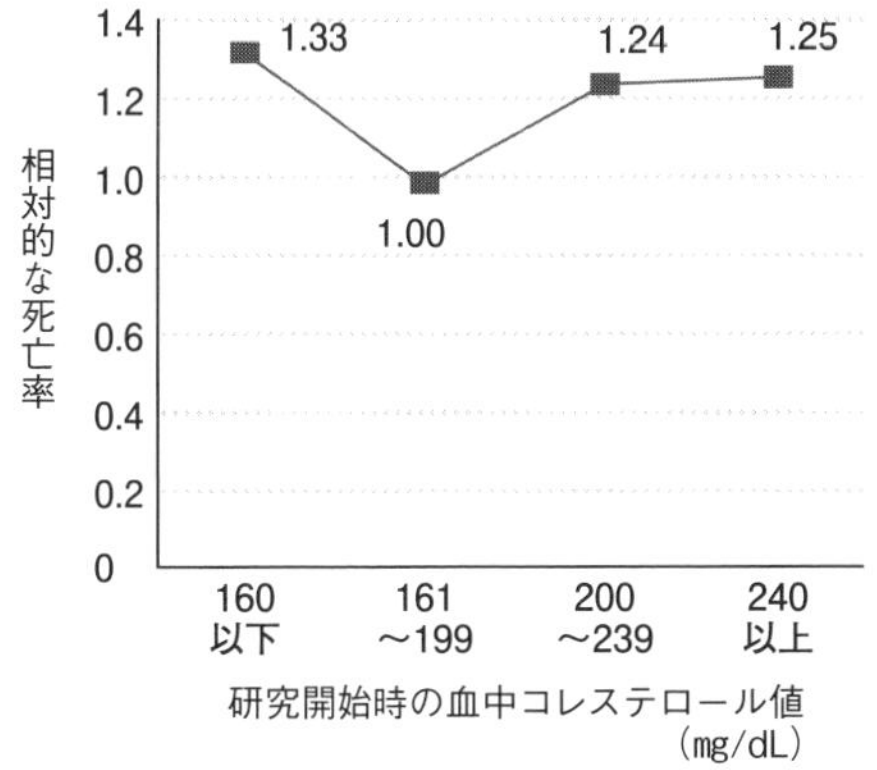

図1で血中コレステロール値によって分けた4グループの平均年齢と男女比が同じだとしたら、血中コレステロール値と死亡率の関連はこの図のようになります。血中コレステロール値と死亡率の関連を知りたいのに、年齢と男女の違いという厄介者が間に介在していたために、問いの図では本当の関連が見えなくなっていたわけです。このような厄介者を専門用語で「交絡《こうらく》因子」と呼びます。

かの鉄の濃度が異常に低いのと、血清のなかのたんぱく質の一種であるアルブミンの濃度が異常に低いのは、全身、特に肝臓の栄養状態がよくないことを示しています。つまり、この二つの濃度が低すぎるのは、簡単にいえば、体全体の元気がない状態と考えられます。

そして、たいせつなのは、この三つの問題は血中コレステロールが低いために起こるものではなく、また、血中コレステロールを上げれば改善するものでもないという点です。血中ＨＤＬコレステロールは血中コレステロールの一部分ですから、血中コレステロールが上がればある程度上がることがありえます。ところが、血中コレステロールを上げるための生活習慣と血中ＨＤＬコレステロールを上げるための生活習慣は異なります。たとえば、習慣的な軽い運動は血中ＨＤＬコレステロールを上げますが、血中コレステロールのなかのＨＤＬコレステロール以外の成分、特にＬＤＬコレステロールを下げる方向に働くようです。

血中コレステロールと健康

そこで、これらの異常値を示す人の割合が、血中コレステロールで分けた4つのグループで同じであったと仮定して、死亡率を計算し直したのが**図3・下**です。わずかですが、血中コレステロールが最も低かった人たちの死亡率がさらに下がっています。

体内のコレステロールはおもに肝臓で作られ、一部を食べ物からも摂取しています。肝臓が悪いとコレステロールが合成されにくくなり、血中コレステロールが下がってきます。つまり、血中コレステロールが高いと肝臓が元気になるのではなく、肝臓が元気だから血中の鉄やアルブミン、そ

さらにもう1パターン、別の図を見て考えてみましょう。

図3　血中コレステロール値と死亡率③

出典❶

HDL コレステロール、血清鉄、血清アルブミンが異常値（低値）を示す人たちの分布が
血中コレステロール値で分けた 4 つのグループの間で同じだと仮定して行なった再解析

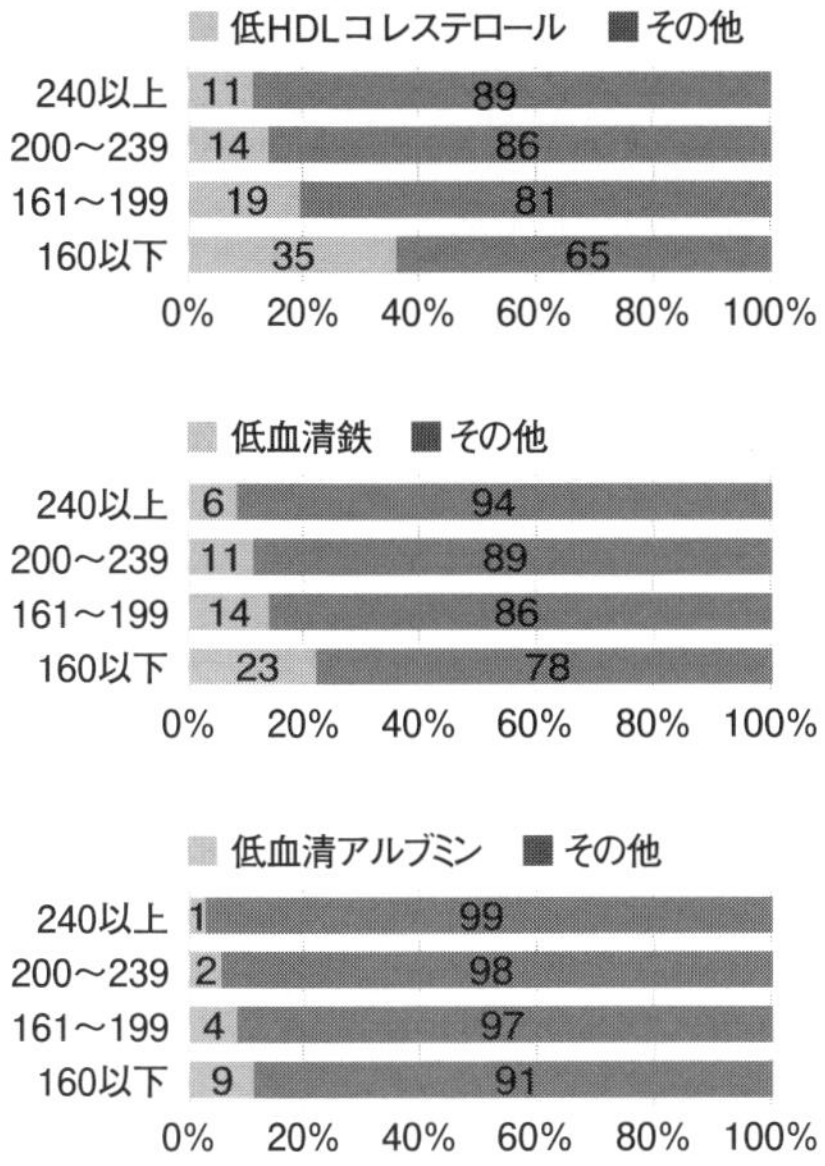

血中コレステロール値が低い人たちと高い人たちの間では、年齢や性別だけでなく、左図で示した3項目も違っていました。これらの異常値を示す人の割合が血中コレステロール値で分けた4つのグループで同じと仮定して、死亡率を計算し直したのが下図です。わずかですが、血中コレステロール値が最も低いグループの死亡率が下がりました。

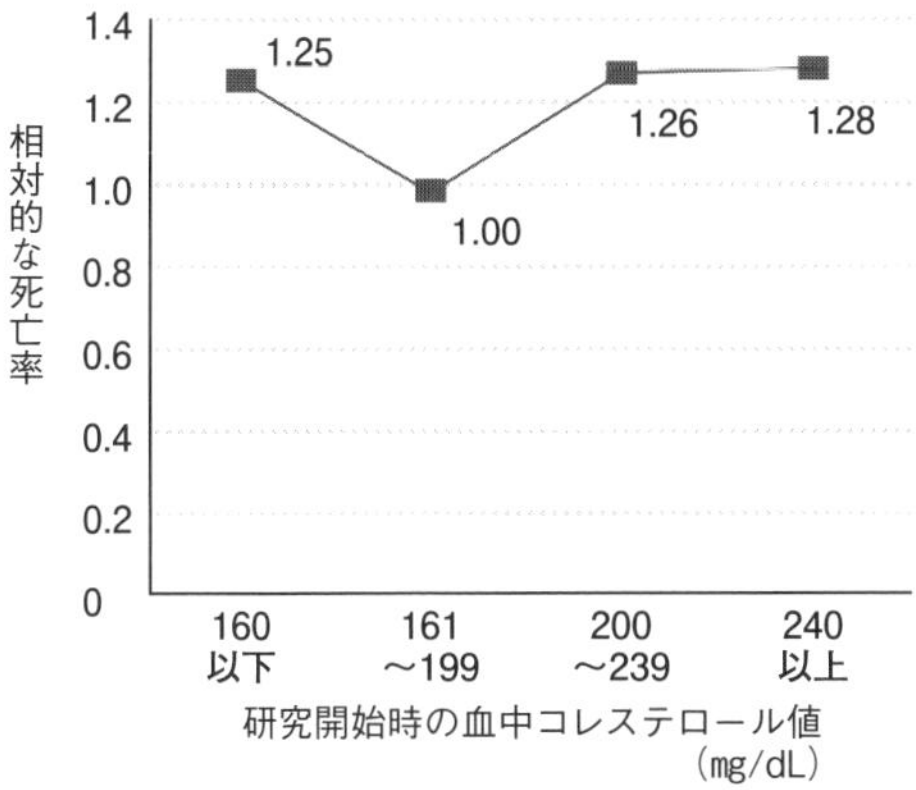

してHDLコレステロール値だけでなく、血中コレステロールもある程度の濃度に保たれているわけです。そして肝臓に重い病気を持っている人の寿命が健康な人よりも短いことは容易に想像されるでしょう。研究を始めてすぐ（たとえば1年以内に）亡くなったケースには、このような人が含まれていたのではないかと考えられます。そこで、1年目に死亡した人を除いて、血中コレステロールと死亡率との関連を見たのが図4です。図3から図4への変化ほどはっきりとはしていませんが、同じようなことが図5のように日本人でも見られるようです出典❷。

ここで、今回のカラクリを簡単に整理しておきましょう。その多くは「交絡」という現象によって説明されます。その考え方を図6にまとめてみました。図1の上図では年齢が交絡因子に、下図では性別が交絡因子だったわけです。図3でも、少なくとも計算上は、HDLコレステロールの分布も血清鉄の分布も血清アルブミンの分布もすべて血中コレステロールの分布となんらかの相関を示したためにこのような結果になったものと考えられます。ただし、その理由を生物学的に理解するためにはもう一段むずかしい考え方が必要になります。ここでは、交絡という現象と交絡因子の存在だけをご理解いただければ充分だと思います。

さて、問いの図から図4まで、すべて真実です。たいせつなのは、どれがホントでどれがウソかではなく、「単純に、血中コレステロールと寿命の関連」を知りたい場合と、「血中コレステロールの高い・低いが原因となってなにか致命的な病気が発生し、それはどのくらい寿命に影響を及ぼすのか」を知りたい場合とでは、見るべき図が異なるということです。

犬が人に噛みつく話は珍しくはありませんし、おもしろくもありません。でも、自分は噛まれな

さらに別の要素を加味してみます。

図4　血中コレステロール値と死亡率④　出典❶

図３で考慮した要因に加えて、１年目に死亡した人を除いて行なった追加解析

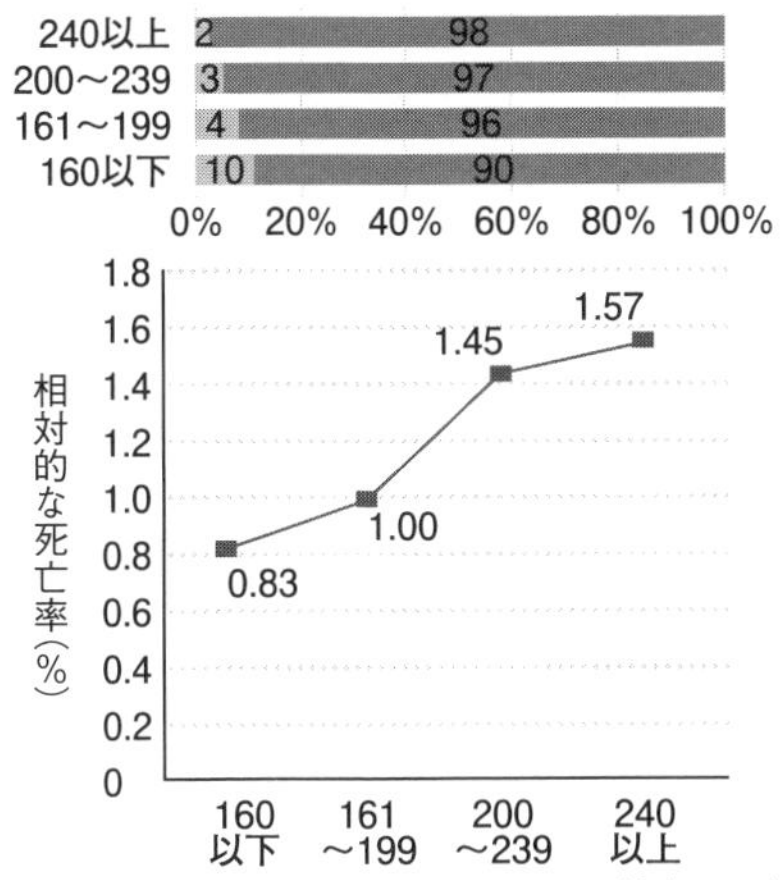

上図は研究開始後の１年間に死亡した人の割合です。この人たちを除いて計算し直した死亡率が下図です。血中コレステロール値が最も低いグループの死亡率が大きく下がりました。

日本人ではどうでしょうか。

図5　血中コレステロール値と死亡率:日本人9216人を調べた結果　出典❷

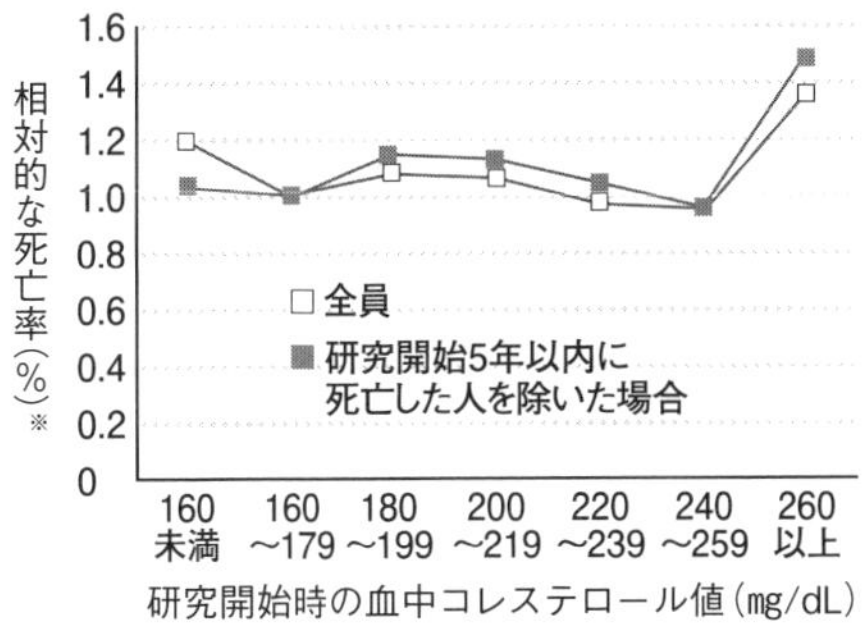

※研究開始時に血中コレステロール値が160～179mg/dℓだった人たちの死亡率に比べた場合の相対的な死亡率。研究開始から約17年間での違い。

□で示した線は年齢や性別などの影響が除かれているので図３に近く、■で示した線は最初の５年間に死亡した人が除かれているので、図４に近いと考えられます。日本人では血中コレステロール値の高い・低いはアメリカ人ほどはっきりとは死亡率に関係していません。それでも、血中コレステロール値がとても高い人たちの死亡率が高いのは同じのようです。

いように注意しようと役立てることができます。一方、人が犬に噛みつく話は、役立つことはなくても、おもしろい話としてだれかに伝えたくなります。

栄養や健康に関する記事やニュースも同じことで、「人に話したらウケルかもしれないけれど、健康管理にはおそらく役立たない情報」と、「人に話してもおそらく盛り上がらないけれど、健康管理には役立つ情報」の二つに分かれます。

さしずめ、前者の例が問いの**図**、後者の例が**図4**といったところでしょうか。

結論

血中コレステロール値が高いのはやはり危ない。なぜならば…

「比較的若い人や女性は血中コレステロール値が高め」「肝臓が悪い→血中コレステロール値が低くて、死亡率も高い」など、正しい解釈を妨げる要因がたくさん隠れていました。おちついて考えれば、健康管理に役に立つのはやはり図4でしょう。でも、日本人は「高いほど危ない」ではなくて、「高いのは危ない」と考えるほうがよいかもしれません。なお、これは健康な人のお話です。病気をお持ちのかたは自己判断せずに医師に相談しましょう。

出典
① Corti MC, et al. Clarifying the direct relation between total cholesterol levels and death from coronary heart disease in older persons. Ann Intern Med 1997; 126: 753-60.
② Okamura T, et al. The relationship between serum total cholesterol and all-cause or cause-specific mortality in a 17.3-year study of a Japan-ese cohort. Atherosclerosis 2007; 190: 216-23.

交絡因子：少しむずかしくいえば……

図6　血中コレステロール値と総死亡率の相関を観察したときに年齢が交絡因子になっていることを示す模式図（仮想データ・左図）と概念図（右図）

（左図）年齢を考えないと血中コレステロール値と総死亡率の間には負の相関が観察される。しかし、65～80歳だけ、または、80歳より上の対象者だけで見ると相関は観察されない。この場合、年齢が交絡因子になっていると考えられる。一つの●は1人の人を表す。（注）実際はこんなに極端ではない。
（右図）血中コレステロール値と年齢の間に負の相関があり、年齢と総死亡率の間に正の相関があると、血中コレステロール値と総死亡率の間に相関がなくても、年齢を考慮しないと、一見、両者の間に相関（この場合は負の相関）があるように見えることを説明する概念図

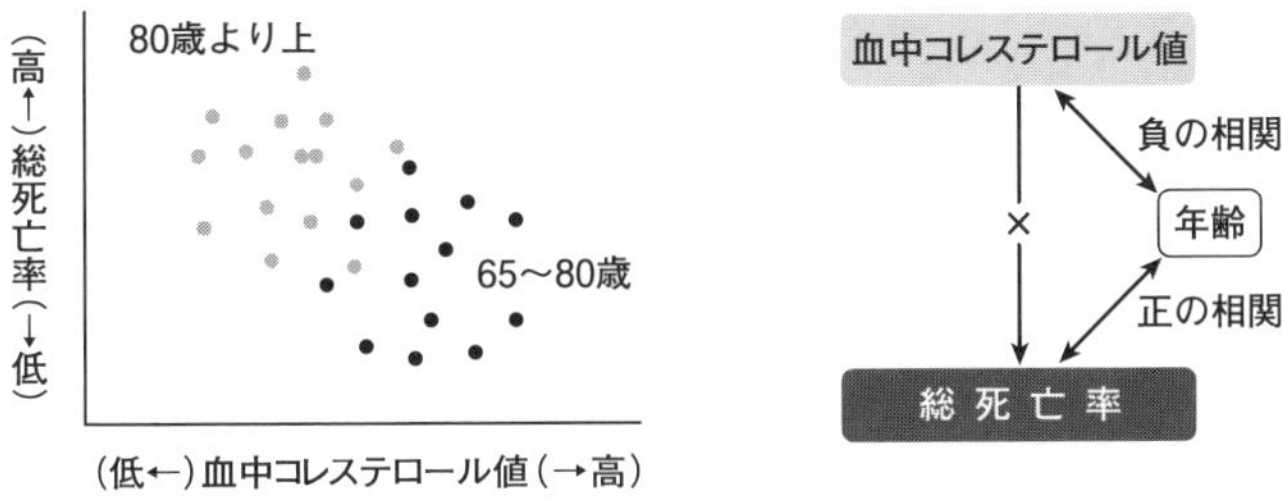

「交絡因子」についてもう少し説明しておきます。これは疫学研究ではよく見られる現象で、交絡因子があると専門家でもそのために結果を見誤ってしまうことがあるという厄介者です。

血中コレステロール値と総死亡率の相関を観察したときに年齢が交絡因子になっていることを示す模式図を作ってみました。実際にはこんなに極端なことはありません。あくまでも交絡という現象を理解するために作ってみました。年齢を考えないと血中コレステロール値と総死亡率の間には負の相関があるように見えますが、65～80歳だけ、または、80歳より上の対象者だけで見ると相関はありません。

この場合、年齢が交絡因子になっていると考えます。そして、年齢の影響を取り除いた計算をして、血中コレステロール値と総死亡率の相関を見て、両者の関連を検討しなければなりません。これを「交絡因子を統計学的に調整する」または「統計学的調整」と呼びます。先ほどの**図2**は**図1**のデータを使って、年齢と性別を統計学的に調整した結果です。

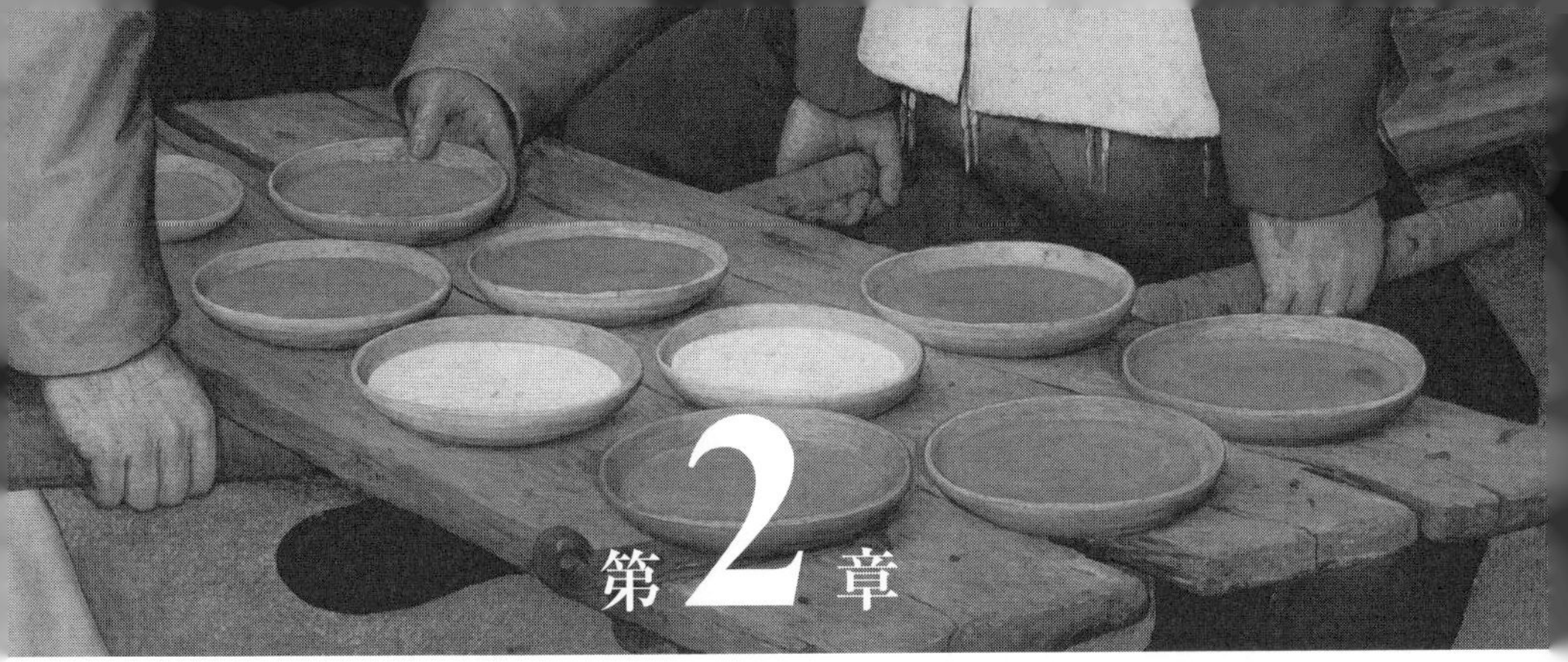

第2章

こんなに大問題?!
食塩と高血圧

ブラジル
カーニバルと塩漬けタラ

サンバのリズムが溢れる国、ブラジル。
陽気に笑い、豪快に肉を食べる――
そんなイメージがありますが、市場を歩くと、
意外にも塩漬けタラが山積みになっている光景を目にします。
〝カーニバルと塩漬けタラの関連は？〟
そして〝私たちの健康との関係は？〟
歴史をひもとき、そのなぞに迫ります。

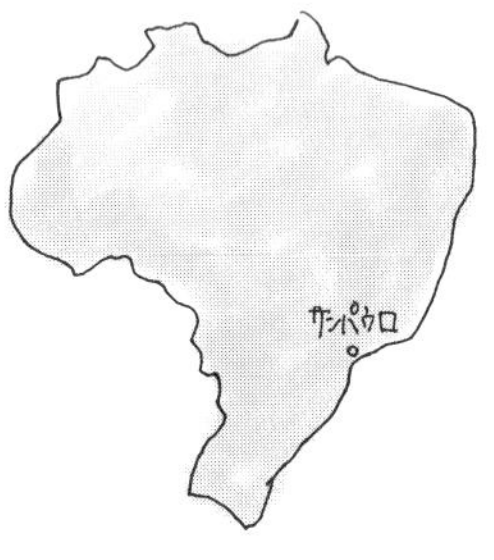

地球の裏へ、求めた味と出迎えてくれた味

体がエコノミーシートの形にかたまってしまうのではないかという不安にかられながら、24時間のフライト。アラスカをかすめ、カリフォルニアの海岸を左手に眺め、ロサンゼルスで小休止。メキシコとカリブ海を越え、アマゾン上空でうとうと――。やっとの思いで地球の裏側の一千万都市、サンパウロに到着した。１９９９年、ブラジル、サンパウロ州から招聘されて、州内の大学や病院で講義をしたときのことだった。

日系ブラジル人のドクターに迎えられ、さっそく街へ。「ブラジルに来たら、まずはここへ行かなくちゃ！」と、車は問答無用にシュラスカリア（シュラスコ※1専門レストラン）の駐車場に

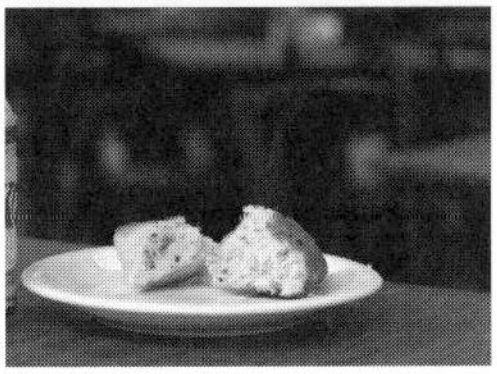
ブラジル、サンパウロのメルカード・セントラルで食べたボリーニョ・デ・バカリャウ（2008年9月25日）

突っ込んだ。

そこでドカンと出されたのは、ピッカーニャ。ピッカーニャとは、牛のお尻の部分の肉で、脂がのってやわらかく、深い味わいが特徴の最高の部位である。50cm以上もある金串で文字どおり串刺しにされて焼かれたかたまり肉は、確かに筆舌に尽くしがたく、うまい。

しかし、ぼくがブラジル滞在中にどうしても食べたいのはバカリャウだった。「バカリャウが食べられるレストランはないか」とドクターに尋ねてみると、「それより、ピッカーニャの味はどうだ、最高だろう！」と完全に無視されてしまった。

憧れのバカリャウことタラの塩漬けとの面会がかなったのは、それから3週間後の帰国直前のこと。19世紀に舞い戻ったかのように美しいステンドグラスと巨大なアーチ形ドーム構造を持つ、古色蒼然として壮麗な中央市場、メルカード・セントラルを訪ねたときだった。そこには、赤道を越えて運び込まれた、白く分厚い塩漬けのタラが、うず高く積み上げられて売られていた。

なぜ、ぼくがバカリャウにこだわったのか。それは、塩漬けタラほど、ヨーロッパ人の歴史に深く関与した魚も珍しいからである。

サンバだけがカーニバルではない

さて、ブラジルといえばリオ（正しくはリオデジャネイロ）のカーニバル。カーニバルといえば、リオのサンバの踊りばかりが有名だが、じつは、西ヨーロッパや中南米の多くの国で行なわれ

※1　牛や羊の大きなかたまり肉に岩塩をまぶしてまる焼きにし、焼き上がったところから好きなだけ切りとって食べるという伝統的なブラジル料理。

ており、祝い方は町によってさまざまだ。

カーニバルは、春の到来を祝うヨーロッパの土俗的な祭りに起源があるらしい。もとはラテン語の「carne vale《カルネ・バーレ》」（肉よ、さらば）に由来するといわれ、「謝肉祭」と訳される。

カーニバルが終わると、40日間にわたる四旬節に入る。こちらはきびしい宗教行事である。この間は、伝統的に食事の節制と祝宴の自粛が奨励されてきた。そのなかで目立つのが、殺生を戒め、動物の肉を食べてはならないこと、つまり「carne vale」である。

けれど、魚はよろしいらしい。「なんだ、つまらない」と考えてはいけない。冷蔵冷凍技術も長距離大量輸送技術もなかった時代、海から遠く離れた地域（海岸から十数キロも離れればそうなる）に住む人たちが、肉にかわるだけの魚を確保するのは至難だったのだ。

北海漁場のタラと南欧の塩が生んだ富

15世紀の終わり、スペインとポルトガルは、傑出した遠洋航海技術によって、アジアや新大陸に進出した。イギリスとオランダもそのあとを追ったが、北大西洋にくわしい彼らは、無尽蔵と思われていた北海のタラ漁場にも目をつけた[出典1]。

まず、南フランスかポルトガルあたりに南下して、海岸地域で作られる天日干しの塩を積み込み北海に向かう。そこでごっそりタラをとって塩漬けにし、スペインやポルトガルに戻って荷を降ろす。そして、塩を積んで再び北海に向かう。これをくり返してかなりの富を得たのだという。

安価で保存も簡単、運搬も容易なこの新しい食材は、四旬節に格好だったのだろう。四旬節以外に、金曜日に肉を断つ習慣もあったため、一年を通して重宝したものと思われる。この戒律にきびしかったカトリックの国、つまりスペイン、ポルトガル、イタリアでは特に欠かせない食材となっていった。

また、カリブ海の島を手にしたスペインと、ブラジルを手にしたポルトガルは、砂糖きびのプランテーションの拡大で足りなくなった労働力を補うために、アフリカ西海岸地方に住む人たちを奴隷として新大陸に大量に送り込んだ。そのとき食料にしたのも、塩漬けタラだったのだ。

国を越え、時代を超え受け継がれてきた食材

話は高血圧に飛ぶ。1985年に世界30か国52地域で食塩摂取量と血圧との関連を探る大規模な研究が行なわれた出典❷。各地域で男女100人ずつを対象に、24時間蓄尿※2と血圧測定が実施された。人間は1日に平均1リットル以上の尿を出すので、合計1万リットル以上、つまり10トン以上の尿が採取されたことになる。なお、血圧は年齢の影響を受けるため、対象者は20歳から59歳まで、10歳ごとに男女各25人とされた。

地域ごとの推定食塩摂取量は、**図1**のとおりだ。スペイン、ポルトガル、イタリアの3か国の摂取量が世界平均よりも高めだということがわかる。

北海のタラは、カトリックの人々にとっては信仰を支えるたいせつな食料になり、奴隷船で大西洋を渡ったアフリカの人々にとっては命をつなぐ食べ物になった。今では、南ヨーロッパから中南

※2　24時間にわたってすべての尿を採取する方法。くわしくは114ページ。尿中に含まれるナトリウムを測定すると、およその食塩摂取量を知ることができる。

米にわたる、じつに広い地域で、郷土料理にその名残をとどめている。巨大な牛肉のかたまりを食べ放題にしてしまう国でさえ、今もって赤道を越えて運び込んでいるほどだ。塩漬けタラの魅力には想像を絶するものがある。

だが、皮肉なことに、たくさんの命を助けてくれた塩漬けタラへの郷愁は、塩味への嗜好として現代に受け継がれ、高血圧の原因となった。

血圧が高い原因は伝統的な食の知恵?!

ところで、**図1**をよく見ると、スペインやポルトガルよりも、かなりたくさん食塩を摂取する地域があることに気づく。中国北部、韓国、日本から構成される東北アジアだ。

つまり、地球上で最も塩辛い食事をしていて高血圧が最も蔓延している地域は、東北アジアであり、塩漬けタラを消費する地域ではない。この地域では、魚だけでなく、野菜でも大豆でもなんでも塩漬けにする習慣がある。冬の間の食料不足に備える知恵なのだろう。

ところが、この知恵深き民族が世界で最も血圧の高い地域を作り出してしまったのだ。その代表が日本人であることを考えると、われわれの塩味嗜好の特異さには驚かされる。

一般に、血圧は年をとるにつれて徐々に上がっていく。先ほど紹介した研究では、対象者が20歳から59歳までと幅があったため、この様子を地域ごとに調べ、比べることができた。

そこで、地域ごとの推定食塩摂取量を横軸にとり、1歳だけ年をとったときの血圧の上昇量を縦軸にとってみた。すると、食塩摂取量の多い地域ほど、加齢とともに血圧が上がりやすいことがわ

図1　世界30か国52地域で測定された食塩摂取量

出典❷

（24時間蓄尿中ナトリウム排泄量からの推定値。男女平均）
※33地域の結果を抜粋

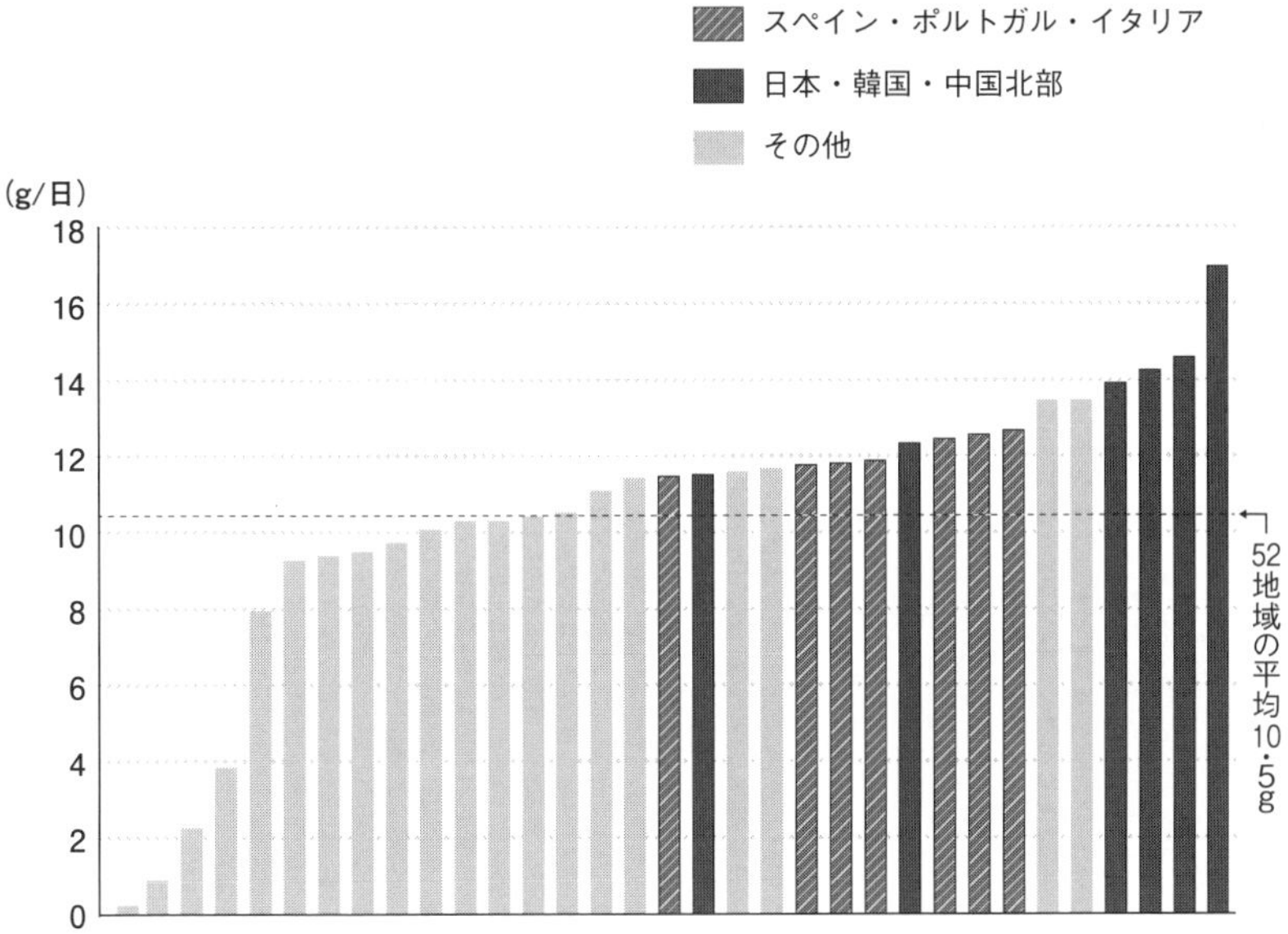

かった（95ページ図1）出典②。この図は、「血圧が高くないから塩辛いものを食べてもだいじょうぶ」ではなく、「将来も正常血圧でいるために減塩はたいせつ」であることを教えてくれている。

赤道を二度越えた塩漬けタラの味は？

話をサンパウロに戻そう。メルカード・セントラルのバカリャウの店が扱っていたのは、四旬節を生き延びるための肉の代用品でも、労働者階級向けの安かろう、まずかろうの食べ物でもない。ブラジルを代表する伝統料理、マリスカダ・デ・バカリャウ（塩漬けタラのシチュー）やボリーニョ・デ・バカリャウ（塩漬けタラのコロッケ）のための高級食材だ。同じ重さのピッカーニャより高価だった記憶がある。

残念ながら、ブラジル滞在中、ついにバカリャウを口にする機会はなかった。そこで、最後に立ち寄った市内のスーパーマーケットでバカリャウの缶詰めを買った。

そして、再びエコノミーシートの形にかたまって耐えること27時間。帰国数日後、缶詰めを開けて、台所にあったじゃが芋を使ってボリーニョ・デ・バカリャウを作った。できたてを口にしたのだが、じゃが芋が多すぎたのだろうか、うす塩でねぼけた味の揚げ物でしかなかった。

ある料理書には、「バカリャウは塩けがおいしさの決め手。その加減がむずかしい」と書かれている。塩抜きずみのお手軽バカリャウを使ったうえに、本物を食べたことのない者が作った料理ではしかたあるまい……。

いつかまた、24時間も飛行機に乗る機会があったら、伝統的な塩辛さとうま味のきいた本場のボリーニョ・デ・バカリャウを、地球儀と500年の時の流れを頭に描きながら、じっくり味わってみたいものである。

後日談

2008年、再びメルカード・セントラルを訪れる機会を得た。内装は一新されていて、かつての古色さや重厚さはうすれてしまっていたのが少し残念だったが、市場の中2階にある惣菜店でボリーニョ・デ・バカリャウを味わうことができた。4個で5ヘアル（およそ300円＝当時）。市場を見下ろせる席で食べたボリーニョ・デ・バカリャウは確かにしっかりした塩味だった（77ページ写真）。

そして、2019年、ついに本家本元のポルトガルでバカリャウ料理を食べる機会に恵まれた。ブラジルのものと味も形も寸分たがわぬボリーニョ・デ・バカリャウにも会えた。ポルトガルは今でも西ヨーロッパのなかでは食塩摂取量が最も多い国だ。おいしい……、しかしやたらのどが渇く。この話はいずれまたしたいと思う。

出典

①『鱈──世界を変えた魚の歴史』マーク・カーランスキー（著）、池央耿（訳）、飛鳥新社、1999年

② Intersalt Cooperative Research Group. Intersalt: an international study of electrolyte excretion and blood pressure. Results for 24 hour urinary sodium and potassium excretion. BMJ 1988; 297: 319-28.

健康問題
第1位はタバコ
第2位は？

問い

2011年秋、国際連合は「生活習慣病対策のために世界全体がとるべき5つのアクション」を発表しました。

一つ目は「タバコ」で、とるべきアクションは、「タバコの規制に関する世界保健機関枠組み条約の履行の推進」でした。

二つ目には食習慣の改善に関係する項目が入っています。

さて、この二つ目とはなんでしょうか？

1	タバコ
2	？
3	肥満、不健康な食事、運動不足
4	有害飲酒
5	心血管系疾患のリスクの低下

＊答えは86ページの表および本文中にあります。

２０１１年秋、国際連合は、生活習慣病の予防を専門とする学識者を招いて会議を行ない、「生活習慣病対策のために世界全体がとるべき5つのアクション」を発表しました。**表**（86ページ）をごらんください出典❶。原文は英語で書かれているので、ぼくが訳した日本語もつけてみました。

1番はタバコ　2番は？

要点は、

①食塩がほかの食事や栄養素とは別に単独で扱われていて、しかも、タバコに次いで2番目に重視されたこと

②食習慣は、肥満、運動不足といっしょに一つにまとめられてしまっていること（それでも、3番目ですから、これらの重要性を軽視したわけではないと思います）

③薬は5番目であり、かろうじてランクインしたものの、禁煙と減塩に比べたらその重要性はかなり低いこと

でしょう。食塩の過剰摂取は高血圧の原因の一つである……くらいは本書をお読みくださるかたならだれでも知っているでしょう。でも、まさか、ほかのすべての食習慣に運動習慣も入れてさらに肥満による健康被害を足したよりも、食塩の過剰摂取（だけ）が与える健康被害のほうが大きいとは、読者の皆さんのほとんどはまったく予想しなかったのではないでしょうか。……というわけ

生活習慣病対策のために世界全体がとるべきアクションとは?

表 生活習慣病対策のために世界全体がとるべき5つのアクション 出典❶

生活習慣病に関する国際連合学識者会議、2011 年 9 月
(The UN High-level Meeting on Non-Communicable Diseases (NCDs) in September, 2011)
※和訳は筆者による。

1	Tobacco use タバコ	Accelerated implementation of the WHO Framework Convention on Tobacco Control タバコの規制に関する世界保健機関枠組み条約の履行の推進
2	Dietary salt 食塩	Mass-media campaigns and voluntary action by food industry to reduce consumption 食塩の消費をおさえるためのマスメディア・キャンペーンと食品企業による自発的な活動
3	Obesity, unhealthy diet, and physical inactivity 肥満、不健康な食事、運動不足	Mass-media campaigns, food taxes, subsidies, labelling, and marketing restrictions マスメディア・キャンペーン、食品への課税、助成金、表示、販売活動の制限
4	Harmful alcohol intake 有害飲酒	Tax increases, advertising bans, and restricted access 増税、広告の禁止、入手の制限
5	Cardiovascular risk reduction 心血管系疾患のリスクの低下	Combination of drugs for individuals at high risk of NCDs 生活習慣病高リスク者への複数種類の薬剤の利用

生活習慣病対策のために世界全体がとるべき行動は、食塩(減塩)がタバコ(禁煙)についで2番目でした。

で、84ページの質問の答えは「食塩」でした。

減塩vs降圧剤、アメリカの試算

もちろん、科学的な根拠もなしに専門家がこのような一覧表を作るはずはありません。すでに蓄積された事実がたくさんあったはずです。その一例として、アメリカの研究グループによって行なわれた研究を紹介しましょう（**図１**）出典❷。この研究は、減塩すればその分だけ血圧の上昇がおさえられ、すると、その分だけ脳卒中や心筋梗塞による死亡者が減るだろうという計算をして、減塩の効果を推定したものです。この研究のポイントは、高血圧の患者さんががんばって減塩するのではなく、アメリカ人全員が（血圧にかかわらず）少しだけ減塩したら、アメリカ人全体でどのくらいの人の命を救えるかを計算したところにあります。

この研究では、「アメリカ人成人全員が１日あたり３ｇだけ減塩する」というのがシナリオでした。結果は年齢によって異なりましたが、全体として死亡率がおよそ３・５％下がるはず、となりました。

「なんだ。３ｇも減塩して、たった３・５％か」などと思ってはいけません。この研究の結果は次の文章でまとめられています。

「３ｇではなくわずか１ｇの減塩でも、全米の高血圧患者全員が降圧剤をのむと仮定した場合に期待される死亡率の減少よりも、減塩による予防効果のほうが大きい」

高血圧はとても多い病気です。そして、降圧剤は最もたくさん使われている薬剤の一つです。そ

減塩の効果にはどんな根拠があるでしょうか？

図1　1日3g減塩の効果（推定値）

出典❷

アメリカ人成人（35歳以上、ヨーロッパ系・アジア系）全員が1日当たり3g減塩した場合に期待される総死亡率の変化（%）。点線は全年齢のおよその変化（%）

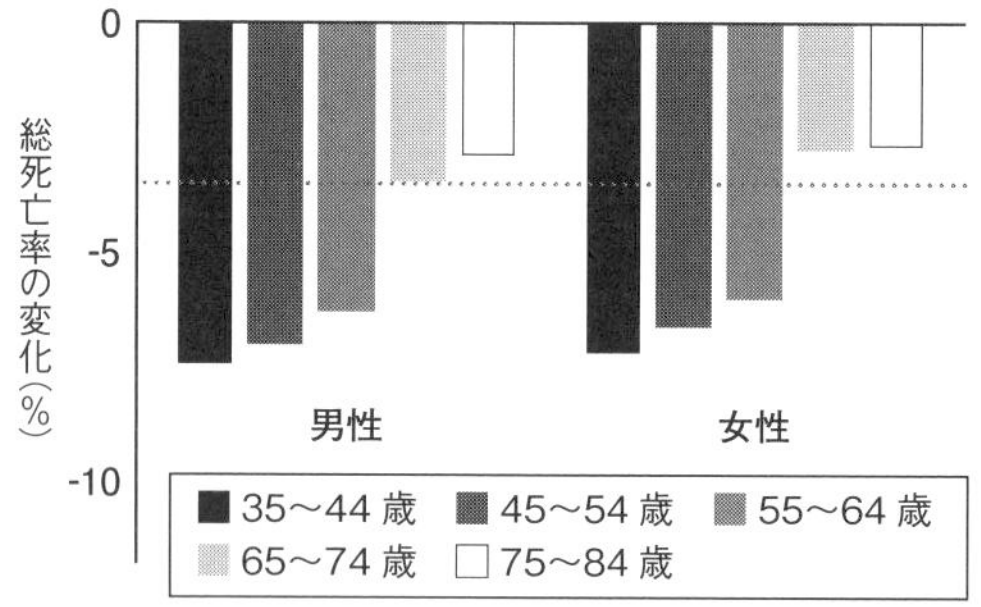

アメリカ人成人全員が1日あたり3gだけ減塩すると、その効果は年齢によってやや異なるものの、全体を平均するとおよそ3.5%分の死亡を未然に防げることがわかります。

実現へのヒントをお見せしましょう。

図2　ソルトシェーカーの穴と食塩の使用量との関係

出典❸

食堂や飛行機のなかで、1900人以上を対象として、ソルトシェーカーの穴の面積と食塩使用量の関係を調べたオーストラリアの研究の結果

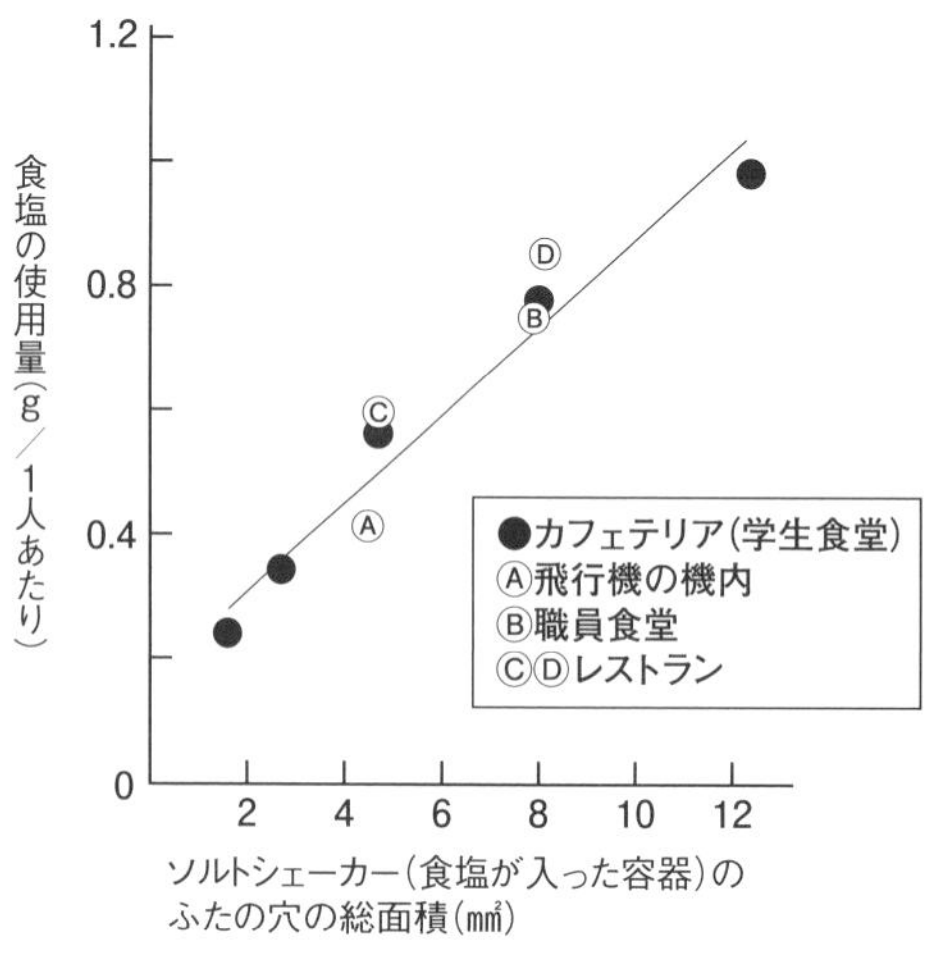

ソルトシェーカーのふたの穴の面積と食塩の使用量の間にはとても強い相関があることが示されています。これは、人は料理の味をみずにソルトシェーカーを無意識に同じ回数振っていたことを意味しています。

のために莫大な医療費が世界中で使われています。この研究は、毎日わずか1gの減塩がもたらす医療費抑制効果と、社会全体における健康効果の両方をみごとに見せてくれました。

人は無意識に塩をふっている

……とはいっても、何度いわれてもなかなか実行できないのが減塩です。

もう30年も前になりますが、興味深い実験がオーストラリアで行なわれました。職員食堂やレストラン、はては飛行機のなかでまで、合計1900人以上を対象として、ソルトシェーカーの穴の面積と食塩使用量の関連を調べたのです（**図2**）出典③。穴の大きさの異なるソルトシェーカーをそれぞれの食卓に置いておき、食事の前後でソルトシェーカーの重さを測り、その差を食べた人の人数で割っただけというきわめてシンプルな方法でした。

ところが、結果は驚くべきもので、人が1食に食べる食塩の量はソルトシェーカーの穴の大きさにほぼ完全に比例していました。これは、どんな料理にでも、そして、その味にかかわらず、人は条件反射的にソルトシェーカーを同じ回数振っていたことを示しています。味をみずに、です。

飛行機の機内食とレストランとでは料理が違うでしょうし、職員食堂なら日によって献立が変わるでしょう。ですから、食べる前に注意深く味を確認することはしなくても、塩をふるべき料理なのか、すでにしっかりと味がついていて塩をふる必要のない料理なのかの区別くらいは、食べる前につくのではないか？　という疑問が湧きます。でも、そこは、なんにでも塩をふり、その料理がまずいことで有名なイギリス人の末裔が作った国で行なわれた研究ということで大目に見ましょう

（オーストラリアのかた、ごめんなさい。これは冗談です）。

個人の減塩と社会の減塩

病気を予防する方法は、個人への方策（インディビジュアル・ストラテジー）と、集団への方策（ポピュレーション・ストラテジー）に大別されます。前者は減塩料理の作り方を教えたり、塩味の濃い食べ物をできるだけ控えるように指導したりする方法、後者は、職員食堂のテーブルに置くしょうゆさしの数を減らしてもらったり、インスタントめんやファストフード、干物や食パンといった日ごろよく食べる加工食品に含まれる食塩量を目立たないように少しだけ減らしてもらったりする方法です。それぞれ、個人へのアプローチ、社会へのアプローチとも呼ばれます。さらにいいかえれば、個人の減塩、社会の減塩です。

さて、もう一度、86ページの**表**をごらんください。**表**の右側に書いてある具体的なアクションのほとんどが、個人へのアプローチではなくて、社会へのアプローチです。食塩のところは、「食塩の消費をおさえるためのマスメディア・キャンペーンと食品企業による自発的な活動」となっています。減塩教育とは書かれていません。**図1**と**図2**をはじめ、たくさんの研究結果に基づくと、減塩対策には個人へのアプローチよりも社会へのアプローチのほうが大きな効果を期待できるためと考えられます。日本は、先進国のなかでは食塩摂取量が多い国として知られています。それにもかかわらず、「社会の減塩」対策は大きく出遅れてしまっています。

今、私たちがすべきことは、みんなが減塩料理を覚え、一人一人がそれを実践することではなく

（それもちろんたいせつですが）、それ以上に、「うす味の食品や料理を普通に食べられる社会環境を作ってほしい」と食品企業や大手レストランチェーンや社員食堂にお願いし、そのような企業や動きを支援し、支えていくことではないでしょうか。

ユネスコ無形文化遺産に登録された「和食」。次は〝健康遺産〟としても世界に認めてもらうためには、「社会環境としての食塩問題」が重要なカギを握っている……、国連の発表とアメリカの試算はそう教えてくれているようです。

結論

減塩へ、アクション！

２０１１年秋に国際連合が発表した「生活習慣病対策のために世界全体がとるべき５つのアクション」によれば、減塩が禁煙に次いで２番目の重要課題とされ、そのためのアクションは、「食塩の消費をおさえるためのマスメディア・キャンペーンと食品企業による自発的な活動」となっています。

これは、個人ごとの減塩よりも社会全体の減塩のほうが健康な社会を作るためには有効だと考えられているからです。「社会環境としての食塩問題」、私たち日本人も具体的なアクションを起こすべきときでしょう。

出典
① Beaglehole R, et al. Priority actions for the non-communicable disease crisis. Lancet 2011; 377: 1438-47.
② Bibbins-Domingo K, et al. Projected effect of dietary salt reductions on future cardiovascular disease. N Engl J Med 2010; 362: 590-9.
③ Greenfield H, et al. Salting of food — a function of hole size and location of shakers. Nature 1983; 301: 331-2.

未来のあなたを守る減塩の話

問い

この図を見て、あなたの30年後の血圧(収縮期血圧・上の血圧)を想像してみてください。

食塩摂取量と加齢による血圧上昇の関連 出典①

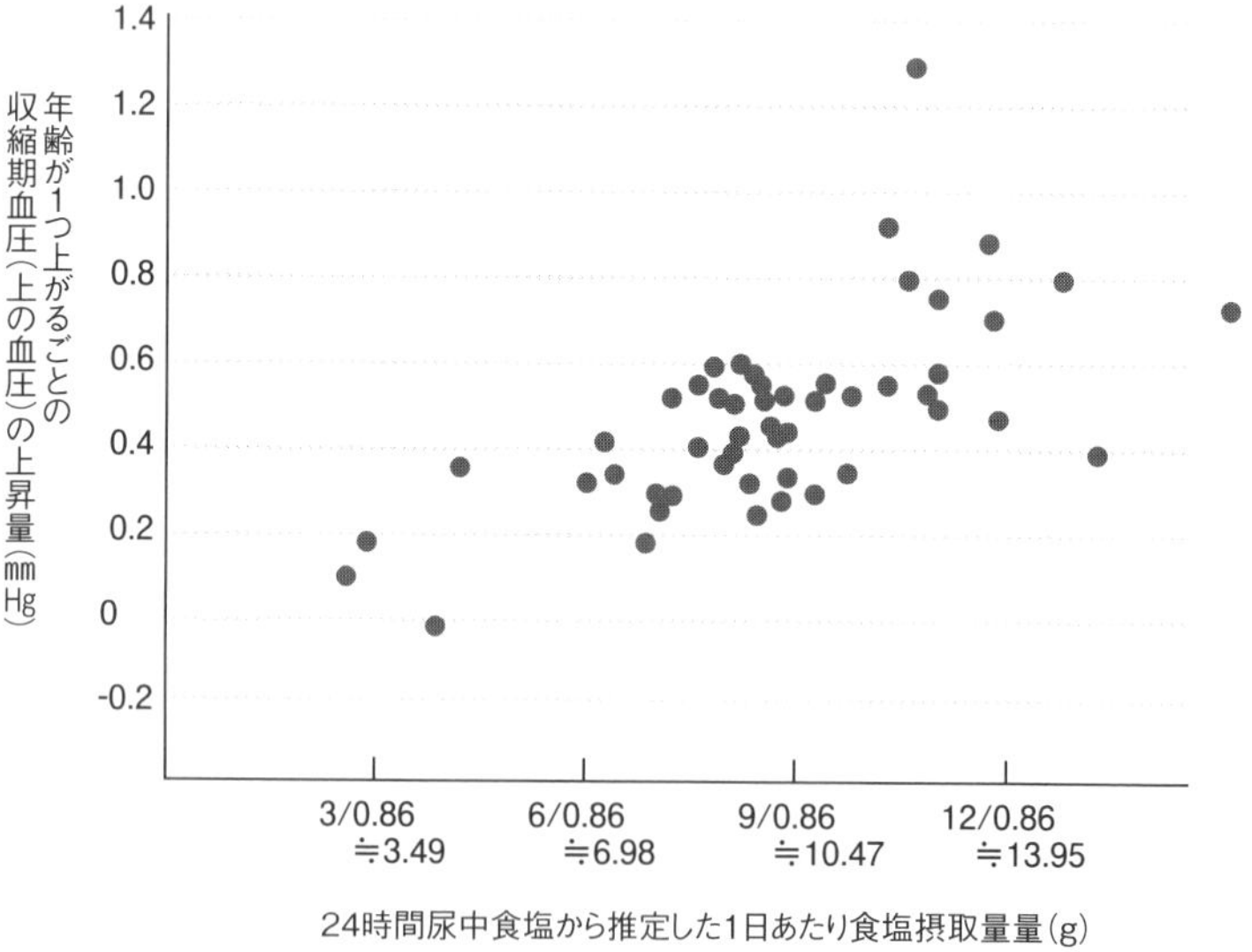

世界52地域、約1万人(地域ごとに約200人)の調査結果です。点はそれぞれの地域での値を示しています。各地域における平均的な食塩摂取量が横軸、平均的な加齢による血圧の上昇量が縦軸です。

２０１１年の3月に起こった東日本大震災では、病気を持っておられるかたに充分な医療が届かず、たくさんの貴重な命が失われました。透析が必要なかたはもちろん、たとえば、糖尿病や高血圧のお薬を手放せないかたがたもたいへんつらい思いをされたことと思います。「被災地に早く薬を！」は当然ですが、このような病気にかからないように日ごろから気をつけておくことのたいせつさを改めて考えさせられました。

毎日の小さな積み重ねが明日の自分を守ってくれる――これが予防です。

食塩と血圧との関係

さて、食塩の過剰摂取は、高血圧（その結果としての脳卒中や心筋梗塞）と胃がんという日本人の二大生活習慣病に強く関与しています。でも、お塩はおいしいのです。料理の出来不出来はわずかな塩加減で決まるといってもよいでしょう。減塩は本当にむずかしいものですが、食塩摂取量の基準が最近どんどんきびしくなってきているのをご存じでしょうか。長い間、成人では１日あたりにして「10ｇ未満」とされていた基準が、２００５年に女性だけ８ｇ未満に引き下げられ、２０１５年からは男性が８ｇ未満、女性が７ｇ未満になり、２０２０年の4月からはさらに０・５ｇだけ下げられ、男性が７・５ｇ未満、女性が６・５ｇ未満になりました。それでも世界のなかでは甘いほうで、アメリカなどでは６ｇ未満とされています。

右ページの**図**は、世界32か国から選んだ52の地域に住む合計約１万人を対象として、ナトリウムの尿中排泄量を食塩に換算したものと血圧測定の結果です（出典1）。食塩、すなわち塩化ナトリウムは水にとけてナトリウムイオンと塩素イオンになります。

食べた食塩は体のあちこちで使われたあと、腎臓で濾されて、尿中に捨てられます。一部は汗に混じって体から出ていきますが、食べた量の86％くらいが尿のなかに捨てられます。そのために、まる一日にわたって尿を採取し（24時間蓄尿と呼びます）、そのなかに出てきたナトリウムイオンを測ると、食べた食塩量をかなり正確に知ることができます。尿と聞くと、汚いと思う人がいるかもしれませんが、腐敗さえさせなければそれほど汚いものではなく、この方法は、病院では検査のためにときどき用いられています。

この研究では、それぞれの地域で、20歳から59歳の人200人にお願いしました。男女100人ずつ、男女それぞれについて20歳代から50歳代までそれぞれ25人ずつでした。このような方法で血圧を測ると、年をとるにつれて血圧がどのように上がっていくのかがわかります。そこで、地域ごとに尿中ナトリウム排泄量の平均値を計算して食塩に換算し横軸にとり、年齢が一つ上がるごとの血圧上昇量をこれも地域の平均値を計算して縦軸にとってみました。

52の地域で行なわれましたから、**図1**には52個の点があり、点のばらつきを代表する直線を1本引いてみました（**図1**）。この直線から、食塩摂取量と血圧上昇量の間に密接な関係があること、つまり、年をとると血圧が上がるのは自然な加齢現象ではなく、長年摂取してきた食塩量の影響を強く受けていることがわかります。**図1**に引いた直線によると、1日あたり1gの食塩摂取で1歳年をとると0・058㎜Hgだけ血圧が上がる計算になります。日本人成人の食塩摂取量の平均値

90ページの図の52の点のばらつきを代表する直線を1本引いてみました。

図1　尿中の食塩排泄量と加齢による血圧上昇の関連　出典❶

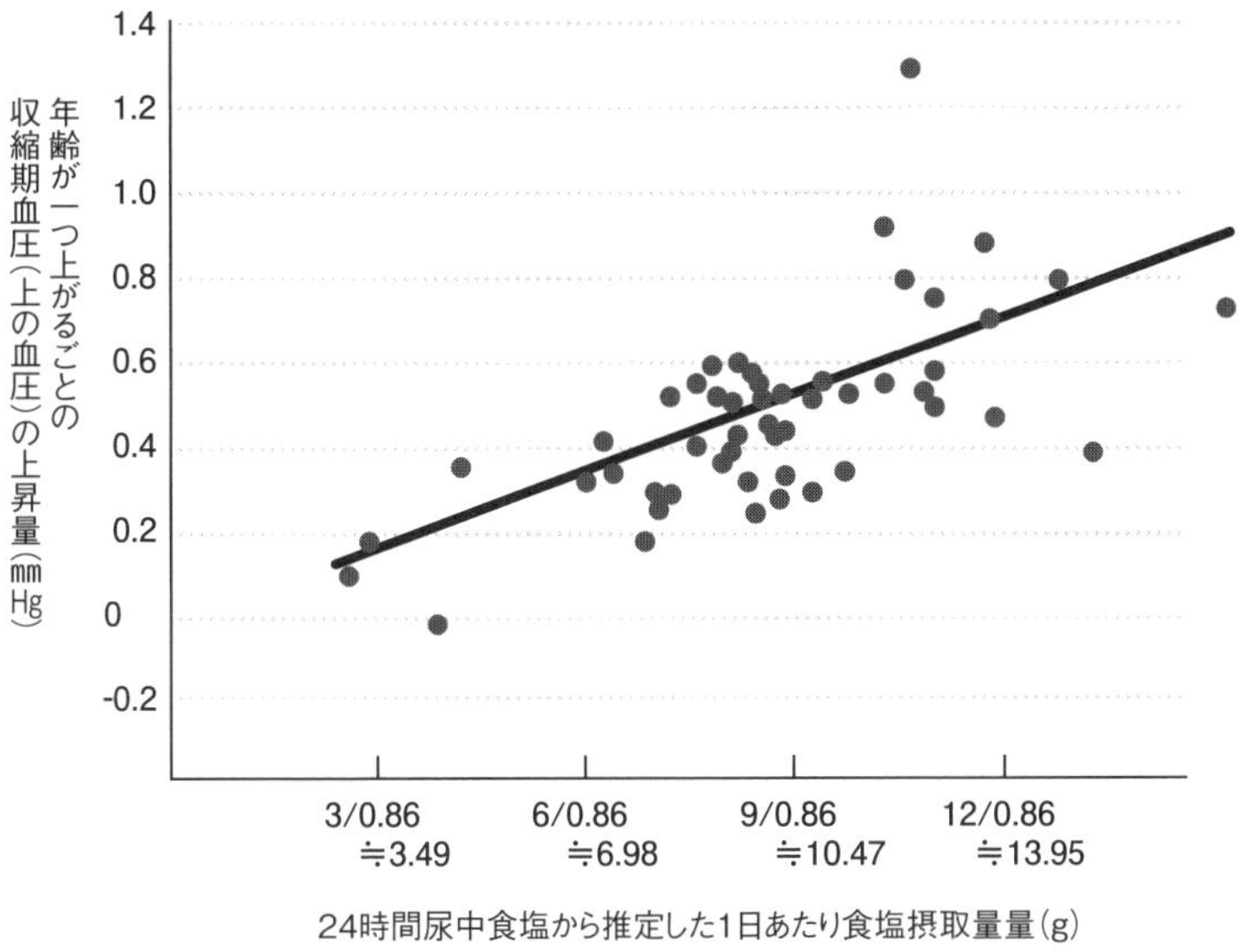

この直線から計算すると、1日あたり1gの食塩摂取で1歳年をとると0.058㎜Hgだけ血圧が上がることになります。つまり、1日あたり食塩を10g摂取している人の血圧は10年で5.8㎜Hg、およそ6㎜Hg上がるだろうというわけです。

が1日あたりおよそ10g程度であることから、平均的な食塩摂取量の日本人は、毎年〔0.058×10≒0.58㎜Hg〕だけ血圧が上がっていく計算になります。

ところで、食塩非感受性といって、食塩を摂取しても高血圧になりにくい遺伝子を持つ人がいます。ですから、**図1**の直線がすべての人に当てはまるわけではありません。では、これは食塩感受性の遺伝子を持っている人たちだけの話でしょうか。そうではありません。この研究対象には、食塩非感受性の人も感受性の人も入っています。ですから、食塩非感受性の人の血圧上昇量はこれより小さく、一方、感受性の人の上昇量はもっと大きいと理解すべきでしょう。

加齢と血圧との関係

次に、**図2**の実線部分 出典❷ を見てみましょう。日本人の血圧が加齢によってどのように上がっていくかを調べた結果です。高血圧の薬である降圧剤がまだあまり普及していなかったころ、1971年の調査結果です。30歳過ぎにはすでに男女とも加齢による血圧上昇が始まっています。そして、その上昇は加齢にほぼ比例、すなわち、直線関係にあることもわかります。このような研究によって、平均的な日本人は、1歳年をとるごとにおよそ0・6㎜Hg、つまり10年で6㎜Hg程度血圧が上がることがわかっています。**図1**からの推測値は毎年0・58㎜Hgの上昇ですから、実測値は推測値にほぼ一致しています。

さて、仮に現在のあなたが35歳で収縮期血圧（上の血圧）が126㎜Hgとして、あなたの食塩摂取量を1日あたり14gとしてみましょう。すると、30年後のあなたの収縮期血圧は、〔126＋0.058

次に、図1からの推測値を使って、食塩摂取量の違いが、その人のその後の血圧上昇に与える影響について考えてみましょう。

図2 食塩摂取量の違いがその後の血圧上昇に与える影響についての試算

出典❶❷

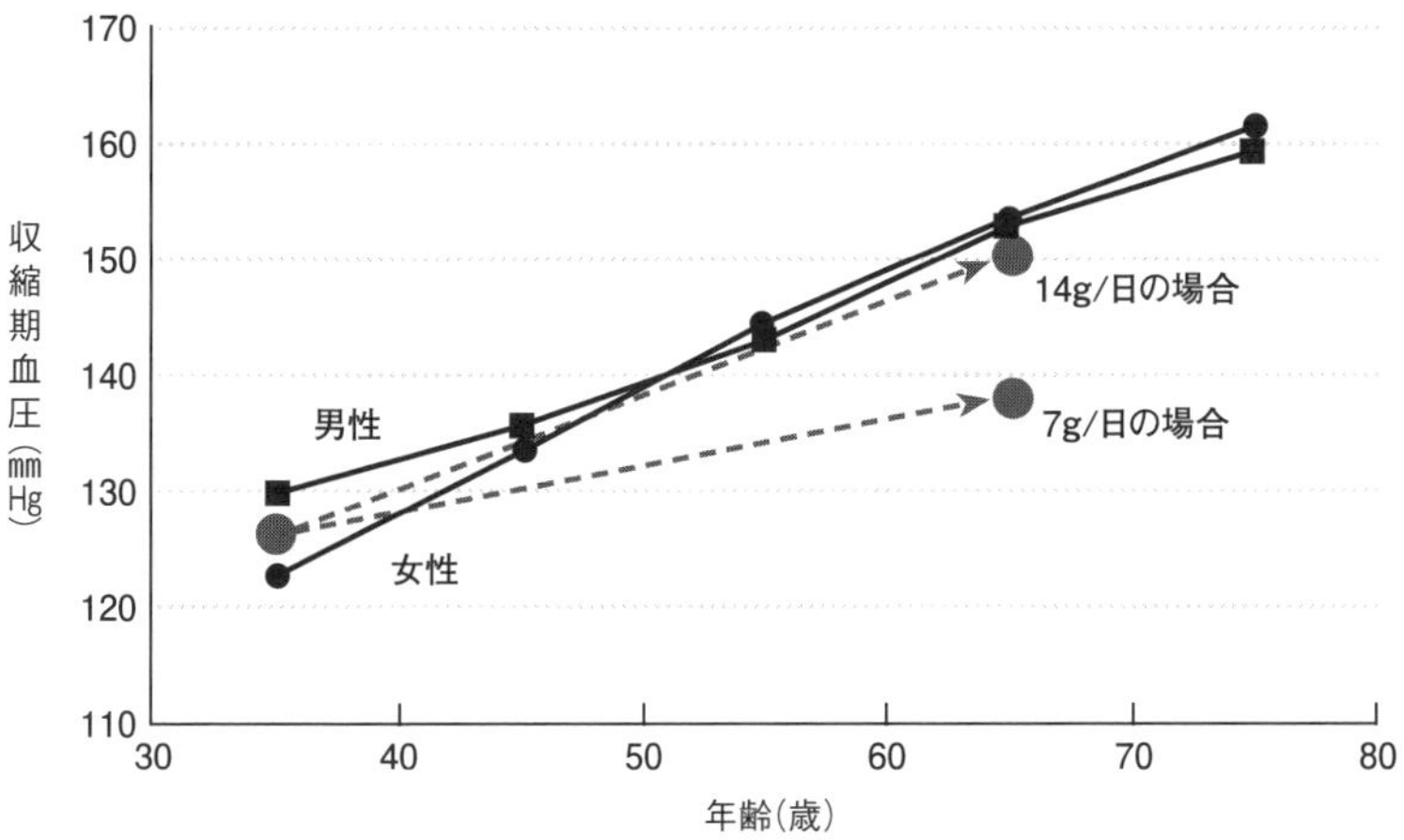

実線のグラフは1971年に行なわれた全国調査の結果です。男女とも加齢に従って血圧が直線的に上がっています。その上に35歳で126mmHgという当時の平均的な血圧の人が1日あたり食塩14gと7gを30年間食べ続けた場合のそれぞれの血圧の変化を図1の結果を基に想像して書いてみました。

×14×30≒150㎜Hg〕と予想されます。今は正常血圧ですが、30年後には立派な高血圧症になります。一方、1日あたり7gの食事を30年間続けたとしましょう。この場合の推測値は138㎜Hgです。これだと正常範囲内にとどまります。この二つのシナリオも上書きしてみました（**図2**破線部分）。こんなにきびしい減塩を30年間も続けた効果が、「たった12㎜Hgの差か」とがっかりされたかもしれません。確かに降圧剤をのめばすぐに下がる量ですから、その意味では減塩の効果は微々たるものかもしれません。しかし、本当に微々たる効果なのでしょうか。

図2を使って考えます。65歳で138㎜Hgの点を左向きに伸ばしてみましょう。何歳のところで、1日あたり14gを食べている場合の直線と交差するでしょうか。計算してもわかりますが、実際に図に直線を引いてみると、およそ50歳です（**図2′**）。

つまり、もしも1日あたり14gを食べ続けていたら50歳のときに超えてしまっていたはずの血圧に、1日あたり7gを食べた場合には65歳になってやっと達します。つまり、7g食による65歳のときの血圧年齢は、14g食における50歳の血圧年齢と同じです。生涯にわたる減塩がいかにたいせつか、おわかりいただけるでしょう。

ところで、**図1**から考えると、冒頭で紹介した食塩摂取量の基準を守っても、加齢による血圧上昇を止められないことがわかります。この基準は、「日本人の食事摂取基準」という国の基準で、食塩は目標量として定められています。「目標量」とは、「実現可能性を重視し、現在の日本人が当面の目標とすべき摂取量」とされています。すなわち、現実を考慮した期限つきの値というわけです。

食塩を1日7g摂取する場合の65歳での血圧138㎜Hgの点を左向きに伸ばしてみました。何歳のところで1日14g摂取する場合の直線と交差しますか？

図2′　食塩摂取量の違いがその後の血圧上昇に与える影響についての試算

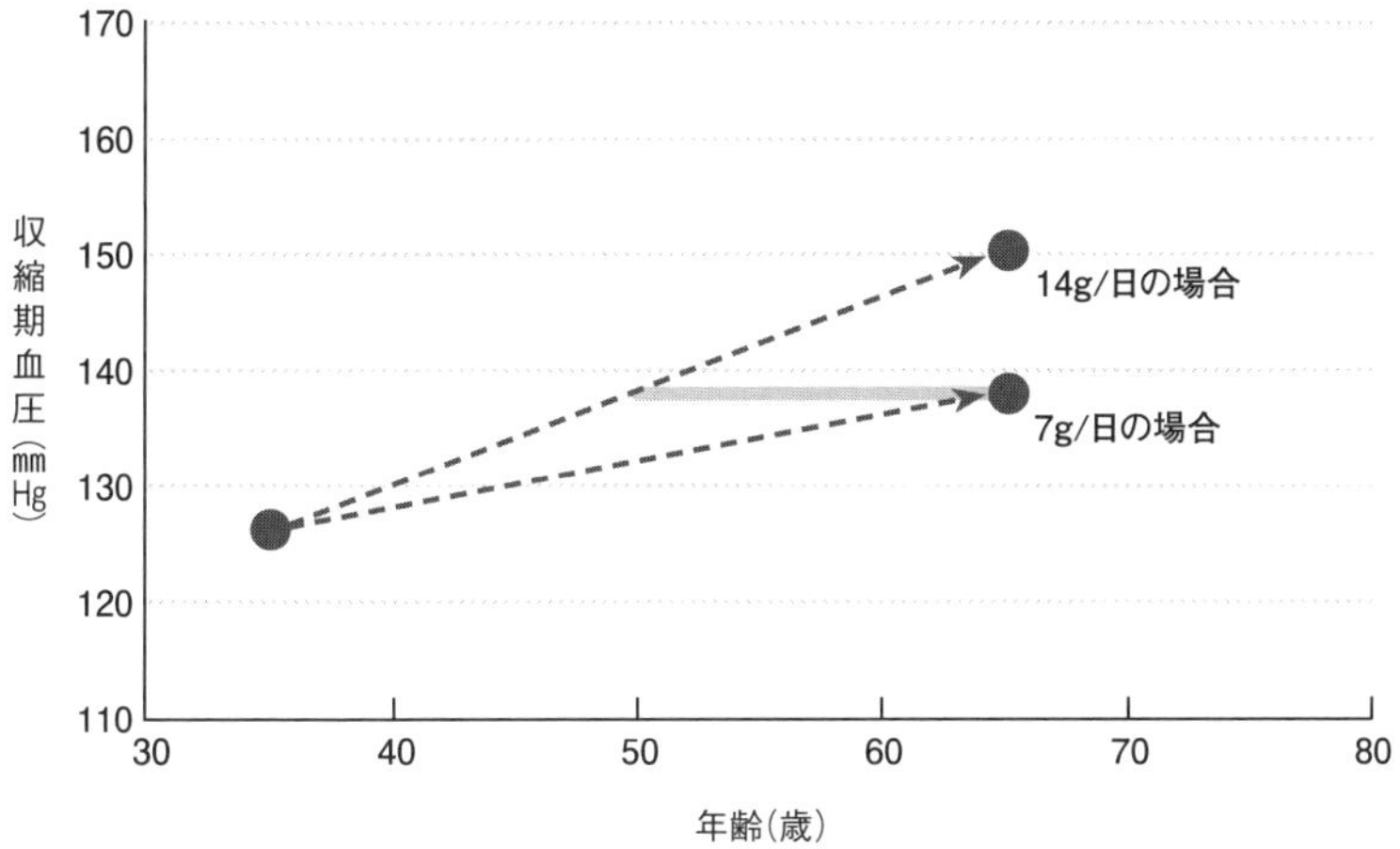

食塩を１日あたり7g摂取している人が65歳になったときの血圧に、14gの人は50歳で到達してしまいます。女性なら「お肌の年齢」で考えるとわかりやすいでしょう。お肌は命にかかわりませんが、高血圧は命にかかわります。肌年齢よりも血圧年齢のほうが要注意ですね。

これで、減塩は1日に何グラムと考えるのではなく、長い年月の積み重ねで考えるべきものだということをご理解いただけたかと思います。「生活習慣」病ですから本当はあたりまえなのですが、食塩は1日に何グラムではなくて、生まれてから今日までに何キログラム食べたかで測るべきものです。たとえば、1日あたり10gの食塩を40年間にわたって食べ続けたら、〔10×365.25×40÷1000≒161kg〕となります。

さて、あなたは生まれてから今日までに何キログラムの食塩を食べましたか？　そして、一生で何キログラム食べようと思いますか？

結論

減塩は1日に何グラムと考えるものではありません。なぜならば…

血圧は年をとってから急に上がるものではなく、30歳くらいから徐々に上がっていくものです。長い間に食べた食塩が加齢による血圧の上昇に大きな影響を及ぼしています。減塩は1日に何グラムと考えるのではなく、生まれてから今までに何キログラム食べたか、これから一生で何キログラム食べるのかと考えるべきものです。これって、節約の考え方に似ていますね。おいしくて味の決め手になるお塩。毎日少しずつ、地道に節約。「減塩」よりも「節塩」と呼ぶほうがよいかもしれません。前向きな節塩生活、節塩人生、あなたも今日から始めてみませんか。

出典

① Intersalt Cooperative Research Group. Intersalt: an international study of electrolyte excretion and blood pres-sure. Results for 24 hour uri-nary sodium and potassium excretion. BMJ 1988; 297: 319-28.

② 第5次循環器疾患基礎調査結果の概要付表（http://www.mhlw.go.jp/toukei/saikin/hw/kenkou/jyunkan/jyunkan00/fuhyo1.html、アクセス期日：2011年4月16日）中の昭和46年調査の数値から

食塩の功罪を整理します

問い

図中のAからGは、すべて、食塩摂取量に関する数値です。食塩（ナトリウム）は必須栄養素（かならず摂取しなければならない栄養素）です。では、人間が健康に生きていくためには1日にどのくらい摂取する必要があるでしょうか？

このなかから一つ選んでください。

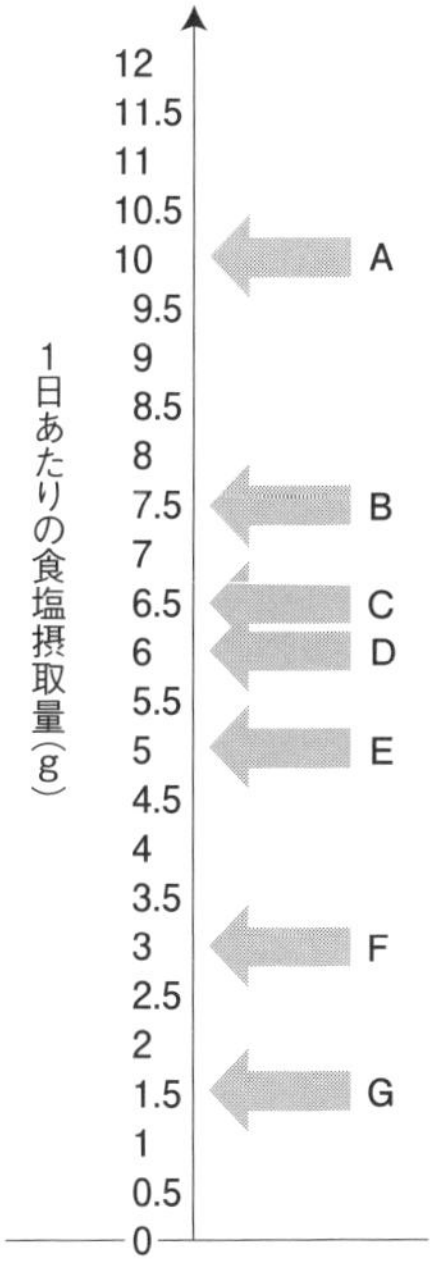

AからGは
以下のいずれかを示しています。

- 必要量（推定値）
- WHO（世界保健機関）がすすめている摂取量の上限
- 「日本人の食事摂取基準（2020年版）」で定められている成人男性の目標量の上限
- 同じく成人女性の目標量の上限
- 日本高血圧学会がすすめている摂取量の上限
- 最近の日本人成人男女の平均摂取量（国民健康・栄養調査、2018年）
- ノーソルト・カルチャーの民族の摂取量の上限

＊答えは本文中にあります。

どうも最近、少しずつおせち料理の足が早くなってきた気がしてなりません。ぼくの実家は三重県にあり、小雪が舞うことはあっても積もることはまれなおだやかな気候です。それでも、年の暮れごろは田んぼの畦に立った霜柱を踏みくずしながら学校に通うのが楽しみでした。お正月三が日の間は、おせち料理が入った重箱を母は勝手口を出たところの戸外か窓をあけ放った風呂場に置いていました。ところが今では冷蔵庫に入れなくてはならず、煮物は早めに火入れをしないともたなくなってきました。まず、考えついたのは「地球温暖化」です。もう一つは「気づかないうちにおせち料理がうす味になったのかもしれない」という理由です。

天然の防腐剤としての「塩」

食品の冷蔵・冷凍技術が発明されるまで、人類の歴史は食品の腐敗との戦いでした。腐敗とは、細菌など微生物によって、食べ物のなかの有機物、特にたんぱく質が分解されることをいいます。ただし分解により人間にとってつごうのよい物質が生じる場合は発酵と呼ばれます。

たんぱく質は人間にとってとてもたいせつな栄養素です。たんぱく質を豊富に含む食べ物、肉や魚をいかに安定的に確保するかが、長い間、人類の生死を決める重大事でした。**図1**は、ミンチにしたアジの肉を摂氏10度で放置したときの腐敗の進みぐあいと食塩濃度との関連です 出典❶。

この実験では、腐敗の初期をとらえるために、揮発性塩基窒素という物質を測っています。結果を見るまでもありませんが、食塩を加えないと1日ももたなかったアジの肉が、食塩を濃くするほ

食品の腐敗の進みぐあいと食塩濃度との関連は?

図1　食塩濃度とアジの腐敗との関連

出典❶

さまざまな食塩濃度にしたアジのミンチ肉を10℃に保ちながら、
揮発性塩基窒素の濃度を観察した結果。

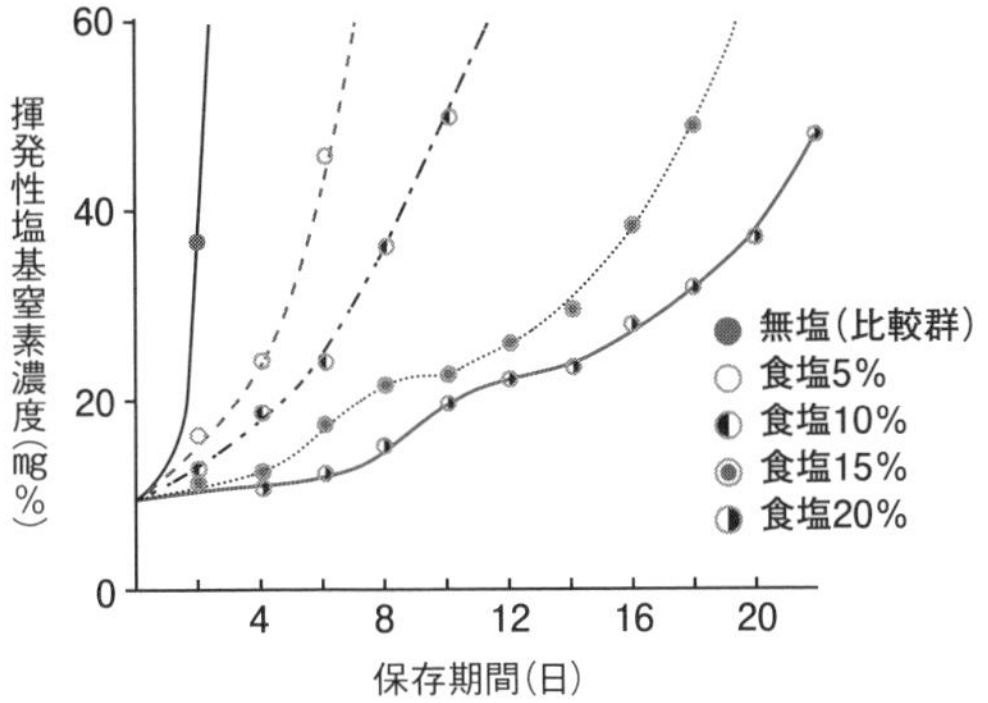

塩をしないと揮発性塩基窒素がすぐに発生し、腐敗が始まること、そして（実験で観察した食塩濃度の範囲内では）食塩濃度を上げれば上げるほど腐敗の進行速度がゆるやかになることがわかります。

日本で冷蔵庫が普及したのはいつごろからでしょうか。

図2　わが国における家庭での冷蔵庫保有率の推移

出典❷

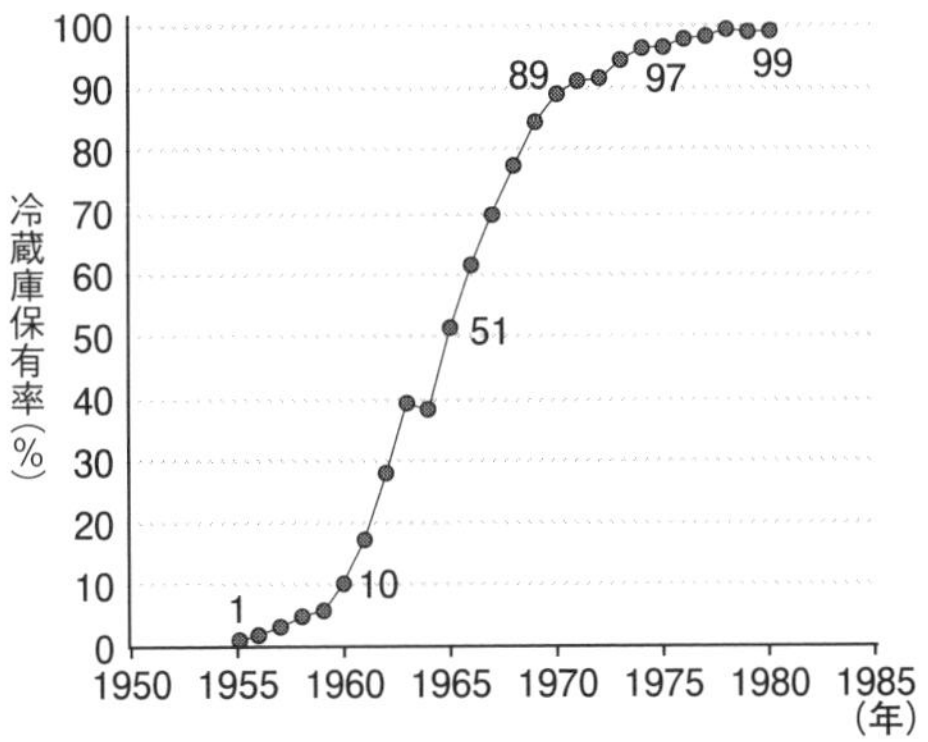

1955年にはわずか1%だった保有率が、その10年後、東京オリンピックの翌年の65年には5割を超え、そのわずか5年後の70年には9割に達しています。そして、75年にはほぼ全家庭に冷蔵庫が普及し、家庭で食品を冷やして保管することが日常になりました。この推移は、飲食店や食品輸送などでもほぼ同様と考えてよいでしょう。

ど長くもつ様子がわかります。これは、微生物が生きていくには水が必要で、食塩を加えると、微生物が使える水を食塩が奪ってしまうためと説明されています。

ところで、腐敗の原因となる微生物の多くは、極端な低温や高温では活動できません。しかし、加熱すれば食品そのものが変質してしまいますから、冷やす、つまり冷蔵または冷凍して保存することが、塩を使わない最も確実な食品保存の方法であるわけです。

冷蔵庫がわが国の一般家庭に普及し始めたのは1960年ごろです（図2）。そして、71年には9割の家庭に普及し、78年には99%に達しています。つまり、われわれが日常的に冷蔵庫で食べ物を保存し始めてからまだ半世紀にも満たないわけで、これは、人類の歴史から見れば、ごく最近というべきでしょう。このように、「塩」は、食品を腐敗から守ることによって人類を食中毒から守ってくれていたとてもありがたいものだったのです。なお、「微生物から水を奪う」という点では、乾燥や砂糖漬けなども同じ原理です。

食塩摂取量の南北差

気温が高いほど食べ物の腐敗は早く進みます。したがって、大ざっぱにいえば、暑い気候の地域ほど、つまり、亜熱帯や熱帯など低緯度地域ほど、食塩が多量に必要だったはずです。ところが、実際はむしろ逆なのです。食塩摂取量を調べるのはじつはかなりむずかしく、まだわかっていない部分も多いのですが、わが国でも東北地方と関東地方の北部あたりが高食塩摂取地域、最も低いのは沖縄県だろうと推定されています。これは中国大陸でも同じで、塩辛いのは北京料理、塩味が少ないのは中国南部、広州や香港周辺の広東料理のようです※。

これはなぜでしょうか?

寒い地方では、食料が得られる季節が限られています。しかも獲れる（穫れる）ときには大量にとれます。逆に、冬の間は収穫がありません。秋は冬越しのために食料を確保し、蓄える季節です。強く塩をして食料を長期保存したわけです。北国の伝統料理には冬越しのために考えられた保存食品が数多くあり、それらには「きびしかった冬越しの苦労話」が添えられています。

ノーソルト・カルチャー

われわれ日本人には信じがたいことですが、食塩をほとんど使わない民族の存在が世界で数か所知られています。不思議なことには、アマゾン河上流域の熱帯雨林のなかなど、すべて熱帯に住んでいます。蒸し暑い気候で汗をたくさんかくため、相当量の食塩が必要なのではないかと考えがちですが、これは誤りのようで、食料を長期保存する必要がなかったからという理由のほうが確からしそうです。調味には、食塩の代わりに灰を使うそうです。灰はカリウムが豊富で、カリウムはナトリウムとは逆に高血圧を予防してくれるミネラルです。驚くことに、彼らの血圧は一生を通じてほとんど変わらず（加齢に伴う血圧上昇はなく）（**図3**）、その結果、高血圧の人はほとんどいません（**表**）。

※食塩摂取量の南北差の法則（?）はヨーロッパでは成り立たない。また、日本でも北海道の食塩摂取量はかならずしもそれほど多くないのではないかと推定されている。それはなぜかはまた別の機会に……。

世界には食塩をほとんど使わない民族もいます。

図3 ノーソルト・カルチャー民族の血圧（日本人との比較） 出典③

年齢別に見た平均収縮期血圧。アマゾン河上流域に住み、典型的なノーソルト・カルチャーであるヤノマモ族と日本人の比較。日本人の血圧は、降圧剤による治療効果の影響が反映されないように、およそ40年前（1971年の循環器疾患基礎調査）のデータを用いた。

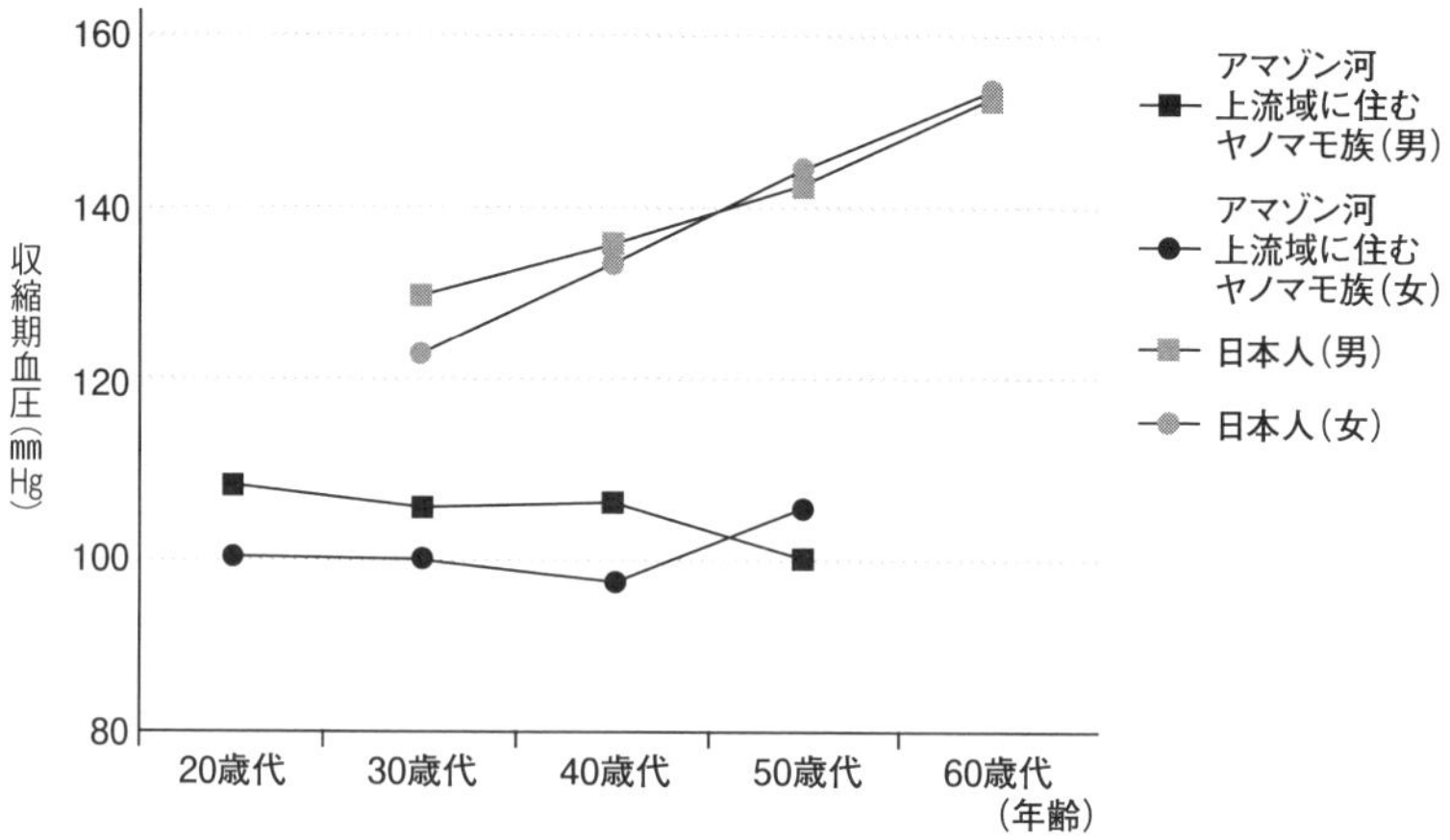

表 ノーソルト・カルチャー民族の高血圧の頻度（日本人との比較） 出典④

	調査対象者（人）	食塩*（g／日）	高血圧頻度**（%）
ノーソルト・カルチャー			
アマゾン河上流（ヤノマモ族）	195	0.1	0
アマゾン河上流（シング族）	198	0.7	1
ニューギニア高地	162	2.2	1
（比較）日本人			
大阪	197	9.8	12
栃木	194	10.6	11
富山	200	12.4	10

* 24時間蓄尿を行ない、推定した平均食塩量。くわしくは114ページ。

** 調査対象者に占める割合

ノーソルト・カルチャーの民族の尿中食塩排泄量が1日あたり3g未満であるのに対して、日本人は10gかそれ以上です。そして、ノーソルト・カルチャーの人たちの間には高血圧の人がほとんどいません。

目標量と必要量は別物

「日本人の食事摂取基準（2020年版）」では、成人の食塩摂取量は、男性が1日あたり7・5g未満、女性が6・5g未満とされ、目標量と呼ばれています。目標量は、「現在の日本人が当面の目標とすべき摂取量」と説明されていて、「本当はもっとずっと少なくしたいのだけど、現在の摂取量や食文化を考慮して決めました」というニュアンスが感じられます。

さて、冒頭の問題はわかりましたか？　答えはG。1・5gが食塩の必要量（推定値）です。ちなみに、A＝最近の日本人成人（20歳以上）男女の平均摂取量（1日あたり10・1g）、B＝成人男性の目標量の上限（同7・5g）、C＝成人女性の目標量の上限（同6・5g）、D＝日本高血圧学会がすすめている摂取量の上限（同6・0g）、E＝WHO（世界保健機関）がすすめている摂取量の上限（同5・0g）、F＝ノーソルト・カルチャーの民族の摂取量の上限（同3・0g）、です。……というわけで、人間の生理機能に従った食べ方をしているのは、われわれではなく、ノーソルト・カルチャーの人たちということになります。

やはり、わが家のおせち料理も減塩にすべきでしょうか？

そうではなく、おせち料理は昔どおりの作り方を守り伝え、日本人の知恵と苦労とくふうを感じたいと思います。そして、「残りの362日はできるだけ体にやさしい摂取量に近づける」……これを1年間の目標にしてみるのはいかがでしょうか？

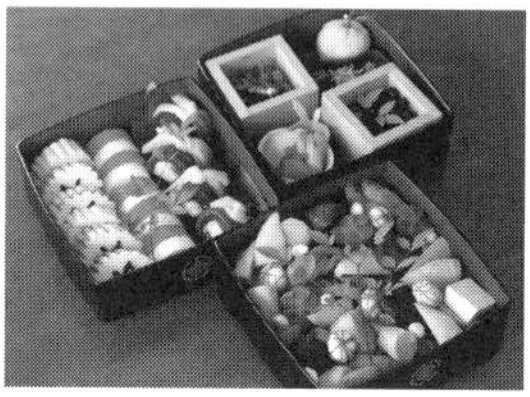

おせち料理は「うす味」にならずに後世に伝わることも願って……。
（母の手作りおせち、2011年1月1日）

結論

体にやさしい摂取量を目指してみませんか。

「塩」はわれわれの健康にとってけっして悪者ではありませんでした。食品を腐敗から守り、人類を支えてくれた貴重な天然の防腐剤だったからです。でも、冷蔵・冷凍技術などの普及とともに、その役割はほぼ終えました。そして、高血圧という困った病気だけが残ってしまいました。

多めに見積もっても、体にやさしい食塩摂取量は、1日あたり5gか6gまでのようです。ノーソルト・カルチャーの食事を見習おうとはいいませんが、毎日なにげなく食べている食塩で毎日少しずつ血圧が上がっていきます。健やかに過ごすには、「うす味」から始めるのはいかがでしょうか。

出典
① 稲益猷二。塩蔵魚の品質に関する研究Ⅰ：食塩浸透度および防腐剤効果について。水産大学校研究業績。1965; 455: 19-27.
② 統計資料　公民統計　耐久消費財の世帯普及率の変化（原資料は、内閣府、消費動向調査）。http://www.teikokushoin.co.jp/statistics/history_civics/index13.html（２０１２年12月3日アクセス）。
③ Oliver WJ, et al. Blood pressure, sodium intake, and sodium related hormones in the Yanomamo Indians, a〝no-salt〟culture. Circulation 1975; 52: 146-51.
④ Intersalt Cooperative Research Group. Intersalt: an international study of electrolyte excretion and blood pressure. Results for 24 hour urinary sodium and potassium excretion. BMJ 1988; 297: 319-28.

この40年間で日本人はどれくらい減塩できたか？

問い

女子栄養大学出版部が発行する
月刊誌『栄養と料理』は
1935（昭和10）年に創刊され、
現在まで一貫して、
健康的食べ方を発信し続けてきました。
この雑誌で初めて「減塩」が特集されたのは
いつでしょうか？

- □ A　およそ85年前（1935年、昭和10年ごろ）
- □ B　およそ65年前（1955年、昭和30年ごろ）
- □ C　およそ45年前（1975年、昭和50年ごろ）
- □ D　およそ25年前（1995年、平成7年ごろ）
- □ E　およそ15年前（2005年、平成17年ごろ）

＊答えは本文中にあります。

「減塩、減塩」と何十年もいわれ続けてきた気がします。減塩というかけ声がイソップ童話「狼と羊飼い」に出てくる少年の「オオカミが来た！」の声に聞こえるのはぼくだけでしょうか。

「減塩」という言葉はいつごろ使われ始めたのか。『栄養と料理』のデジタルアーカイブスを使って「減塩」で検索したところ、初出は１９５７（昭和32）年第23巻第２号（２月号）の「減塩食の一品料理」でした。この号にはほかにも食塩に関する記事があり、減塩特集号だったことがわかります。というわけで、冒頭の問題の答えは**B**の「およそ65年前」です。

減塩は進んだように見える

日本では、半世紀以上にわたって毎年、数千人の人にお願いして国民の栄養素摂取量を調べ続けています。国民栄養調査（現在は国民健康・栄養調査）です。世界で唯一のはずです。しかも、一貫して食事記録法という調査方法が用いられています。３日間の食事を調べていたのが途中で１日だけに変わったなど、いくつかの変更はこれまでにありましたが、日本人の栄養素の摂取量がどのように変わってきたかを見るために貴重な資料であることは確かです。

食塩摂取量は75（昭和50）年から報告されています。**図１**は調査対象者全員の摂取量の平均値（１人１日あたりｇ）です。70年代にはおよそ14ｇもあった摂取量が、一時的に上昇に転じた時期はあったものの、最近では９・７ｇと10ｇを割るまでに下がりました。※でも、本当にそうでしょうか？

※成人（20歳以上）に限ると10・１ｇ。

国民栄養調査から
食塩摂取量の推移を見てみましょう。

図1　日本人の食塩摂取量の推移

日本人（1 歳以上）の平均食塩摂取量（1 人 1 日あたり g）の推移。
国民栄養調査ならびに国民健康・栄養調査の報告書による。

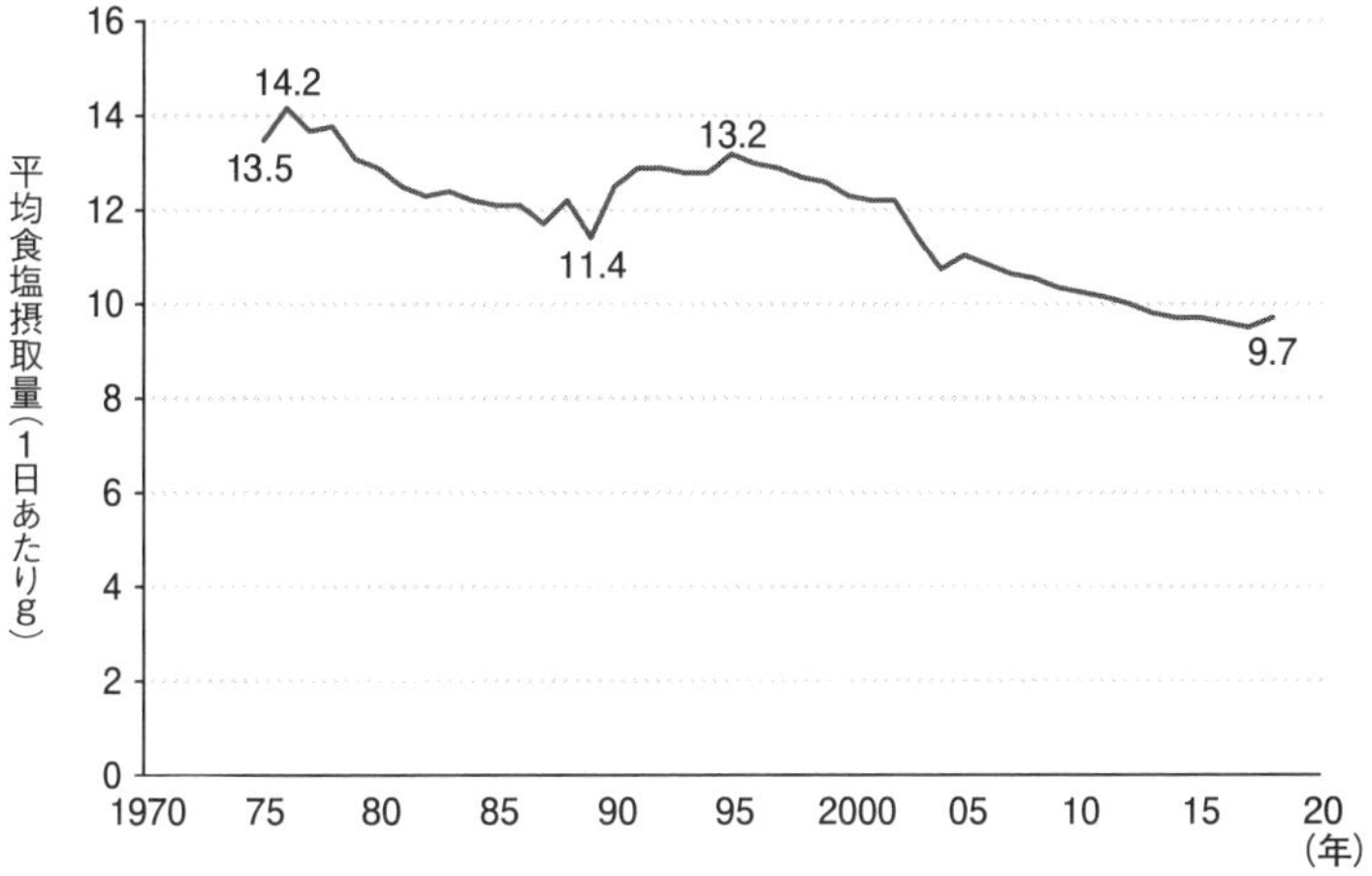

1970 年代にはおよそ 14g であった摂取量は最近では 10g を割るまでに下がりました。一時的に上昇に転じたものの、ほぼ一貫して減少してきたと見てよいでしょう。この図からは過去 45 年間で減塩がかなり進んだ様子がわかります。

うす味にはならなかった

第2章3「歴史のなかでの食塩の役割」（101ページ）でお話ししましたように、家庭用冷蔵庫が普及したのは1960年代でした。したがって、**図1**はすでに家庭で食品を冷蔵保存できるようになったあとを見ていることになります。一方、70年に22%だった自家用車の保有率は91年に80%に達するまでほぼ直線的に増加し、その後伸びは鈍くなりましたが2003年に86%でピークを迎えています出典❶。この間、労働形態も大きく変わり、活動量が減りました。これらの変化は、**図2・左**のようにエネルギー摂取量の推移にきれいに反映されています。エネルギー必要量が減ったのです。75年には1日あたり2226kcalあった平均エネルギー摂取量は、2018年には1900kcalになり、15%も減りました。

すると、**図1**で見た減塩の原因が気になります。一定量のエネルギーを摂取したときに摂取する食塩、すなわち、塩味の濃さという観点で見たのが**図2・右**です。2002年までは1000kcalあたりほぼ6gで推移していて、その後やっと減少に転じました。つまり、それまではあまり目立った変化がなかったことになってしまうのです。これだと、この45年間に日本人が経験した食塩摂取量の減少の多くは、国民が積極的に減塩した結果でも、冷凍冷蔵庫の普及や流通の進歩のおかげでもなく、食べる量全体が減って食塩もそれに比例して減ったからにすぎないと解釈されてしまいます。そして、日本人がもっと運動不足になればさらにエネルギー摂取量が減って減塩も進むことになります。減塩の原因とコツが運動不足とは皮肉な話です。

1000kcalあたりの食塩摂取量の推移を見てみましょう。

図2　日本人のエネルギー摂取量と食塩摂取量の推移

日本人（1 歳以上）の平均エネルギー摂取量（1 人 1 日あたり kcal）と食塩摂取量（1000kcal あたり g）の推移。国民栄養調査ならびに国民健康・栄養調査の報告書による。食塩摂取量は、平均食塩摂取量（1 人 1 日あたり g）を平均エネルギー摂取量（1 人 1 日あたり kcal）で割って 1000 倍した値。

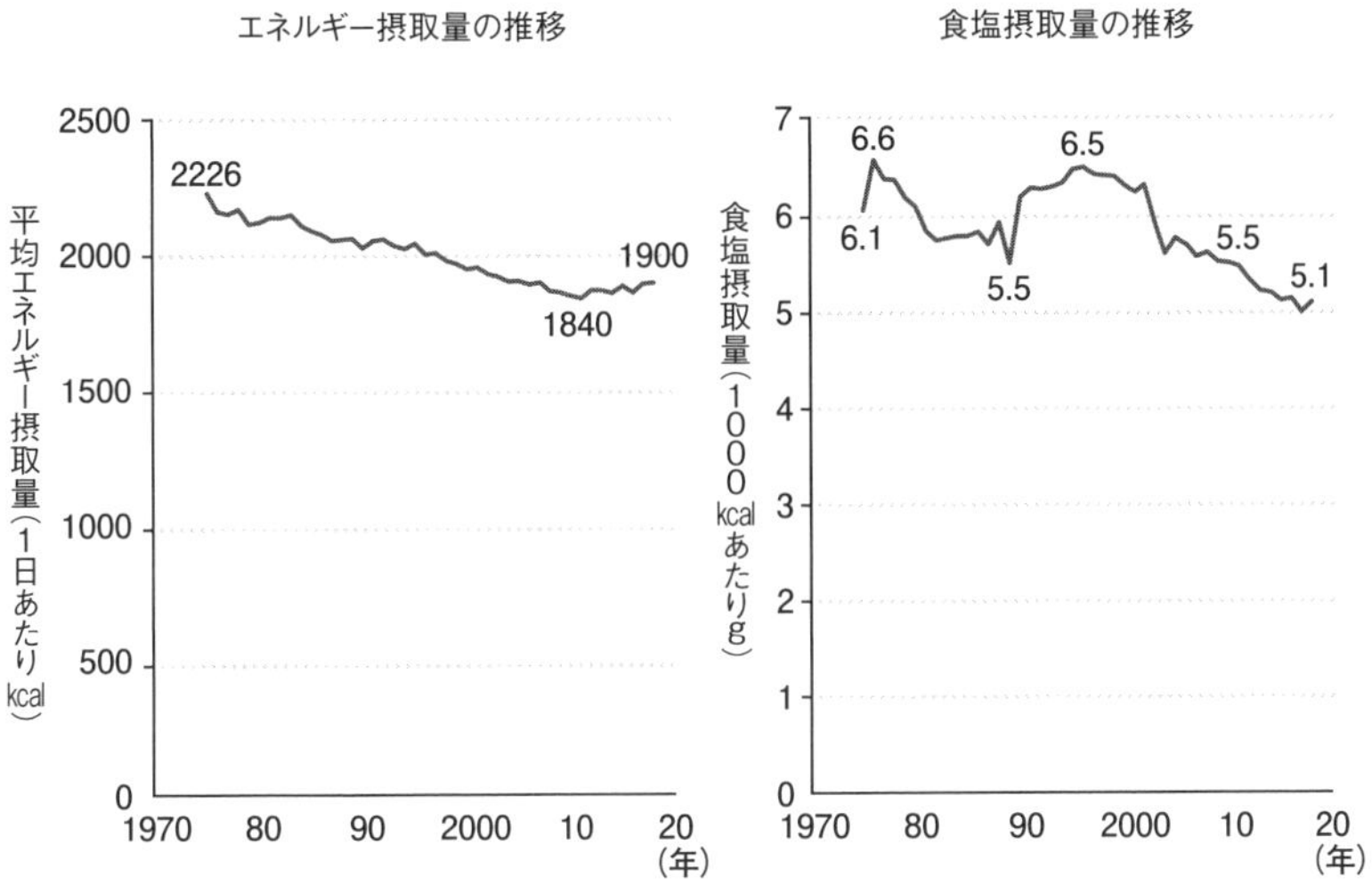

1975年には1日あたり2226kcalあった平均エネルギー摂取量はほぼ直線的に減少し、2018年には1900kcalになり、15%も減りました。

2002年までは1000kcalあたりほぼ6gで推移していて、その後やっと減少し始めました。

もう一つ。日本人全体の高齢化によるという解釈もできます。人口構成が高齢のほうにシフトすれば国民全体としてのエネルギー必要量は下がりますから、それに応じてエネルギー摂取量も食塩摂取量も下がって当然です。こうなると、もはや「減塩は進んだ」との解釈は成り立ちません。しかし、残念なことに、エネルギー摂取量や食塩摂取量の減少の原因について細かく分析した研究は見当たりません。

減塩は進んでいないかもしれない

ここまで見てきた調査は食事記録法という方法で行なわれています。食事記録法とは、食べたものの名前とその重さや容量を記録してもらう方法です。食べ物の名前といっても、たとえば「ギョーザ」ではだめで、具の中身も、つけた「たれ」の量も記録しなければなりません。このように考えると、豚肉やキャベツのように目に見える食材に比べて、目に見えにくく秤でも測りにくい調味料の記録がアバウトにならざるをえないことがわかります。これは、調味料からその多くを摂取している食塩の量の精度低下につながります。一方、摂取した食塩（塩化ナトリウム）は小腸からほぼ100%吸収され、体全体で使われたあと、腎臓を経てそのなかのおよそ86%程度が尿中に捨てられます出典❷。残りはおもに汗に捨てられます。したがって、1日分の尿を全部ためて食塩量を測り、それを0・86で割れば摂取した食塩量がほぼわかります。これを24時間蓄尿と呼び、食塩の摂取量を知るにはこの方法が最も正確とされています。

とはいえ指定された容器に1日分の尿をすべてためるのは、想像のとおり、普通の生活のなかで

尿から推定された 正確な食塩摂取量を見てみましょう。

図3 尿から測定した日本人の食塩摂取量

出典❸❹❺

健康な日本人成人を対象として行なわれた
24時間蓄尿から推定された食塩摂取量（1日あたりの平均値）。
●は各研究のなかの集団ごとの平均値。
◆は研究ごとの平均値。

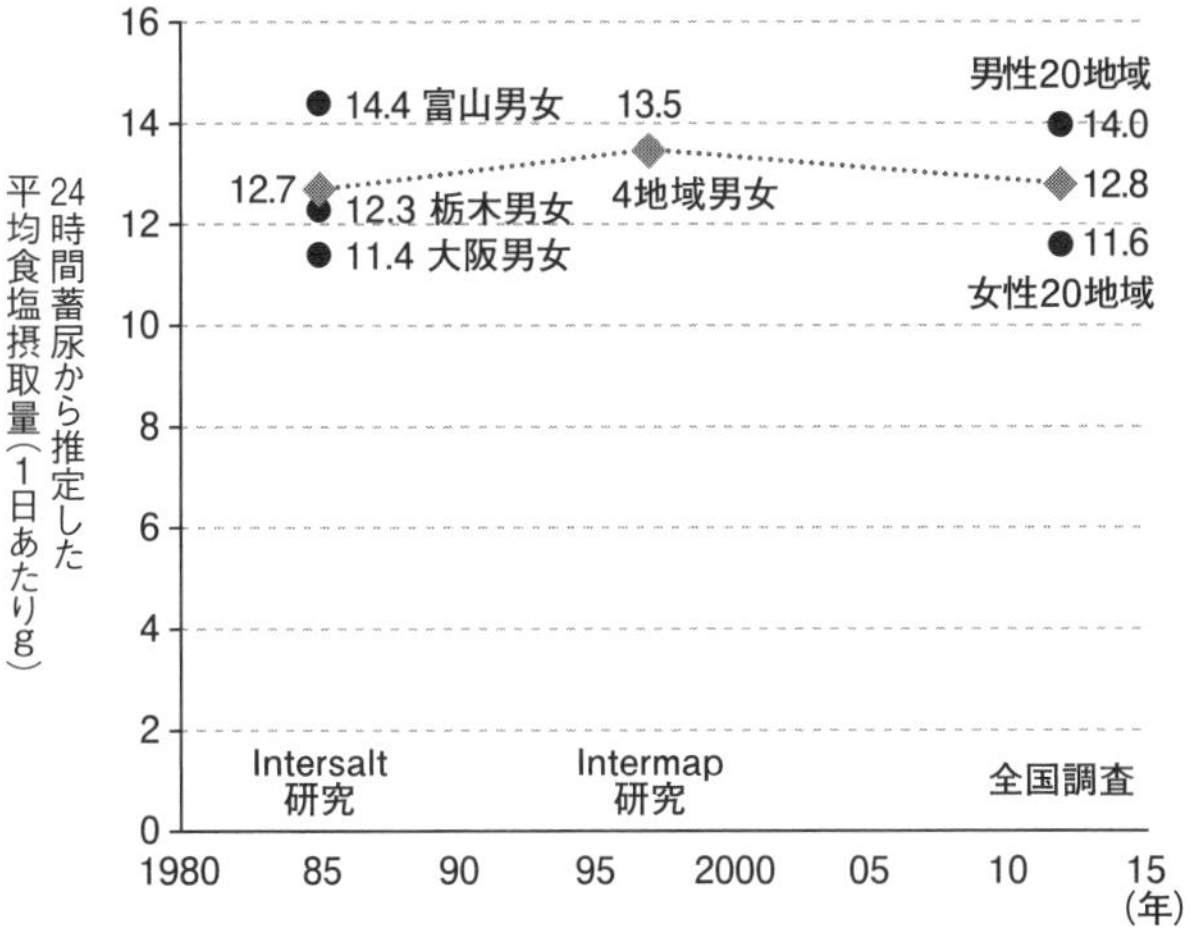

対象者の年齢と性別ならびに調査地域

		Intersalt研究	Intermap研究	全国調査
年齢（歳）		20〜59	40〜59	20〜59※1
対象者数	男性	295	574	384
	女性	296	571	376
	合計	591	1145	760
地　域		富山、栃木、大阪	滋賀、札幌、富山、和歌山	北海道、青森、岩手、山形、茨城、群馬、埼玉、神奈川、静岡、新潟、富山、大阪、奈良、兵庫、岡山、広島、山口、徳島、福岡、佐賀、大分、熊本、沖縄※2

※1　研究全体としては20〜69歳。
※2　23道府県が20地域に分けられて報告されている。

日本人では若い人よりも中高年のほうが食塩摂取量が多い傾向があるため、1997年のIntermap研究だけ年齢がやや高めであることを考慮すれば、三つの結果は驚くほど似ています。「食塩摂取量は減っていない」可能性を示しています。

は容易ではありません。自宅にいる日ならできそうな気もしますが、学校や職場ではどうするのか、さらに通学や通勤の途中でもよおしたらと考えると、「普通の日」に正確に測ることのむずかしさがわかります。そのために、結果の信頼度まで考えると参考になりそうなデータはあまり豊富ではないのですが、代表的な研究を三つ選んで、その結果を**図3**のグラフにしてみました出典③④⑤。

この図によると、この25年間、食塩摂取量はほとんど減っていません。1997年のIntermap研究だけ年齢がやや高めであることを考慮すれば、三つの結果は驚くほど似ています。調査が行なわれた地域も対象者の職業も異なるので、数値が似たことは偶然かもしれませんが、これは、「じつは、食塩摂取量は減っていない」可能性を示しています。**図1**が否定されてしまうのです。

調査結果はなぜ一致しないのか

食事記録法は24時間蓄尿よりもさらにたいへんな調査です。そのためか、国民健康・栄養調査に参加してくださるかたが減ってきているようです。そこで気になるのが、ヘルシー・ボランティア・バイアス、すなわち、この種の調査に参加してくださるかたは健康的な生活をしている人に偏る傾向があるという問題です。参加率が低くなるほどこの傾向が強くなることが知られています。もう一つ。このような調査を頼まれる（保健所の人から依頼されます）と、「昔はいつもより豪華な食事をしたものだ」という話を耳にしたことがありますが、最近は「めんどうだ」のほうが前に出て、記録する日だけわざと簡単なものですませたり、記録もれをしてしまったりする人が多くなっているのではないかという推測もあります。生活全体がさらに忙しくなり、食材から作るのではなくて半調理品や加工食品に頼る比率が高くなるにつれて、食材料ごとに名前と重さを細かく記録する食事記録法のハードルはますます上がってしまいます。この問題は今後さらに深刻になるでしょう。つまり、**図1**は「見かけの減少を見ていたにすぎないのかもしれない」というわけです。

身近すぎてむずかしすぎる

私たちが日々食べている栄養素の摂取量を調べること、すなわち、食事アセスメントはとてもむずかしい科学です。ところが、対象があまりにも身近すぎるために、このむずかしさに今まで気づかなかったのだと思われます。食塩はその典型例でしょう。食塩だけでなく、私たちは自分たちの食生活について、じつはまだあまり知らないのかもしれません。そして、減塩はけっして古くさい話題でも解決ずみの問題でもなく、もっと研究を進め、もっと本気で国民全員がとり組むべき課題なのです。

結論

減っているかどうかもよくわからないようです。

日本人の食塩摂取量は、国民栄養調査（現在は国民健康・栄養調査）によれば、1人1日あたり14gから9・7gへとかなり減ったようです。しかし、その間、エネルギー摂取量も同時に減ってきたので、塩味の濃さという観点で見れば、減塩はあまり進まなかったと考えるほうが正しそうです。さらに、24時間蓄尿を使った研究では、この25年間、1日あたり13g程度でまったく変わっていない可能性が示唆されます。「日本人は本当に減塩できたか？」という問いへの最も科学的な答えは、現時点では「減っているかどうかさえまだよくわかっていない」となるようです。

出典
① 統計資料　公民統計　耐久消費財の世帯普及率の変化（原資料は、内閣府、消費動向調査）。https://www.teikokushoin.co.jp/statistics/history_civics/index13.html（２０１４年11月21日アクセス）。
② Holbrook JT, et al. Sodium and potassium intake and balance in adults consuming self-selected diets. Am J Clin Nutr 1984; 40: 786-93.
③ Intersalt Cooperative Research Group. Intersalt: an international study of electrolyte excretion and blood pressure. Results for 24 hour urinary sodium and potassium excretion. BMJ 1988; 297: 319-28.
④ Anderson CA, et al. Dietary sources of sodium in China, Japan, the United Kingdom, and the United States, women and men aged 40 to 59 years: the INTERMAP study. J Am Diet Assoc 2010; 110: 736-45.
⑤ Asakura K, et al. Estimation of sodium and potassium intakes assessed by two 24-hour urine collections in healthy Japanese adults: a nation-wide study. Br J Nutr 2014; 112: 1195-205.

column

塩分？　それとも　食塩？

食塩（NaCl）を塩分と呼ぶことがあります。ところが、辞書をひいても塩分に食塩の意味はありません。化学の教科書にも塩分はなく、代わりに塩《えん》があり、おもに酸と塩基の中和反応によってできる物質の総称です。次の二つの化学反応は中和反応の例で、$NaCl$と$MgSO_4$が塩です。

$$HCl^{-} + NaOH \rightarrow NaCl + H_2O$$

$$H_2SO_4 + Mg(OH)_2 \rightarrow MgSO_4 + 2H_2O$$

したがって、塩分と聞いたら食塩よりも塩《えん》を思い出すのが栄養学的です。しかし、おそらくは食塩のことを単純に塩《しお》と呼び、生活のなかで鉄を鉄分と呼び換えるように、塩《しお》を塩分《えんぶん》と呼び換えたのではないかと思われます。

「食品成分表」と「食事摂取基準」はナトリウムを用いていて、食塩相当量が添えられています。なぜ、相当量と呼ぶかといえば、人はナトリウムを食塩だけでなく、グルタミン酸ナトリウムなど、ほかのナトリウム塩からも摂取しているからです。栄養学としては、塩分ではなくて、食塩相当量、少し短くしても、食塩と呼びたいところです。この本では「塩分」は使わず、「食塩」を使っていることに気づかれましたか？

ちなみに、高血圧症に関係するのはナトリウムです。一方、脱水症には体が必要とする複数の種類のミネラルが関係しますから塩《えん》です。「脱水症の予防や治療には食塩だけをとればよい」と誤解しないようにご注意ください。

5 日本人のカリウム摂取の特徴

賢いカリウムのとり方は？

問い

下の図は日本人1人1日あたりの
カリウム摂取量を食品群別に示したものです。
それぞれの食品群の100gあたり、
および100kcalあたりのカリウム量を示した
付表も参考にして、摂取源の食品群トップ3、
A ～ Cを当ててみてください。

図 平成30年の国民健康・栄養調査の結果から見た食品群別のカリウム摂取量

対象者全員の平均値
「平成30年国民健康・栄養調査報告」（厚生労働省、2020）から転載

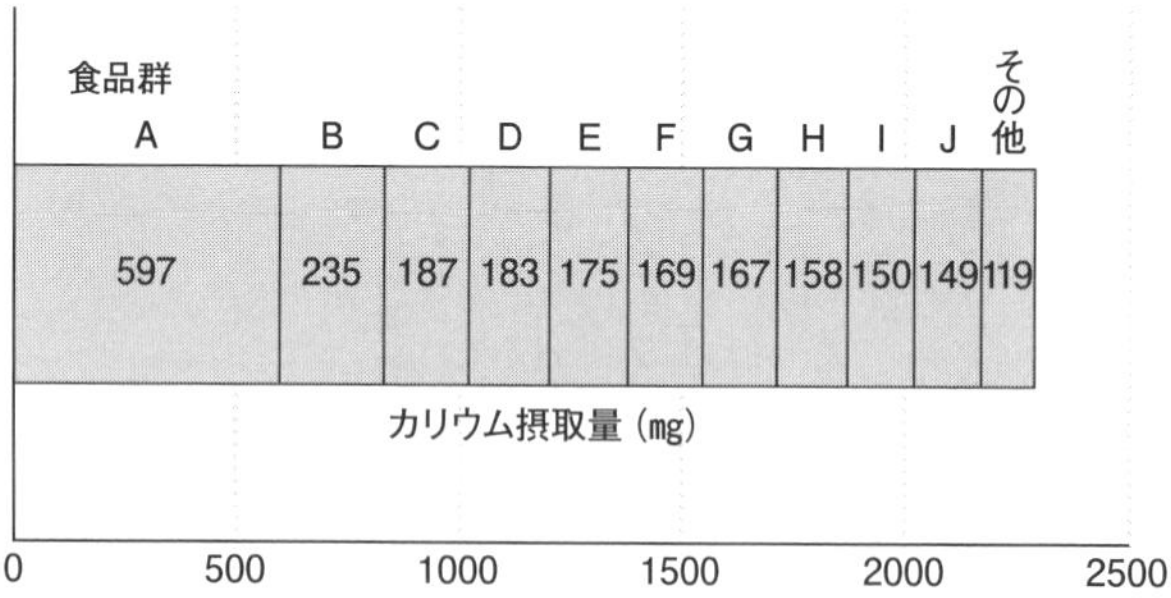

付表

それぞれの食品群を100g食べたり、100kcal食べたりしたときに摂取されるカリウム量（mg）

食品群	100g食べたとき	100kcal食べたとき
A	203	807
B	225	103
C	145	182
D	189	300
E	28	225
F	259	167
G	40	22
H	310	406
I	247	137
J	238	210

＊答えは本文中にあります。

高血圧予防で気をつけたい食品成分といえばナトリウム、つまり食塩。でもほかにもう二つ、アルコールとカリウムがあります。食塩とアルコールが血圧を上げるやっかい者なのに対して、カリウムは血圧を下げる、または上げない方向に働いてくれるありがたい栄養素です。このカリウム、どんな食べ物からとっているか、どんなことに注意すればたくさん摂取できるかご存じですか。

カリウムをとるには?

最近（２０１８年）の国民健康・栄養調査の結果から、食品群別のカリウム摂取量を右ページの**図**に示しました。対象者全員の摂取量の平均値です。**付表**も参考にして、摂取源のトップ３を当ててみてください。

正解は、A＝野菜、B＝肉類、C＝乳類、です。なお、野菜にはきのこ類と海藻類を含めてあります。

野菜が全体の26％を占めていて、これは予想どおりでしょう。けれども、2位以下10位までは僅差です。2位は肉類、3位は乳類ですが、この順位は調査年によって違い、入れ替わっています。ちなみに、この年の4位以下は、果実類、嗜好飲料、魚介類、穀類、芋類、調味料、豆類の順でした。嗜好飲料?と思うかもしれませんが、お茶とコーヒーからたくさんとっています。調味料ではしょうゆやみそからかなりのカリウムをとっています。要するに、私たちは「いろいろな食べ物からほぼまんべんなくカリウムをとっている」わけです。

栄養について少しくわしい人なら、「カリウムは野菜と果物に豊富」と覚えているかもしれません。じつはかならずしもそうではなく、植物性、動物性の別を問わず、どの食品にもほぼまんべんなく含まれているまれな栄養素なのです。なぜならば……。

動物も植物も細胞でできています。細胞のなかは細胞内液という液体で満たされていて、細胞内液のミネラル（正確にはそのなかの陽イオン）の主成分がカリウムです。動物も植物も同じです。したがって、なにかの方法でカリウムを除いたりしない限り、なにを食べてもカリウムはとれるというわけです。そこで、野菜・果物・肉類・魚介類から、ふだん食べそうな食品を思いつくままに選んで、カリウムの含有量を比べてみたのが**図1**です。食品100gあたり（図の横軸）で見ると、果物のカリウム含有量は全体に少なめで、野菜と魚介類、一部の肉類で多いことがわかります。しかし、野菜のなかにも少なめのものがかなりあります。ところが、同じエネルギー（カロリー）をとるときにいっしょにとるカリウムという視点（図の縦軸）に変えると、食品100kcalあたりで500mgを超えているのは、ほぼ野菜だけに限られてしまいます。120ページの図の**付表**でも似た傾向になっています。つまり、エネルギー（カロリー）をとりすぎずにカリウムをとるには野菜がおすすめというわけです。

では、日本人はほかの国の人たちに比べて充分にカリウムをとれているのでしょうか。その前に、**図2・上**で野菜と果物を合わせた摂取量を比べておきましょう 出典❶。日本はイタリアに次いで世界で2番目にたくさん食べています。3番目のフィンランドを加えて、この3か国だけが1人1日あたり400gを超えています。これから想像すると、日本人は世界のなかでもカリウムをた

おもな食品のカリウム含有量を、食品100gあたりと100kcalあたりとで見比べてみてください。

図1　代表的な食品117種類（肉類・魚介類・果物・野菜：すべて「生」）におけるカリウムの含有量

食品 100g あたりと食品 100kcal あたりの比較。
「日本食品標準成分表 2015 年版（七訂）」に基づき計算

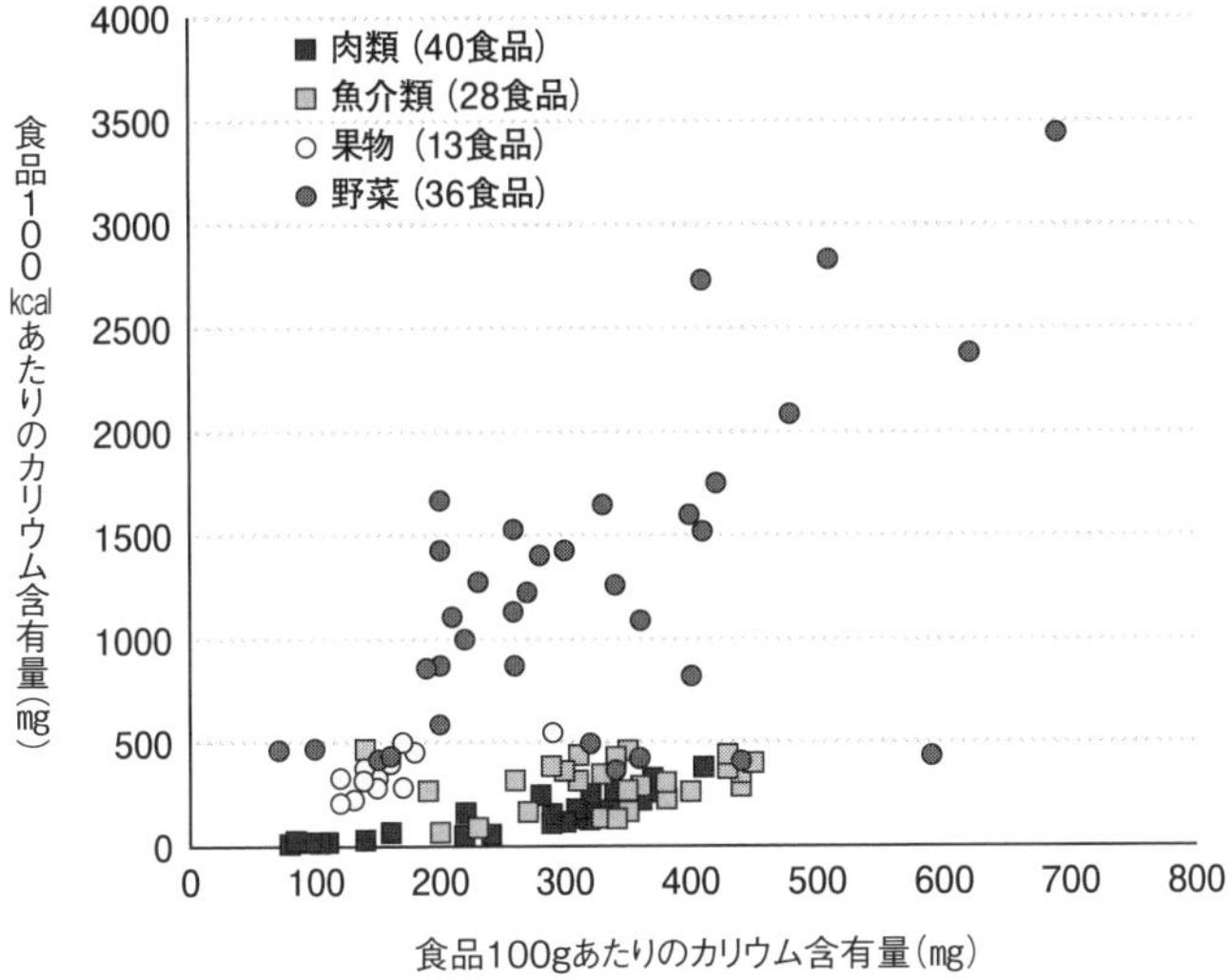

食品 100g あたり（図の横軸）で見ると、果物のカリウム含有量が全体に少なめで、野菜と魚介類、一部の肉類で多いことがわかります。しかし、少なめの野菜もかなりあります。ところが、食品 100kcal、つまり、同じエネルギー（カロリー）をとるときにいっしょにとるカリウムという視点（図の縦軸）に変えると、500mgを超えている食品はほぼ野菜だけに限られてしまいます。

くさんとっていそうです。

カリウムの摂取量を最も正確に調べる方法は、尿に排泄される量を測ることとです。摂取したカリウムのほぼ全量が体内に吸収され、その８割程度が尿を通じて排泄される性質を利用します。この性質はナトリウム（食塩）も同じなので、尿を調べれば、ナトリウムとカリウムの両方の摂取量を知ることができます。でも、一日分の尿を全部採取しなくてはなりません。すでに１１４ページなどでも説明しました「24時間蓄尿」です。

世界52の地域で、それぞれほぼ２００人ずつ、合計1万79人にお願いして24時間蓄尿を行なった研究があります。その結果から、ナトリウムとカリウムの排泄量の平均値を地域ごとに示したものが**図２・下**です 出典❷。イタリアに代表される地中海の国々でカリウム排泄量が多めなのは納得のいくところですが、先ほど世界2位だった日本が低い位置に下がってしまっています。つまり、日本人は、食べているはずの野菜・果物の量に比べて、実際に摂取していたカリウムの量が少ないことになります。それから、中国・韓国・台湾といった東アジア諸国が低カリウム地帯であるのも気がかりです。この理由として、気になることが二つあります。

調理習慣とカリウム

野菜を水に浸すと、カリウムは水溶性なので、水にとけ出します。ゆでればやわらかくなり、さらにとけ出しやすくなるでしょう。その例を**図３**に示しました。グリーンピースの缶詰めが典型的で、缶詰めのグリーンピースのなかにはカリウムはもうほとんど残っていません。

野菜と果物の摂取量と、カリウム排泄量との関係は？

図2　世界11か国における野菜と果物の合計摂取量の比較（上）と、世界52地域でおよそ200人ずつを対象として24時間尿中ナトリウム・カリウム排泄量を測定した研究（インターソルトスタディ・下）

個別に行なわれた調査のまとめ。1人1日あたり摂取量の平均値

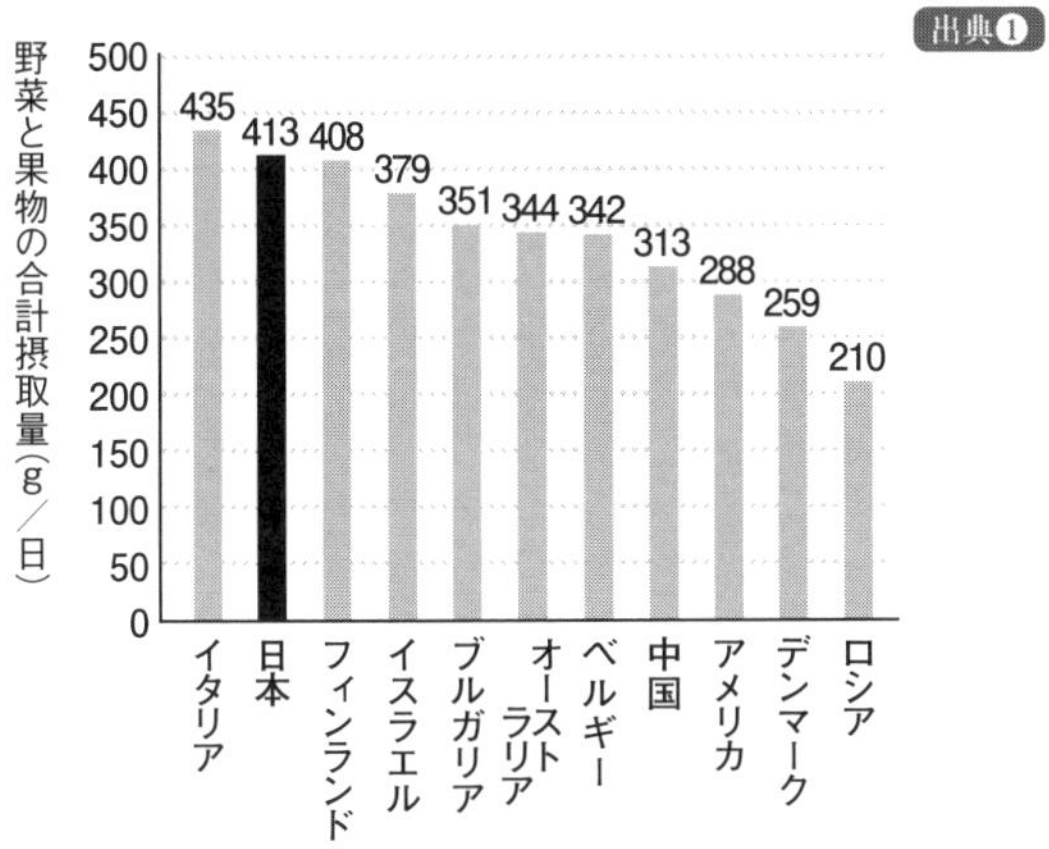

野菜と果物の合計摂取量では日本人は世界で2番目なのに、尿へのカリウムの排泄量では少ないほうに属しています。これには、野菜・果物以外の食品からのカリウム摂取量が少ないことやカリウムを失いやすい調理習慣など、いくつかの理由が考えられます。

各地域におけるナトリウム排泄量とカリウム排泄量の平均値

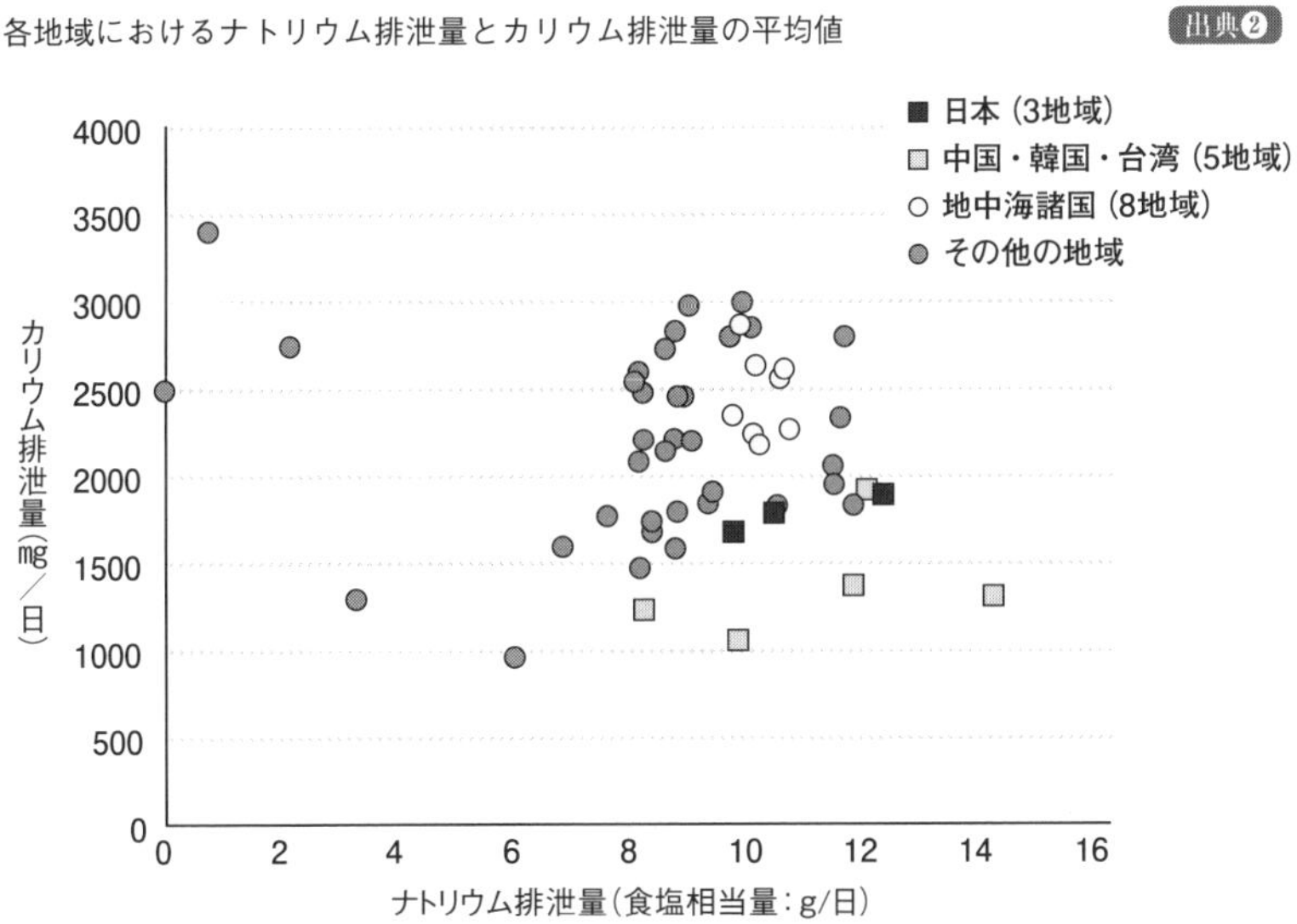

そのうえに、野菜はていねいに皮をむいて、さいの目や薄切りにしてゆでる習慣が日本にはあります。その結果、表面積が増えてさらにとけ出しやすくなるでしょう。葉物はゆで汁からあげて水にとり、しっかりと絞ったりもします。これでまた、少しだけカリウムが減ります。そして、ここが最大の問題なのですが、ゆで汁を捨てる特徴があります。一方、西洋の家庭料理では、トマトソースやラタトゥイユのように、煮汁ごと食べてしまうのが一般的ではないでしょうか。

食べたものを調べる食事調査では、なにを（どの食品を）どのくらい（何グラム）食べたかを尋ねますが、調理法は、その調理時間は、ゆで汁は、というところまで考慮して調査を行なうのは至難の業です。結局、調理をして食べたのに生の値で計算したり、ある決まった調理法を使ったと仮定して集計せざるをえないのが実状のようです。

食事調査によって得られた摂取量と、蓄尿によって得られた排泄量との乖離が日本人で目立つのは、「日本人の調理方法がきめ細やかすぎて食事調査の限界を上まわってしまっている」ためかもしれない……ぼくはこのようににらんでいます。

ということは、日本人はせっかくかなりの量の野菜を食べているにもかかわらず、カリウムを有効に摂取していないことになります。ていねいに皮をむく、面をとる、ゆで汁を捨てるなどは日本料理のきちょうめんさ、美しさ、味の繊細さを示す誇るべき調理技術だと思います。でも、カリウムを摂取するためには、もう少し大ざっぱなほうがよいみたいです。

もう一つ気になるのは、主食からのカリウム摂取量が少ない可能性です。穀物にもカリウムは含まれていますが、たとえばお米だと、ぬかをとってしまうとカリウムの含有量は半減し、さらに胚

調理によるカリウム含有量の変化を見てみると…。

図3　調理によるカリウム含有量の変化

調理による水分含有量の変化などによる重量変化の影響を受けないように食品100kcalあたりで比較。

「めし」以外はそれぞれの食品の「生」に対する含有量、「めし」は「玄米」に対する相対的な含有量。

「日本食品標準成分表2015年版（七訂）」から作成。

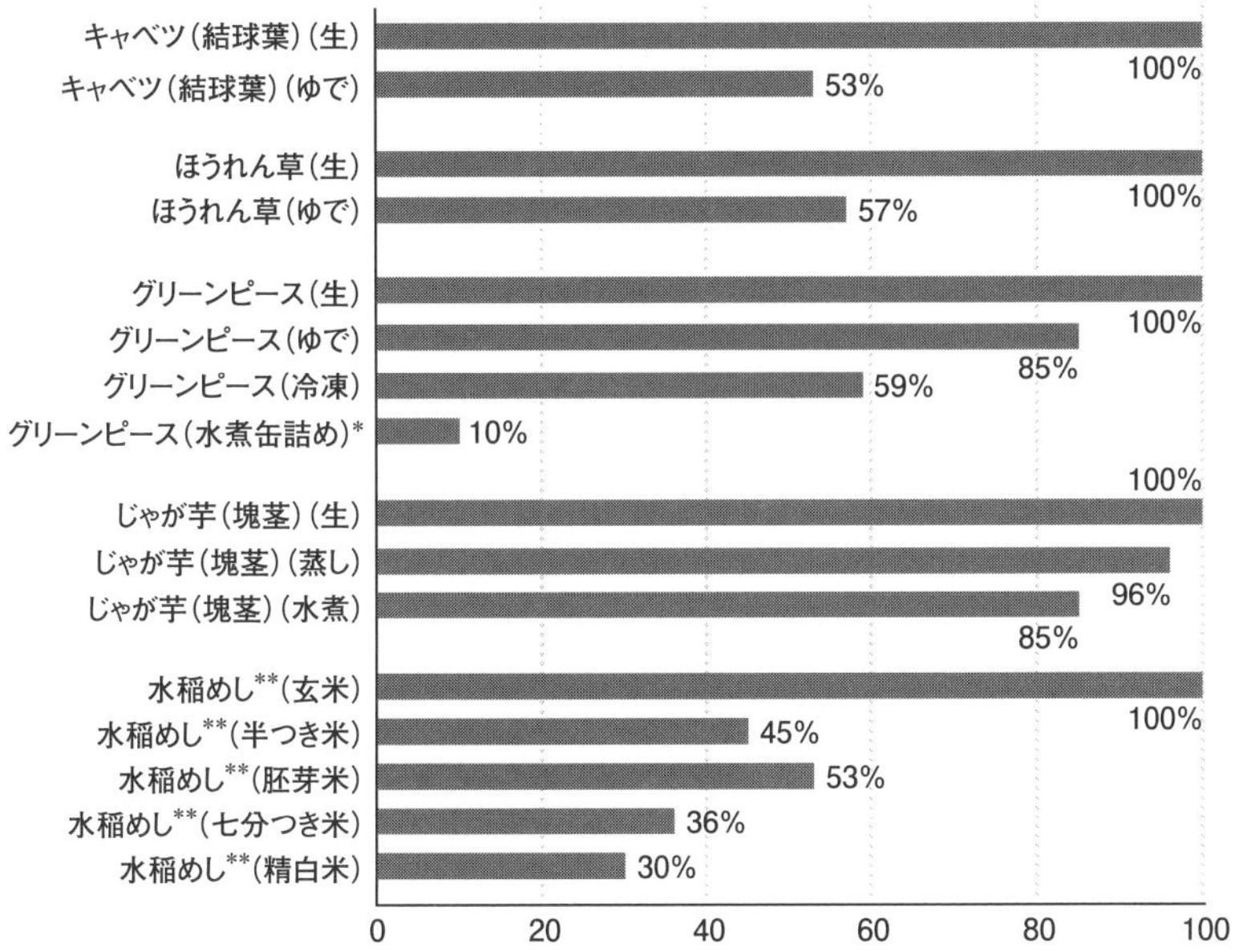

＊は液汁を除いたもの
＊＊「めし」とは炊飯したお米（ごはん）のこと

カリウムは水溶性なので、ゆでたり水に浸したりするとゆで汁や浸した水のほうにとけ出します。グリーンピースの缶詰めが典型的です。あまり小さく切らずにゆでるじゃが芋の減少率が少ないのも興味深いといえます。また、お米のカリウム含有率は精製度が高くなるほど下がります。

芽もとり去って精白米にすると7割減で、元の3割しか残っていません（**図3**）。穀物のカリウム含有量はもともとそれほど高くはありませんが、毎日食べる主食ですから、全体への影響はかなり大きいものと思われます。でも、繊細な味の和食は真っ白なごはんに限るとも思います。ちょっぴり残念ですが、これも欧米諸国に比べて穀類への依存度が高く、かつ白米を好む日本人や東アジア人のカリウム摂取量が少ない理由の一つなのかもしれません。

結論

日本人にとってとりにくいカリウム。どんな食品からもとることができますが、少しだけくふうが必要です。

日本人のカリウム摂取量は世界のなかではやや少なめのようです。カリウムはどの食品にもほぼまんべんなく含まれているまれな栄養素ですが、野菜をていねいに調理したり、お米など穀物を精製すると減ってしまったりと、日本人の調理習慣と食の好みから考えると、なかなかむずかしい課題をかかえている栄養素でもあるようです。

出典
① Pomerleau J, et al. Discrepancies between ecological and individual data on fruit and vegetable consumption in fifteen countries. Br J Nutr 2003; 89：827-34.
② Intersalt Cooperative Research Group. Intersalt：an international study of electrolyte excretion and blood pressure. Results for 24 hour urinary sodium and potassium excretion. BMJ 1988; 297：319-28.

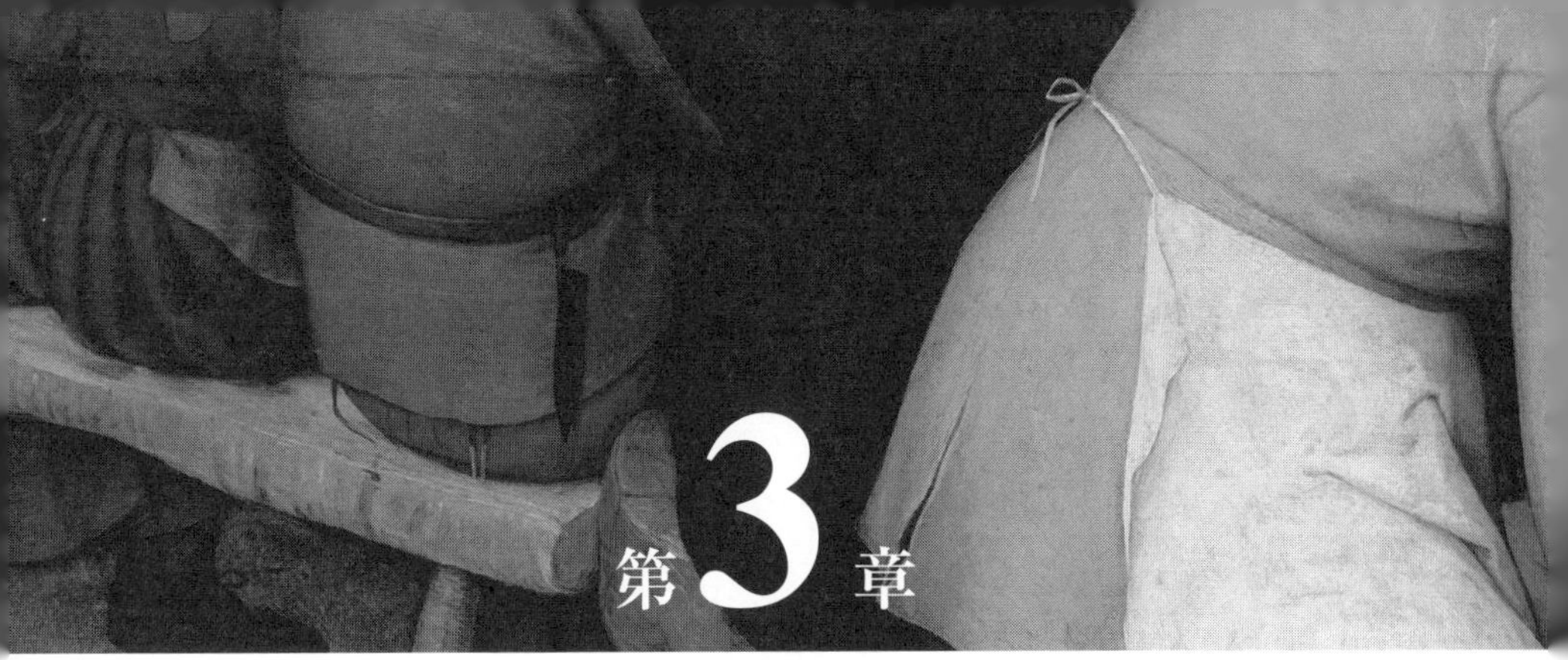

第3章

不思議がいっぱい！

肥満問題

アメリカ
悩める肥満大国

「アメリカ人＝太っている」
この公式はいつから定着したのでしょうか？
分厚いハンバーガー、
バケツのような入れ物に入ったジュース……。
なにもかもが大きい国、アメリカ。
〝肥満大国〟となってしまったその真相に迫ります。

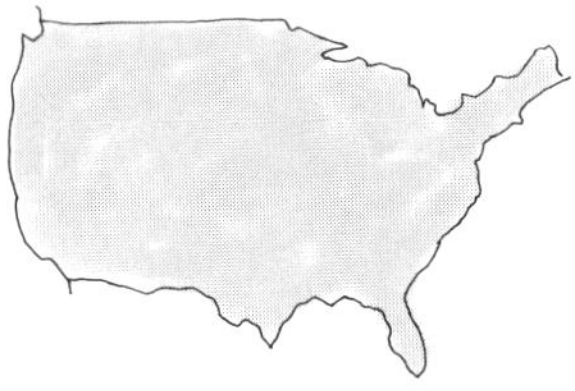

重量オーバーと体重オーバー

アメリカ行きの飛行機に乗ると、気分を害することが多い。かなり高い確率で隣の大柄なアメリカ人乗客の腕がひじかけを越え、こちらのシートにはみ出てくるからだ。左右どちらか一方ならまだしも、両隣からはさまれたらもう最悪。逃げ場もなければ、不満のやり場もない。おとなしく耐え、ひたすら到着を待つのみである。

チェックインカウンターの人の「預ける荷物が20kgを超える場合には超過料金をいただきます」という言葉にも、どうも納得がいかない。アメリカの成人男性の平均体重は85kg。ぼくより26kgも重い。荷物には超過料金がかかるのに、どうして隣の客の皮下脂肪にはかからないのだろう。その一部は自分のシートだけに収まりきらず、こちらにまではみ出しているというのに……。

「荷物重量チェックは体重込みにしてほしい」と航空各社にお願いしたいものだ。荷物といっしょに自分も重量計に乗ればいいだけのことだから、とても簡単なはずだ——。なんていう冗談はさておき、それにしても、なぜ彼らはあんなにも太ってしまったのだろうか。アメリカへ行くたびに考え込んでしまう。

いつから彼らは太ってしまったのか

アメリカの人たちは、昔からあんなにも太っていたのだろうか。日本人に比べれば、確かに以前から太めではあったが、ここ30年ほどのアメリカにおける肥満者の増加はただごとではない。

40～59歳の男性を例にあげると、１９６０年代初めにおよそ13％だった肥満者（ＢＭＩが30以上）の割合はその後じわじわと増え、80年ごろから急激な増加に転じ、99年には29％に、そして、２００３年にはついに35％に達した（**図1**）出典❶❷❸❹。その後、37％にまで達している。女性はさらに深刻で、どの時代でも肥満者の割合が男性よりおよそ５％多い。男女の差は２００３年以後縮まっているが予断は許さない。また、日本の太りすぎの基準（ＢＭＩが25以上）に当てはめると、２００７年から２００８年の調査によれば、なんとアメリカの成人男性のおよそ８割、成人女性のおよそ７割が太りすぎていると報告されている。

99年から02年にかけて行なわれた調査を基に作られた全米肥満マップを見てみると、ディープサウスと呼ばれる南部地域とテキサス州が最も深刻な問題をかかえていることがわかる（**図2**）出典❺。

こうしてみると、〝肥満大国アメリカ〟は意外にも比較的最近の現象だといえ、「obesity《オベシティ》・epidemic《エピデミック》※1＝肥満の流行」とも呼ばれている。そして、じつはこの現象はさらに深刻な社会問題をはらんでいるのだ。99年の調査結果では、家庭の収入が低い層ほど肥満者の割合が高いことがわかるだろう（図3）出典6。肥満はぜいたく病ではなく、貧困層を襲っていたのである。

減った病気と増えた病気の裏事情

ところで、ここで一つ不思議な現象がある。肥満が急激に増加した1970年代終わりは、アメリカの代表的な生活習慣病である心筋梗塞が減り始めた時期とほぼ一致するのだ。70年ごろからの30年間で心筋梗塞の死亡率は半減した。アメリカ東海岸にある小さな町で60年近くも地道に続けられているフラミンガム研究※2は、この変化を鮮やかにとらえている（図4）出典7 8。肥満ぎみの人のほうが心筋梗塞にかかりやすいことを考えると不思議、というか理解に苦しむ現象である。いったい、このからくりはどうなっているのだろう。

70年代から80年代にかけて、アメリカは心筋梗塞対策にやっきになっていた。食事面での対策の中心は、ローファット（低脂肪）とローコレステロール（低コレステロール）。栄養学的にもう少しくわしくいえば、飽和脂肪酸の摂取を減らすために、ローファット食品をすすめたことである。

※1　病原菌などによって発生する感染症の流行を表わす用語。ここでは、肥満が社会に蔓延した様子を比喩的、象徴的に表現している。
※2　アメリカ・マサチューセッツ州にある町「フラミンガム」の住民の健康状態と生活習慣との関連を48年から60年近くにわたって継続して調査している世界的に有名な医学研究。

図1　アメリカにおける肥満者の割合の推移（40 ～ 59 歳）　出典❶❷❸❹

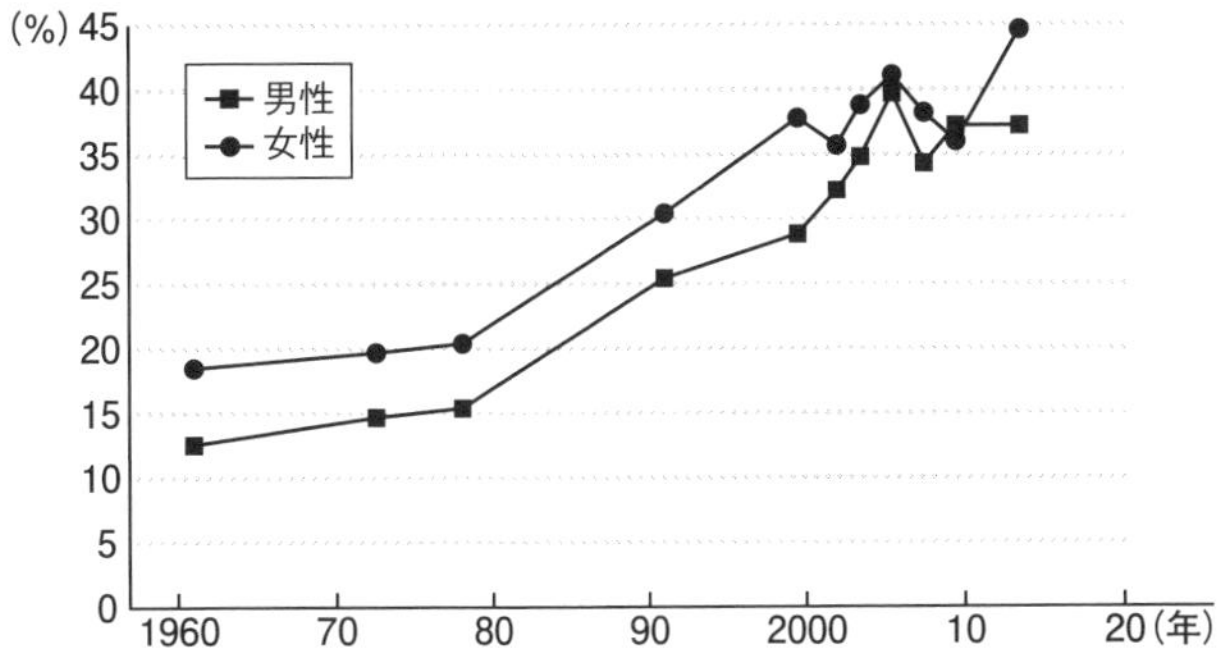

図2　アメリカの肥満マップ。州別のBMI 30以上の人の割合　出典❺

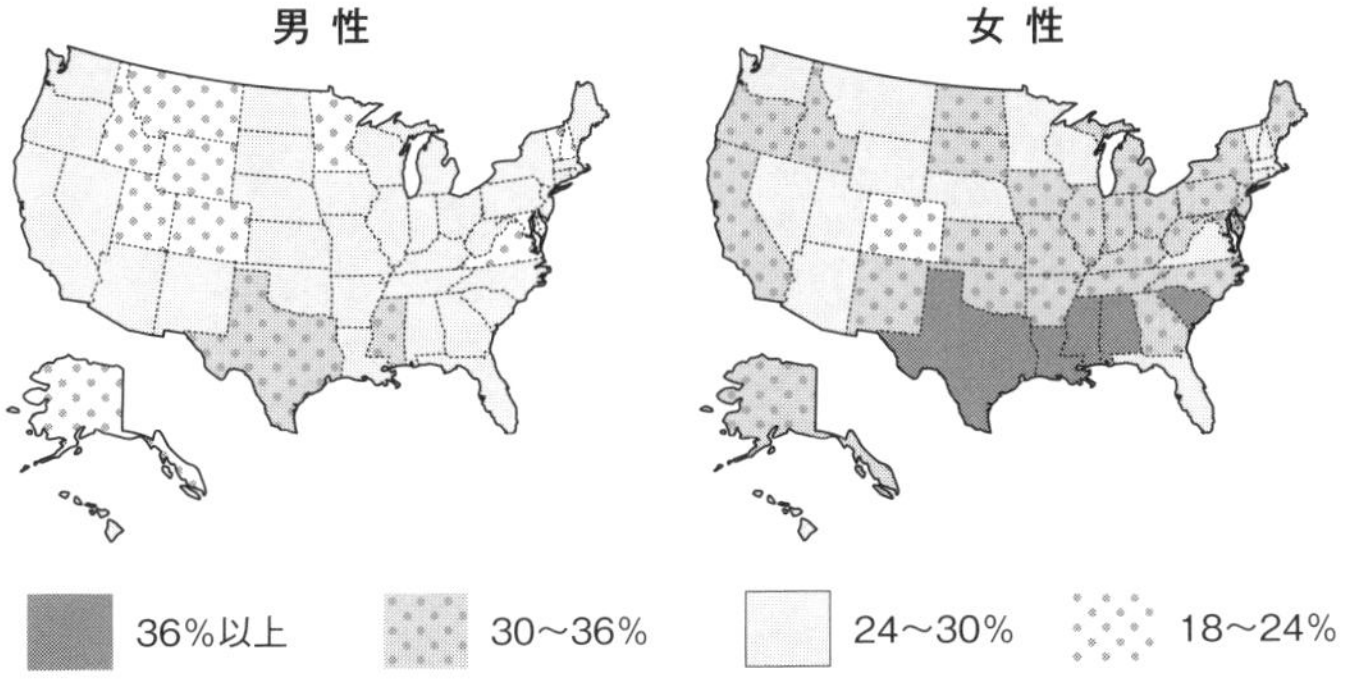

図3　家庭の収入から見た貧富の程度と肥満者の割合　出典❻

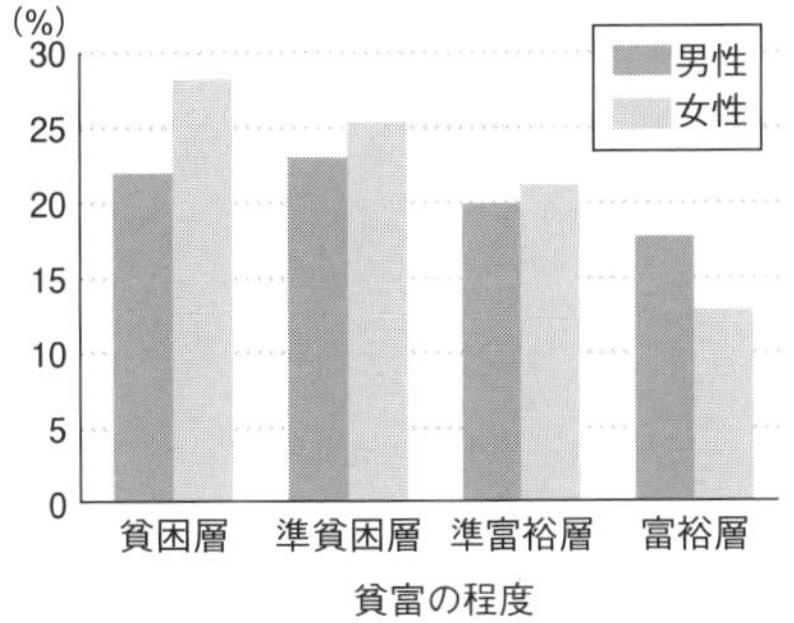

図4　心筋梗塞の死亡率と糖尿病の発症率　出典❼❽

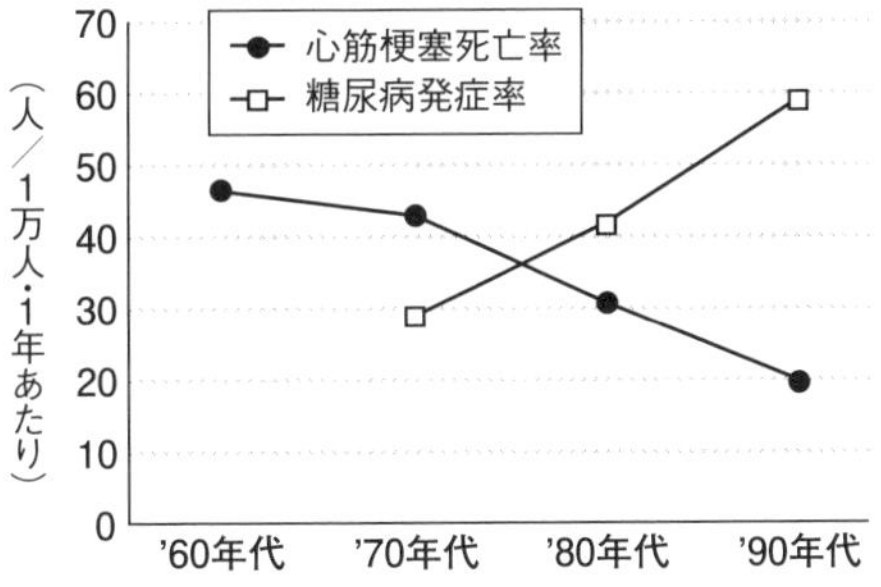

これは、心筋梗塞の原因が脂肪全体というよりも、〝飽和脂肪酸〟という特定の脂肪にあるということがすでに明らかになっていたからだ。

さらに、当時アメリカ人がとっていた脂肪の半分近くが飽和脂肪酸で占められていたからでもある。つまり、脂肪全体を制限すれば、ほぼ自動的に飽和脂肪酸の摂取量が減ることを期待できたからだ。

こうした経緯で、アメリカの巨大なスーパーマーケットの棚は、ローファットミルク、ローファットヨーグルト、ローファットケーキ、ノーファットシリアル、そしてスキムミルク……。なんでもかんでもローファット、ノーファットのオンパレードとなっていった。

試しに、現地のスーパーで朝食用のシリアルとデザート用のケーキを買ってみたことがある。ローファットなのはうれしかったが、両方とも口がとけてしまうのではないかと思うほど甘かった記憶がある。なぜ、シリアルにあれほど甘ったるいチョコレートのコーティングが必要なのか、メインディッシュの余韻が吹き飛んでしまうほど巨大なケーキが喜ばれるのか、なんとも不思議だった。

ローファットなら安心？　落とし穴にご用心！

ともあれ、ローファットの嵐は功を奏し、アメリカ人の飽和脂肪酸の摂取量は着実に低下していった。そして、努力の甲斐あって、めでたく心筋梗塞は減少した。ところが、その間に今度は肥満が蔓延してしまったのである。こうなると、「アメリカの食事↓脂っぽい↓カロリーオーバー↓

太る」という図式はどこかに誤りがあるのかもしれない。

さらに、肥満と最も密接に関連する病気は糖尿病だが、心筋梗塞の減少に反比例して糖尿病は増え続け、今や心筋梗塞の座を奪った感さえある。どうやら、「脂肪摂取を控える→やせる→糖尿病が減る」という単純な図式ではないようである。

最近の研究結果が指摘しているのは、一つは、脂肪よりも（もう少し科学的にいえば、飽和脂肪酸の過剰摂取に加えて）食物繊維摂取量、特に穀物由来の食物繊維の摂取量が少ないこと。つまり、高度に精製された穀物製品の過剰摂取の問題。もう一つが、ソフトドリンクの大量摂取の問題だ。これは、とうもろこしを使って砂糖よりも安価に生産できる液体の糖、いわゆるコーンシロップの導入と、その消費量の増大に象徴的に表われている。コーンシロップは66年に開発され、2000年にはアメリカ人1人あたり、毎日92gを消費するまでになった出典❾。これは、甘味料全体のエネルギーの4割以上に当たる。

こうしたことを受けて、アメリカ政府は、白いパンやパスタを控えて、全粒粉や精製度の低いパンやパスタにしたり、野菜や果物をもっと食べようという運動を進めてきた。また、小学校では自動販売機からコーラを撤去して、果物ジュースに入れかえる動きも増えた。

肥満はもはや対岸の火事ではない

しかし、肥満の問題は、食物繊維だけ、ソフトドリンクだけで解消できるほど単純ではない。当然、運動不足もからんでいるだろうし、われわれが気づいていない原因がほかにあるかもしれない。これは糖尿病の問題でも同じだろう。

アメリカ人が、これから肥満と糖尿病にどのように取り組んでいくのかは興味あるところであるが、肥満と糖尿病の増加は日本でも深刻な健康問題となっている。

そういえば、いつだったか地下鉄に乗ったとき、「7人がけ」と書いてあるシートに乗客がギュウギュウに座っていて、しかも、よく見てみると6人だったなんてことがあり、ちょっと驚いた。ニューヨークの話ではない。

われわれは、もはや、アメリカの問題を他人事としてながめている余裕はなく、私たち自身のために手を打たなくてはならないときにきている。

出典

① Flegal KM, et al. Prevalence and trends in obesity among US adults, 1999-2000. JAMA 2002; 288: 1723-7.

② Flegal KM, et al. Prevalence and trends in obesity among US adults, 1999-2008. JAMA 2010; 303: 235-41.

③ Flegal KM, et al. Prevalence of obesity and trends in the distribution of body mass index among US adults, 1999-2010. JAMA 2012; 307: 491-7.

④ Flegal et al. Trends in Obesity Among Adults in the United States, 2005 to 2014. JAMA 2016; 315: 2284-91.

⑤ Ezzati M, et al. Trends in national and state-level obesity in the USA after correction for self-report bias: analysis of health surveys. J R Soc Med 2006; 99: 250-7.

⑥ Drewnowski A, et al. Poverty and obesity: the role of energy density and energy costs. Am J Clin Nutr 2004; 79: 6-16.

⑦ Fox CS, et al. Temporal trends in coronary heart disease mortality and sudden cardiac death from 1950 to 1999: the Framingham Heart Study. Circulation 2004; 110: 522-7.

⑧ Fox CS, et al. Trends in the incidence of type 2 diabetes mellitus from the 1970s to the 1990s: the Framingham Heart Study. Circulation 2006; 113: 2914-8.

⑨ Gross LS, et al. Increased consumption of refined carbohydrates and the epidemic of type 2 diabetes in the United States: an ecologic assessment. Am J Clin Nutr 2004; 79: 774-9.

「そんなに食べていない はずなのに太る」 のカラクリは？

問い

普通の活動量の暮らしをしている日本人にとって
望ましいエネルギー摂取量は、
実線・点線のどちらだと思いますか？

日本人にとっての望ましいエネルギー摂取量は？

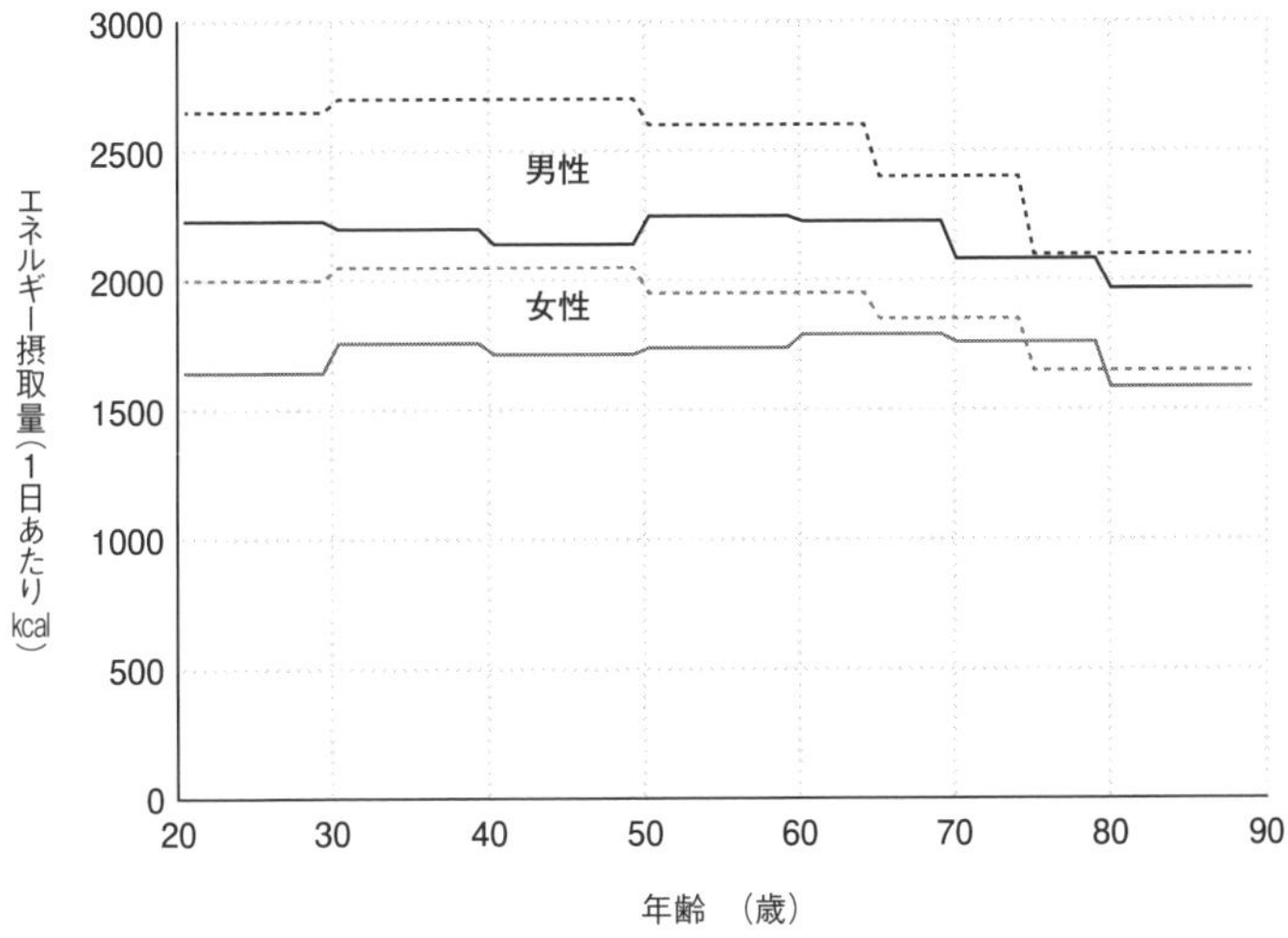

＊答えは本文中にあります。

食べたいけど、太りたくない。

わかりました。では何キロカロリーくらい食べるのがちょうどよいと思いますか。男女別、年齢階級別にほぼ適正と考えられるエネルギー摂取量を、前ページの図に示してみました。エネルギーはカロリーとも呼ばれますが、学問的にはエネルギーと呼ばれることが多いので、ここではエネルギーと表記することにします。そして、エネルギーの単位がカロリー（正確にはキロカロリー）です。男女それぞれについて線を2本ずつ引いてあります。どちらが〝正解〟か当ててみてください。なお、特別な運動をしていたり、ほとんど動いていなかったりといった特殊な生活ではなく、仕事や生活は立ったりすわったりというごく普通の人を想定しています。そして、ここでの「適正な量」とは、「体重が変わらない摂取量」と考えてください。

それでは、2種類の線について説明しながら正解を探っていきましょう。

食べるべき量と「食べた」量

実線は、「国民健康・栄養調査」で観察されたエネルギー摂取量の平均値です。使ったのは2018年のデータです。この調査は、全国から7000人ほどの人を選んで、1日に食べたものの種類（料理名と材料名）と量（重量や容量）を記録していただくものです。「食事記録法」と呼ばれます。

一方、点線は、日本人のエネルギーと栄養素の摂取量の基準である「日本人の食事摂取基準

（２０２０年版）」で示されている、身体活動レベルが「ふつう」の人の推定エネルギー必要量です。エネルギー必要量とは、体重が増えも減りもしないエネルギー摂取量のことです。これは人によって少しずつ違うので、その代表値が推定エネルギー必要量として示されています。

これは、二重標識水という特別な水を飲むと、そこに含まれている重水素と重酸素が尿に排泄される量からエネルギー消費量が正確に測定できることを利用して、エネルギー消費量を正確に測った研究に基づいて作られた数値です。測定期間中に体重が変わらなければ、エネルギー消費量＝エネルギー摂取量になります。ですから、点線がちょうどよいエネルギー摂取量であり、これが正解です。

ここで不思議なことに気づきます。実線が点線に比べてかなり低くなっています。食べるべき量よりも食べた量が少ないわけですから、やせるはずです。どのくらいやせるのか計算してみましょう。

太ったりやせたりする中心は、皮下脂肪の増減です。そこで、皮下脂肪のエネルギー量を仮に１gあたり７kcalとします。脂質１gはほぼ９kcalですが、皮下脂肪には水分など、脂質以外のものも含まれますから、このように考えます。たとえば、40歳から49歳の女性なら、実線と点線の差が約３５０kcalあります。そこで、この食習慣がたとえば1年間続いたとすると、――［（350×365）÷（7×1000）＝18.25kg］――18kgも体重が減る計算になります。この年齢の平均体重は56kgくらいなので、※38kgになるわけです。実際には、体重が減るにつれてエネルギー必要量も徐々に減

※平成30年（２０１８年）国民健康・栄養調査報告。平均値。

りますから、これは大げさです。けれども、どこかで根本的な計算まちがいをしたはずです。少し話がそれますが、ダイエットや食事療法の経験者はもちろん、食べ物に気をつけている人のなかには、点線を見て「こんなに多いはずがない、だから正解は実線だ」と考えた人がいるかもしれません。なぜ、このようなことが起こるのでしょうか。

たとえば、外食を記録するとき、その場で料理を食材にばらして一つずつ別々にはかりに乗せるわけにはいきません。目についた食材の名前をメモしておくのが精いっぱいでしょう。重さはあとから想像するしかありません。このようなとき、人間はどのように思い出すのかに関するおもしろい研究がアメリカにあります。

大手ファストフード店に行って、食事が終わったばかりの人をつかまえ、「あなたが注文したものは何カロリーあったと思いますか？」と尋ね、同時に、トレイに残っているパッケージや包装紙から注文した品を調べました。そして、注文したメニューのエネルギー量と本人が答えたエネルギー量を比べたのが**図1**です 出典❶。多くの人がかなり少なめに答えていたことがわかります。推定されたエネルギー量の平均値が533kcal、本当の平均値は784kcalで、3割以上も少なく考えていたわけです。注文したメニューのエネルギー量が多いほど、本当の値よりも少なく考えていたという点にも注目したいところです。

これはエネルギーの当てっこゲームでしたが、その根底にあるのは、大きさや重さに対する見積もりの誤りでしょう。

人は食べた量を正しく認識できるでしょうか。

図1 注文したメニューの実際のエネルギー量と本人が認識していたエネルギー量との違い

出典❶

アメリカのファストフード店で行なわれた研究

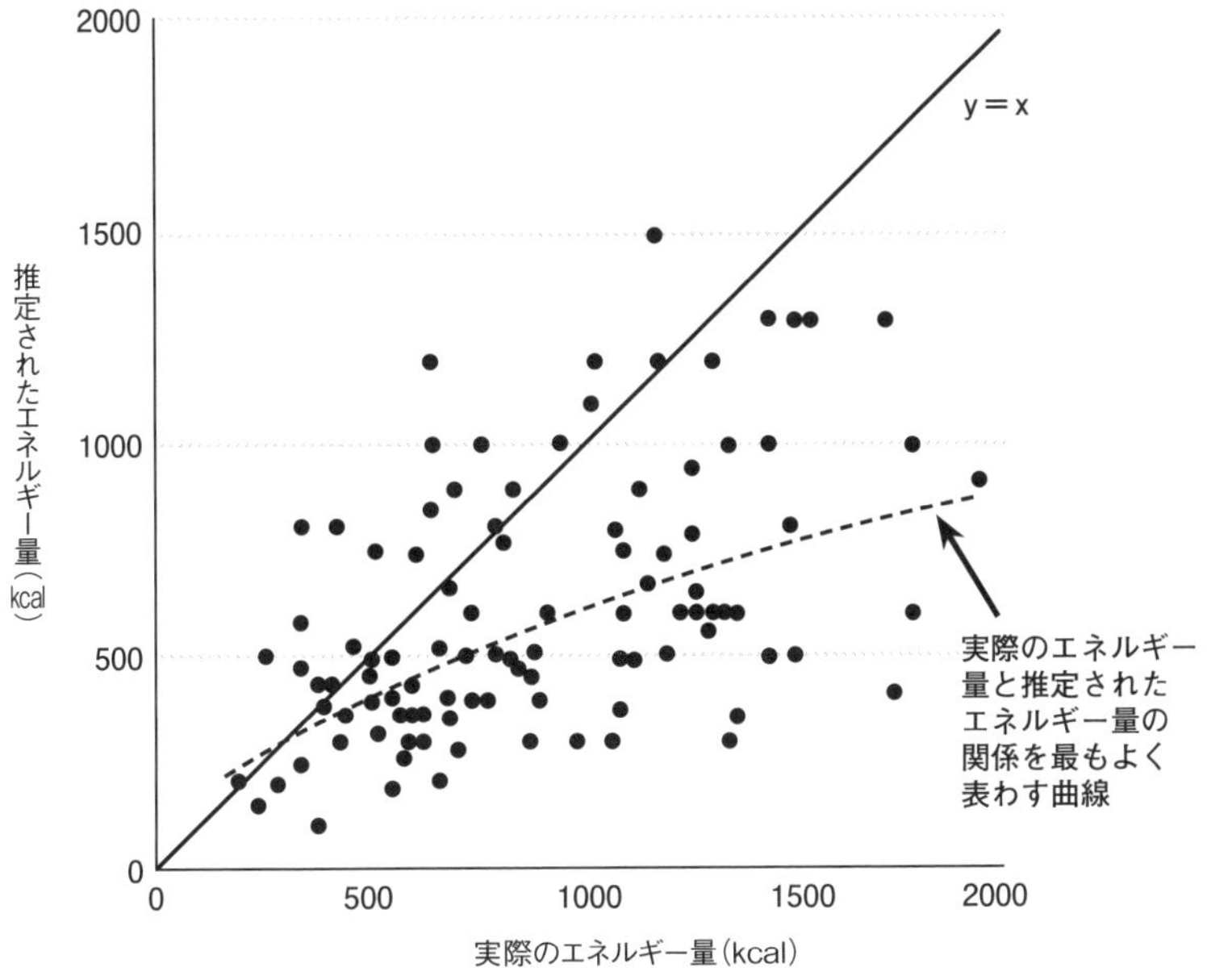

エネルギー量の多いメニューを注文した人ほど、エネルギー量を過小に見積もっている様子がわかります。逆に大きく見積もった人はわずかしかいませんでした。

「食べた」記憶がない食べ物とは

では、人は特にどんな食品を忘れたり、記録しなかったりするのでしょうか。

フィンランドの地域リハビリセンターに入所していた15歳から57歳の人、140人の食事を1日観察し、翌日に、昨日なにを食べたかを尋ねました出典②。図2は、一定量（20g）以上食べられていた食品について、実際の重量と思い出した重量との違いを見たものです。じゃが芋など多めに思い出された食品もありましたが、ケーキやビスケット、デザートがかなり少なめに思い出されたのは納得！ではないでしょうか。料理をした野菜は、メーンとなる肉や魚の陰に隠れてしまい、記憶にとどまりにくいのではないかと考えられます。

すると、体重が気になる人はさらに少なめに記憶したり記録したりする傾向、つまり過小申告があるかもしれないと予想されます。50歳から76歳の日本人98人にお願いして、16日間にわたって食事記録をつけていただきました出典③。できるだけていねいにはかりで測っていただき、記録された用紙は管理栄養士が細かくチェックし、栄養価を計算しました。一方、性別と年齢、体重から基礎代謝量を推定しました。基礎代謝量とはじっとしているときに消費するエネルギー量のことです。普通の生活をしている人では、基礎代謝量の1・75倍程度が生活活動で消費する分も含めた全エネルギー消費量、つまり、必要エネルギー量に近いと考えられています。したがって、食事記録法で得られたエネルギー摂取量を基礎代謝量で割り、その数字が1・75よりもかなり低いと過小申告ありと判断されます。

どんな食べ物を「食べた」のに忘れがちでしょうか。

図2　なにを食べたかを尋ねて答えた量と実際に食べた量との差　出典❷

地域のリハビリセンターに入所していた15～57歳の人（140人）の食事をそれぞれ1日ずつ観察しておき、翌日に、昨日なにを食べたかを尋ね、実際に食べた量と比べたもの。フィンランドでの研究

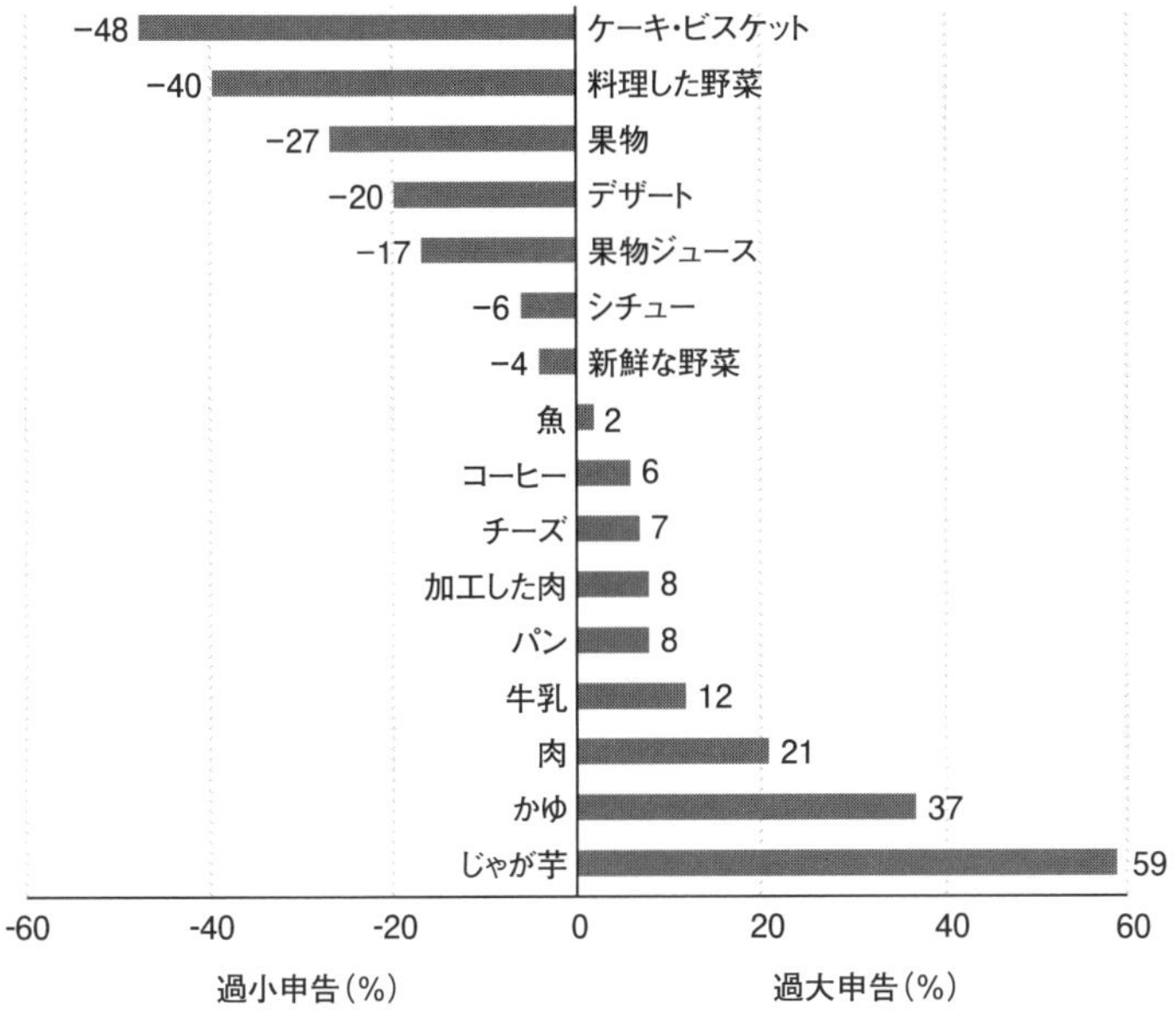

（思い出した量－実際に食べた量）÷実際に食べた量×100＝（%）

主菜の陰に隠れてしまいがちな野菜を忘れてしまったり、食べなかったことにしたい食品を忘れてしまったりと、食べ物の申告もれにはなかなかおもしろいカラクリがありそうです。

どんな人が「食べた」ものを忘れがちでしょうか。

図3 肥満度別に見た食事記録上のエネルギー摂取量と基礎代謝量の比

出典③

16日間秤量食事記録から得られたエネルギー摂取量と性別・年齢・体重から推定した基礎代謝量との比。50～76歳の日本人男女（男性52人、女性46人）を測定した結果

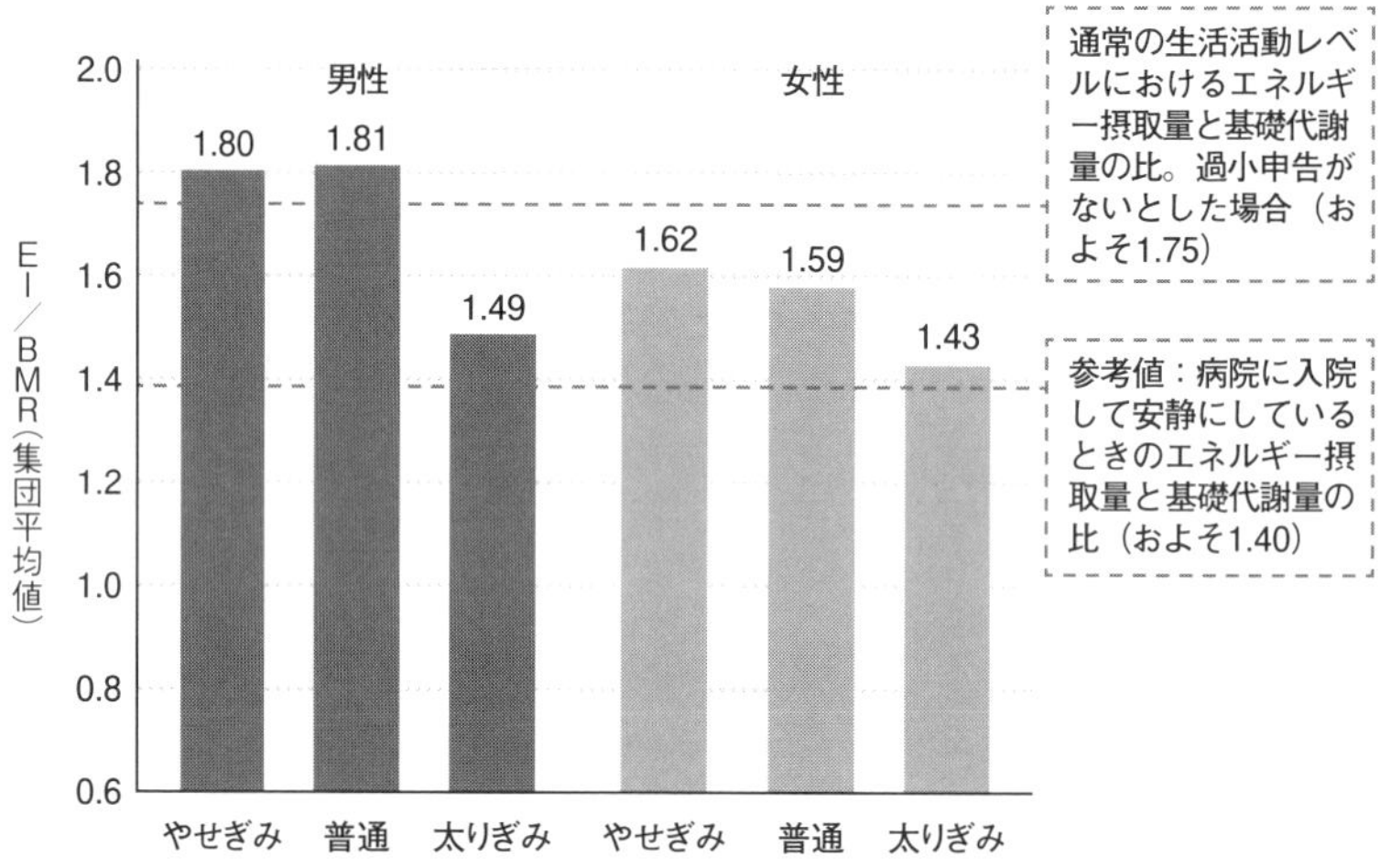

EI＝16日間秤量食事記録から得られたエネルギー摂取量（kcal/日）
BMR＝性別・年齢・体重から推定した基礎代謝量（kcal/日）

食事が正しく記録されていたら1.75付近になるはずなのですが……。女性は肥満度にかかわらず過小申告ぎみであること、そして、男女ともに太りぎみの人はかなりの過小申告をすることがわかります。

結果は図3のとおりです。特に注目すべきは女性で、みんな過小申告だったのですが（笑！）、太りぎみの人は過小申告の程度が大きくなっています。「太めの人は自分が食べているものをかなり少なく考えている」……これは世界中で観察されている普遍的な事実です。

さて、人は食べたものをどのくらい忘れてしまうのか？　図1から計算すると、7％から19％となります。どうやら、人は食べたものを1割から2割くらい忘れてしまっていて、太めの人ではさらにはなはだしいらしいというわけです。せっかく食べたのに、彩りや味つけはおろか、食べたことすら忘れてしまうなんて、もったいないと思いませんか？　以上から、食べすぎないで食事を楽しむコツをまとめると、「目の前の食べ物一つ一つを舌と脳の両方でていねいに楽しむ」ということになるようです。

結論

人は食べたものを1割から2割ほど忘れます。

食べるという行為はあまりに日常的なものです。そのために、普通の人でも食べたものを1割から2割くらいは忘れてしまうようです。さらに、大食いの人ほど食べた量をずいぶん少なく感じていたり、肥満傾向が強い人ほど食べたものをたくさん忘れてしまったりもします。つごうの悪い食べ物は食べなかったことにするといったことまで無意識にしてしまう人もいるようです。あなたの「食行動」はいかがですか。

出典
① Wansink B, et al. Meal size, not body size, explains errors in estimating the calo-rie content of meals. Ann Intern Med 2006; 145: 326-32.
② Karvetti RL, et al. Validity of the 24-hour dietary recall. J Am Diet Assoc 1985; 85: 1437-42.
③ Okubo H, et al. The influence of age and body mass index on relative accuracy of energy intake among Japanese adults. Public Health Nutr 2006; 9: 651-7.

column

カロリー？　それとも　エネルギー？

カロリーはエネルギー（熱量）の単位です。科学で使われるエネルギーの単位はジュール（Ｊ）ですが、食べ物に含まれるエネルギーだけはカロリー（cal）が単位として用いられ、１calはほぼ４・１８４Ｊに相当します。しかし、たとえば炭水化物は１グラム（ｇ）でおよそ４０００calのエネルギーをもっているので、１０００倍を意味するキロ（ｋ）を付けて、４kcalと表現することが多く、栄養学ではkcalが標準的な単位として使われています。「食品成分表」もそうです。

したがって、「カロリーが高い」は、「体重が重い」の代わりに「グラムが重い」といっているのと同じことです。「エネルギーが多い」というべきです。しかし、アメリカではエネルギーのことをカロリーと呼ぶ習慣があります。日本でもエネルギーのことをしばしばカロリーと呼ぶのはアメリカの習慣をまねたためではないかと考えられます。でも、栄養学を知っていたら、「食品成分表」や「食事摂取基準」にならって、カロリーではなく、エネルギーと呼びたいところです。

「速食いは太る」は本当か？

問い

ある大学で学生さんに自分の名前と「食べる速さ」、仲がよくて食事をよくいっしょにするクラスメイトを最大3人まで、その友だちの名前と「食べる速さ」を答えてもらいました。まわりの数字から計算をしていって、表のなかの［A］から［I］を埋めてください。そして、本人の回答と友だちの回答が完全に一致した割合（%）と、2人の回答が1つだけずれていた場合の割合（%）を計算してみてください。この計算から、この質問の信頼度がわかります。

＊ヒント　H→I→B→A→D→C→F→G→Eの順に数字を入れていくとスムーズに計算できます。
正解は153ページにあります。

食べる速さは？
□ かなり速い
□ やや速い
□ ふつう
□ やや遅い
□ かなり遅い

左のように質問をしました。
下の表は、この質問の信頼度を調べた研究の結果です。

表「食べる速さ」についての本人の回答と友だちの回答　出典❶

大学生女子222人を対象とした研究。総回答数は498。表の中の数字は回答数。

友だちの回答	本人の回答					
	かなり遅い	やや遅い	ふつう	やや速い	かなり速い	合計
かなり遅い	7	5	A	0	B	14
やや遅い	4	C	28	D	0	79
ふつう	2	82	E	50	7	279
やや速い	2	F	G	38	12	104
かなり速い	H	1	4	11	I	22
合計	16	140	213	105	24	498

本人の回答と友だちの回答が一致した割合 □ %

2人の回答が1つだけずれていた場合の割合 □ %

※ここでは食べる速度をテーマにするため、「速食い」と表記します。

よく噛んで、ゆっくり食べましょう。

そんなこと、ずっと昔からいわれています。科学的根拠なんて持ち出すまでもないと思われるかもしれません。しかし、「速食い」の程度と肥満度との関連が科学的に信頼できる研究によって示されたのはそれほど古いことではありません。その結果を**図1**で見ておきましょう 出典❶❷。右の図は肥満度（ボディ・マス・インデックス：略称はBMI）と速食いの程度との関連で、左の図は体重と速食いの程度との関連です。BMIは身長の違いを考慮して肥満の程度を表現できるので便利ですが、体重（kg）を身長（m）で2回割るという計算がめんどうですし、出てくる値もどうもピンとこないものです。ともあれ、日本肥満学会の基準によると、この数値が25・0を超えると「肥満」、18・5よりも小さくなると「やせ」と判断することになっています。

それよりも感覚的にしっくりくるのは、体重で示した左の図でしょう。食べる速さが違っても身長にはほとんど違いがないことがわかっているので、じつは、左の図も右の図も同じ結果を示していることになります。そして、「かなり遅い」群に比べて「かなり速い」群のほうが、平均値として、大学生女子と中年女性で6kg、中年男性では9kgも重くなっています。自分の体重よりも6kgや9kg多いとか少ないと考えれば、その違いの大きさを実感できるでしょう。

アンケートは信用できるか

ところが、**図1**の研究には大きな疑問があります。147ページ**表**の左に示したように、食べる

それでは、「速食い」の程度と肥満度との関連についての研究結果を見てみましょう。

図1 食べる速さと肥満度との関連　出典❶❷

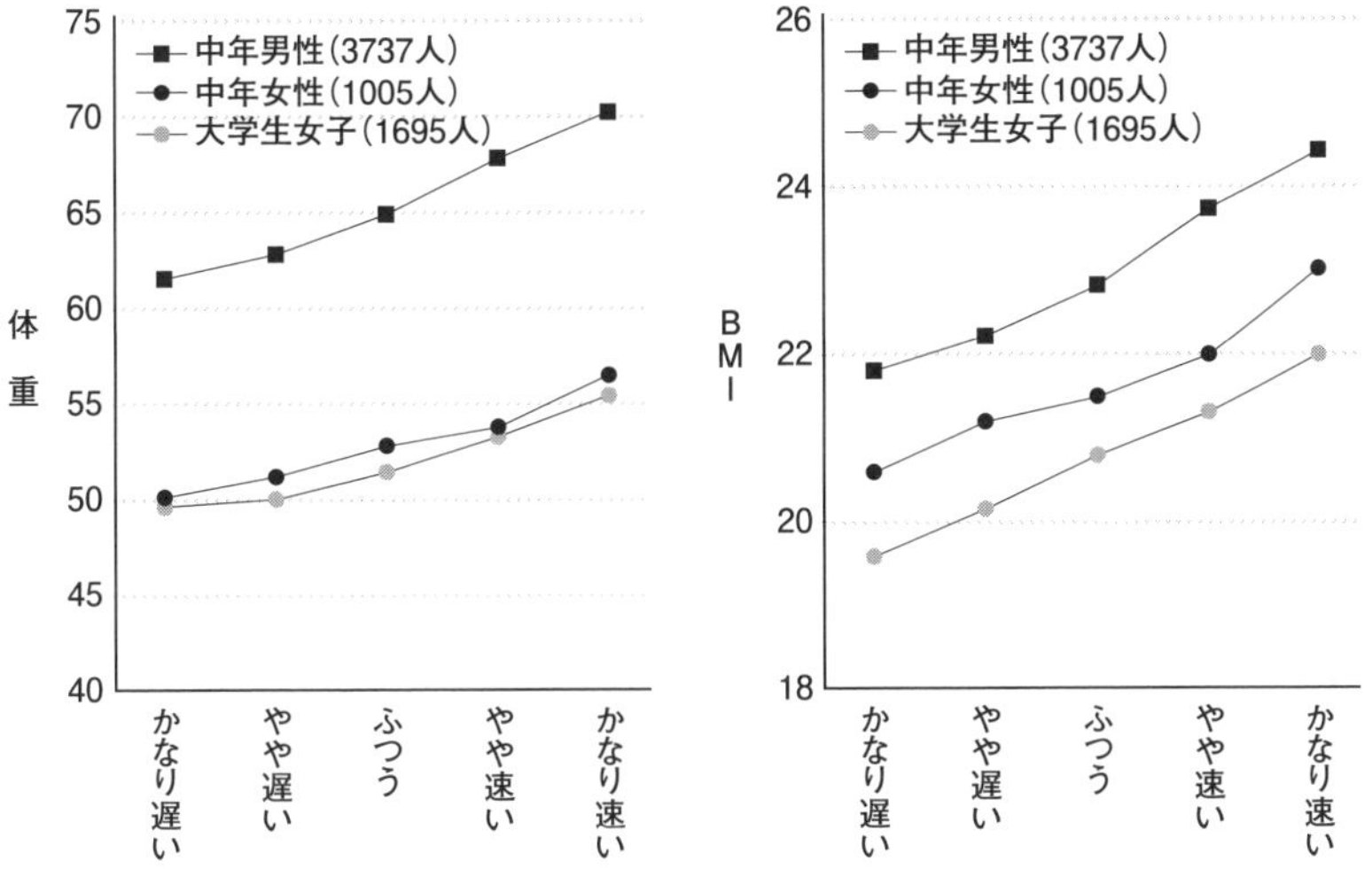

右の図は肥満度（BMI）との関連、左の図は体重との関連です。食べる速度が速いほど平均の肥満度が高いことがわかります。

速さをごく簡単な質問で本人に尋ねている点です。〝研究〟といえば、複雑でむずかしそうな機械で測るものだと思いませんか？　または、血液を採取して特別の機械にかけると速食いの遺伝子がわかる……みたいな。

ところが、**図1**の研究で使われたのは、「食べる速さは？」という質問と、「かなり遅い」「やや遅い」「ふつう」「やや速い」「かなり速い」という5つの選択肢のみでした。このままでは〝科学的根拠に基づいた〟とはいえないでしょう。

ある大学で学生さんにお願いして、小さな紙切れと鉛筆だけを使った簡単な研究が行なわれました。自分の名前を書いたうえで、「食べる速さ」を答えてもらいます。続いて、仲がよくて食事をよくいっしょにするクラスメイトを最大3人まであげてもらい、その友だちの名前と、「食べる速さ」を回答者本人の主観で答えてもらいました。回答中は友だちと相談しないようにお願いしました。そして、回答用紙を回収し、記入された名前を見ながら、本人が判断した「食べる速さ」と友だちによって判断された「食べる速さ」の一致度をまとめたのが**表**です 出典❶。

結果として期待されるのは、①一致度が低ければ、本人か友だちかどちらか（または両方とも）の回答が信頼できない、②一致度が高ければ次の二つに分かれ、②－1：本人も友だちもどちらの回答もかなり信頼できる、②－2：理由は不明だが、食べる速さを同じように誤認するなにか共通した理由がある、の合計3とおりのいずれかです。

表の答えは、151ページをごらんください。本人と友だちで完全に一致した回答は全体の46％と半分近く、一つだけずれていた場合を含めれば9割以上というとても高い一致率でした。

この結果から、①は否定されます。②－2の「共通した理由」とは、あるとすればそれはなにか。残念ながらそれはわかりませんが、このような質問がされるとは事前に知らされませんでしたし、相談もしないようにお願いしましたから、いちばん考えやすいのはやはり②－1でしょう。この簡単な研究によって、この食べる速さの質問と選択肢は、完璧ではないにしろ、〝科学的根拠に基づいている〟と認められ、さまざまな研究で使われるようになったわけです。

このように、質問への回答などが信頼できるかどうかを調べる研究を、「妥当性研究」と呼びます。妥当性研究の結果は一般の人々には伝えられませんが（それどころか、妥当性研究の存在すらほとんどだれも知りませんが）、〝科学的根拠〟を支えている要素の一つに、妥当性研究があるのです。たかがアンケート、されどアンケートといったところでしょうか。

速食いが太るメカニズム

一方、なぜそうなるかの理由や理屈をメカニズムと呼びます。速食いが太るメカニズムとして、次の二つが考えられます。

一つは、満腹中枢の働く速さに関連するもの。人が食べ物を食べると徐々に空腹感はやわらいでいき、代わって、満腹感が増してきます。そうして食事を終えます。ところが、速い速度で食べると、満腹中枢が働きだす前に必要以上に食べすぎてしまうのかもしれない、という考えです。

もう一つは、速食いの人は速く食べてしまいやすいものを選んで食べる傾向があるのではないかという考えです。つまり、よく噛まなくても飲みくだせるものや、量（かさ）の小さなもの、そして、食物繊維が少ない食べ物を選んで食べるのではないでしょうか。

図1の研究の一つ、大学生女子を対象にした研究では、確かに、**図2**のように食べる速度が速い群ほど、食物繊維摂取量が少ないことがわかっています 出典❶。食物繊維の摂取量が少ないと肥満になりやすいことは、数多くの研究で明らかにされていますから、このようなメカニズムが考えられるわけです。

ゆっくり食べる子どもを育てよう

大人だけでなく、子どもたちの肥満も大きな問題です。そして、子どもの肥満の出現率にも食べる速さが強く関連していることが、今や全国一の肥満県となってしまった沖縄で行なわれた研究で報告されています 出典③。「かなり遅い」子どもたちに比べて「かなり速い」子どもたちの肥満の割合は、小学生ではおよそ8倍、中学生男子では19倍にも達していました（**図3**）。

脂っこい食べ物を好み、野菜嫌いが多いという問題、甘いお菓子や清涼飲料の問題。それらもあるかもしれませんが、小学校の給食時間のなかで食べるためにあてられる時間は、15分から20分くらいだと聞きました。速食いを介して肥満の危険にさらされているのは、むしろ子どもたちのほうかもしれません。

どんな食べ物にも、食卓までの旅があり、物語があります。それを、友だちとおしゃべりしながら、味わう。肥満予防のためではなく、食事を楽しむ習慣が、結果として肥満の予防につながるのではないかと思います。そういえば、お箸でもフォークでもなく、「先割れスプーン」で給食を食

速食いが太るメカニズムについて考えてみましょう。

図2　食べる速さと食物繊維の摂取量との関連

出典❶

大学生女子 1695 人を食べる速さで分けたそれぞれの群の平均値

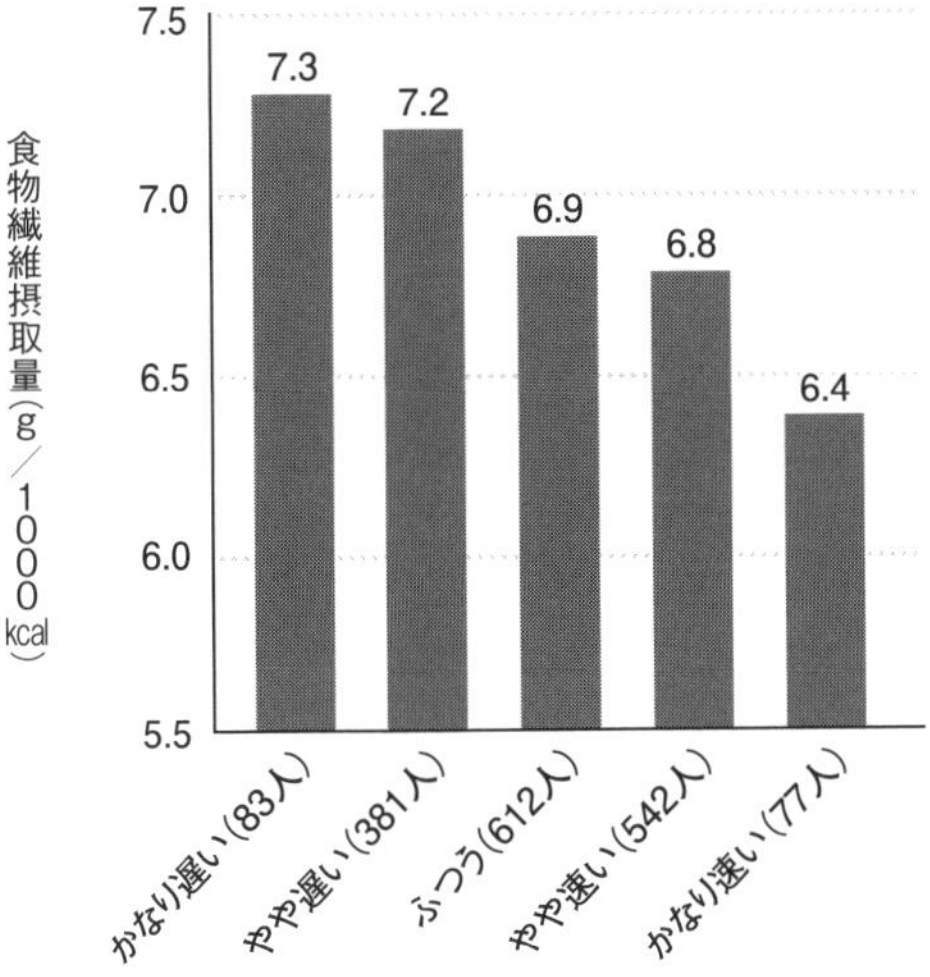

体の大きさなどの違いを考慮して、食べる速さの違いで摂取量の違いが見えるように、一定のエネルギー（1000kcal）を摂取したときの食物繊維摂取量で比較をしています。

147ページの表の答え

友だちの回答	本人の回答					
	かなり遅い	やや遅い	ふつう	やや速い	かなり速い	合計
かなり遅い	7	5	2	0	0	14
やや遅い	4	41	28	6	0	79
ふつう	2	82	138	50	7	279
やや速い	2	11	41	38	12	104
かなり速い	1	1	4	11	5	22
合計	16	140	213	105	24	498

・本人の回答と友だちの回答が完全に一致した割合は46%
計算式は（7+41+138+38+5）÷498×100（%）です。

・2人の回答が1つだけずれていた場合の割合は47%
計算式は（4+5+82+28+41+50+11+12）÷498×100（%）です。

子どもたちについては、どうでしょうか。

図3 沖縄県の小中学生における食べる速さと肥満の子どもの割合(%)の関連

出典③

子どもの肥満の基準は年齢によって異なり、統一的な基準がないため、ここでは国際的によく使われるInternational Obesity Task Forceの基準が用いられた。食べる速さの質問はおもに、小学校低学年では保護者が、その他では本人または本人と保護者がいっしょに答えた。

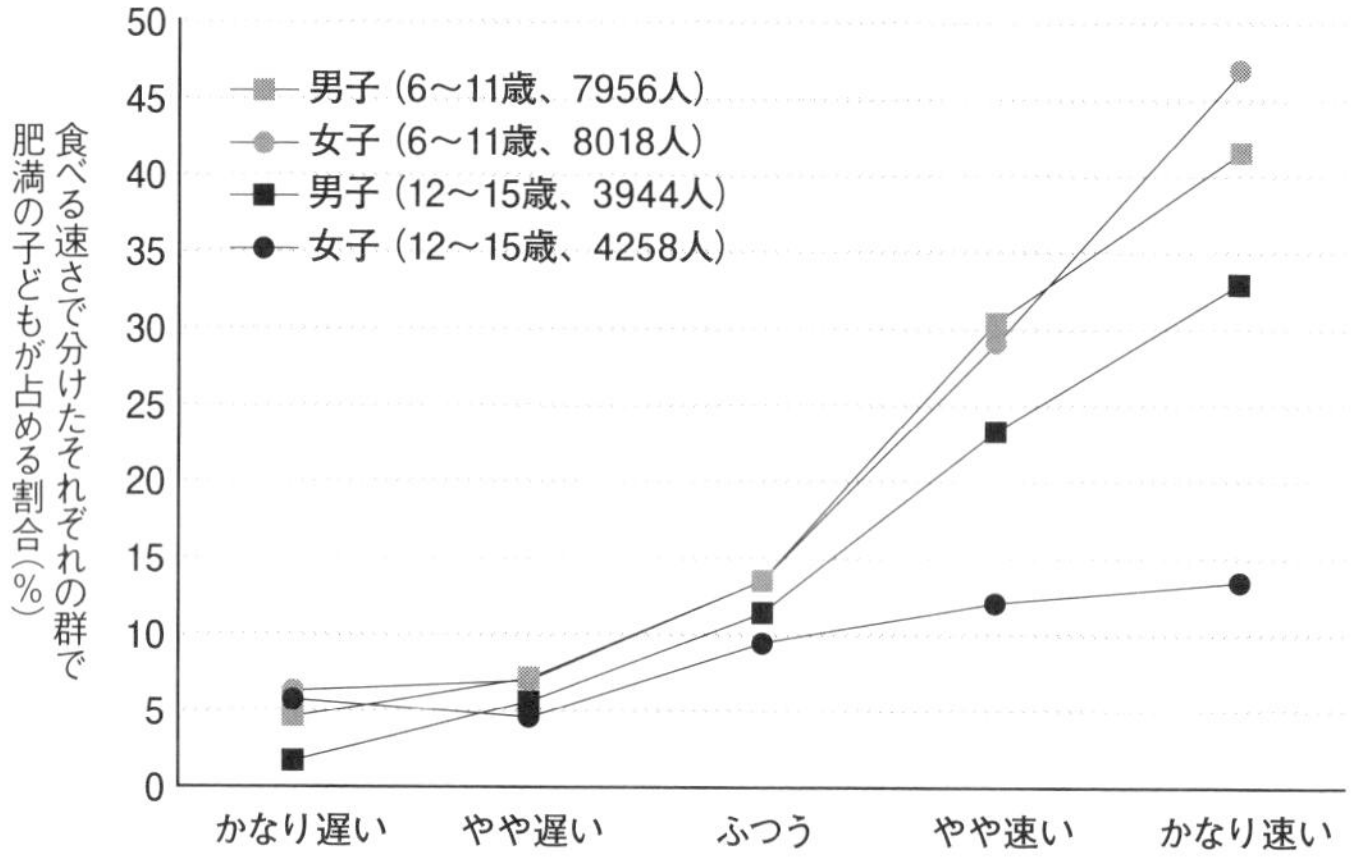

食べる速度が速い群ほど、肥満の子どもの割合が多く、その違いは小学生と中学生男子で顕著であることがわかります。

べた時代がありました。速く食べるのには便利なものだったように記憶しています。その因果関係はわかりませんが、計算上は、その時代の子どもたちが今のメタボ世代におよそ相当するようです。

結論

やせるためではなくてもゆっくり食事を楽しみませんか。

太らないことをうたったダイエットは世の中に山ほどあります。でも、その確からしさが科学的な方法で量的に確かめられたものはそれほどたくさんはありません。「ゆっくり食べましょう」は、科学的に確かめられた、数少ない例の一つです。特に子どもたちの肥満予防まで考えると、太らないことややせることを目的に「ゆっくり食べる」のをすすめるのではなく、みんながゆっくりと食事を楽しむ社会になれば、その結果として、肥満も予防できて一石二鳥（それ以上）だなと思います。

出典
① Sasaki S, et al. Self-reported rate of eating correlates with body mass index in18-y-old Japanese women. Int J Obes Relat Metab Disord 2003; 27: 1405-10.
② Otsuka R, et al. Eating fast leads to obesity: findings based on self-administered questionnaires among middle-aged Japanese men and women. J Epidemiol 2006; 16: 117-24.
③ Murakami K, et al. Self-reported rate of eating and risk of over-weight in Japanese children: Ryu-kyus Child Health Study. J Nutr Scivitaminol 2012; 58: 247-52.

ソフトドリンク
本当に怖いのは…

問い

テーブルの上に
ソフトドリンク※があるとします。
いっしょに食べたらおいしいだろうな
と思うもの(合いそうなもの)を
好きなだけ選んでください。

※甘い飲み物。コーラや無果汁の飲み物のことで、甘味のあるスポーツドリンクも含まれます。

- ☐ おにぎり
- ☐ ハンバーガー
- ☐ レタスサラダ
- ☐ ほうれん草のごまあえ
- ☐ 肉じゃが
- ☐ フライドポテト
- ☐ ドーナツ
- ☐ トースト

＊解説は本文中にあります。

２０１０年、ニュージーランドで31歳の女性が不整脈による心不全で亡くなりました。原因はコーラの飲みすぎだった、と現地のテレビが伝えた様子を偶然にインターネットで見つけました出典❶。毎日6リットルから10リットルも飲んでいたというから驚きです。思わず見入ってしまいましたが、こんなに飲んだらコーラでなくても体によいはずはありません。特殊な例をあげて食べ物のよしあしを判断するやり方はＥＢＮの嫌うところです。

ともあれ、コーラに代表される甘い飲み物（ソフトドリンク）は悪者にされがちです。「太らないようにダイエットコーラにしている」という話も耳にします。で……、ソフトドリンクを飲むと本当に太るの……か？

ソフトドリンクは肥満を招くか？

コーラなどソフトドリンクといえば、やはりアメリカです。**図1**は、アメリカの女性看護師を対象とした研究の結果です出典❷。約11万人の参加者のなかから、第1回と第2回の調査の間でソフトドリンクの摂取頻度が大きく変わった人たち１６４０人に限って体重の変化を見たものです。ソフトドリンクの摂取頻度が、週に1回以下から日に1回以上に増えると8年間で10kg近くも体重が増え、逆に、日に1回以上から週に1回以下に減らした人たちの体重増加は２kg程度にとどまっています。

子どもではどうか？

2歳から3歳の子どもたちを対象として、ソフトドリンクの摂取頻度が1年後の肥満の発生に及ぼす影響を調べた研究が、やはりアメリカにあります（図2）出典❸。この研究では、ソフトドリンクの摂取頻度が増えるほど肥満になる確率が増えるというわけではなく、日に1回以上か未満かに境目があるという結果になっています。また、ソフトドリンクが肥満に及ぼす影響は、もともと太りぎみだった子どもたちのほうが正常だった子どもたちよりも大きいこともわかります。

でも、すべての研究が「太る」といっているわけではなく、「関連なし」とした研究もあります。しかし、全体としては「関連あり（太る）」とした研究のほうが多いようです。

カロリーフリーなら太らないのか？

5歳から12歳の子どもたちに、毎日1缶（250mL）、砂糖入りの飲み物（104kcal）か、それと同じ味になるように人工甘味料で調整したカロリーフリーの飲み物（0kcal）のどちらかを1年半にわたって飲んでもらう研究が、オランダで行なわれました出典❹。

まず、たくさんの子どもたちにソフトドリンクの飲み方を尋ね、ソフトドリンクを毎日飲んでいる子どもたちを選び出し、研究への参加意思を示した子どもたちに参加してもらいました。さらに、見た目がまったく同じ缶が特別に作られ、それぞれの子どもに無作為にどちらかの缶が渡されました。そして、毎日1缶ずつ飲むように指示されました。641人の子どもたちが参加し、

ソフトドリンクを飲むと太るでしょうか。

図1　ソフトドリンクの摂取頻度と体重変化との関連

出典❷

アメリカで24～44歳の女性看護師11万6671人を対象としたコホート研究。そのなかで、1991年、95年、99年に行なわれた調査すべてに参加した5万1603人のなかから、91年から95年にかけてソフトドリンクの摂取頻度が大きく増えた人784人、減った人856人の体重変化。

摂取頻度	1991年	1995年	1999年
日に1回以上	▲	●	●▲
週に1回以下	○	△	○△

摂取頻度の変化	人数
○→●→●	323
○→●→○	461
▲→△→▲	110
▲→△→△	746

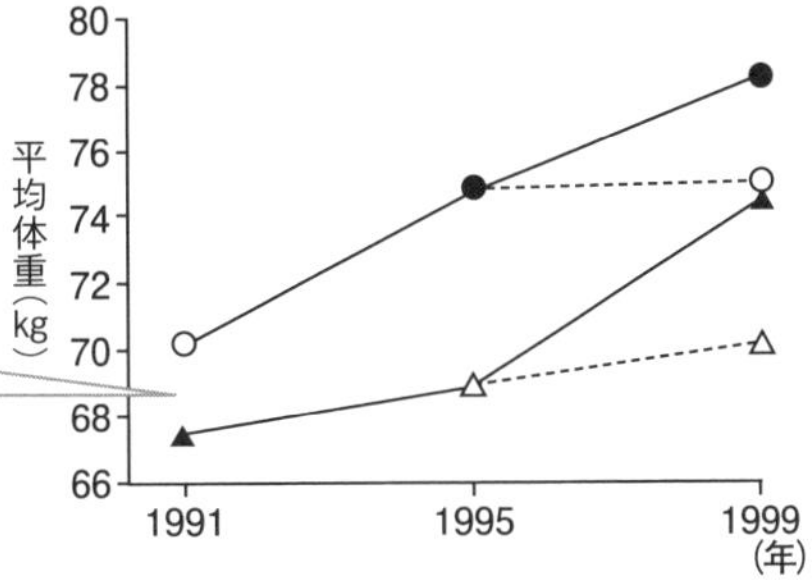

1991年から95年にかけて、摂取頻度が大きく増えた人たちはその間に5kg程度体重が増えたのに対して、摂取頻度が大きく減った人たちでは1kg程度の増加にとどまっています。ほぼ同じ変化が95年から99年にかけても見られます。

子どもではどうでしょうか。

図2　ソフトドリンクの摂取頻度と子どもの肥満との関連

出典❸

アメリカで2歳から3歳の子どもたち1万904人の食習慣と肥満度を調べ、1年後にもう一度肥満度を調べて、ソフトドリンクの摂取頻度が1年後の肥満に及ぼす影響を観察した結果。縦軸は、ソフトドリンクの摂取頻度が「1日あたり1回未満」だった群からの肥満児の出現確率に比べたそれぞれの群における相対的な肥満児の出現確率。肥満群では、1年後もそのまま肥満だった確率。

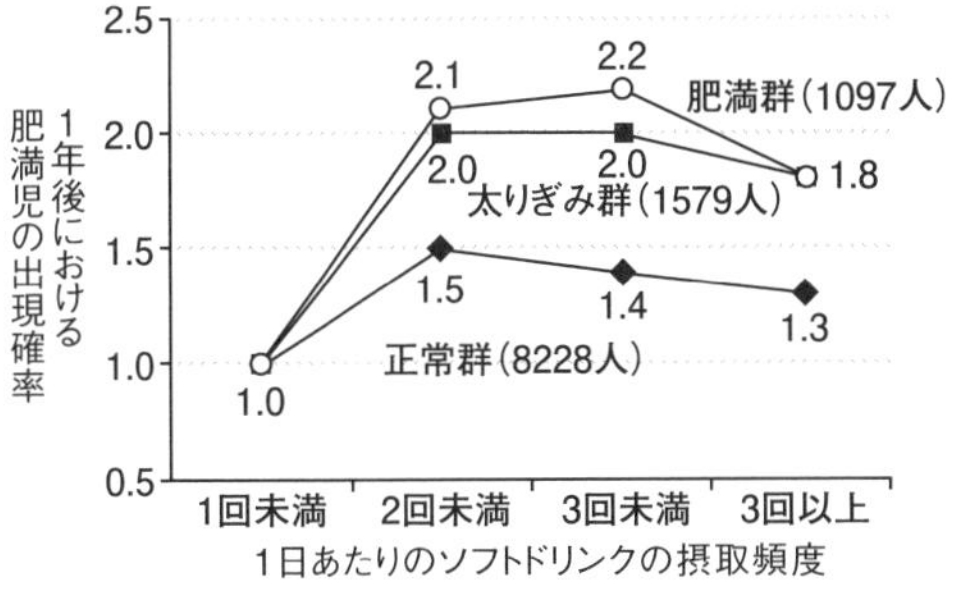

1日あたりのソフトドリンク摂取頻度が1回未満の子どもたちに比べて1回以上の子どもたちでは肥満児の発生が多いことがわかります。

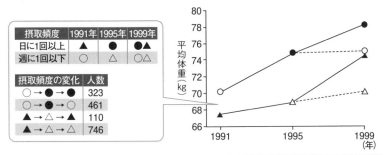

４７７人が最後まで毎日飲み続け、体重などの測定も完了しました。**図３**がその結果です。飲み始める前の平均体重は両群で同じでしたが、１年半後には１kgの差がついていました。

この研究で指示されたのは、缶の飲み物を飲むことだけです。ほかの飲み物や食べ物の制限はありませんでした。ですから、もしもカロリーフリーの飲み物を飲んだ子どもたちはおなかがすいてほかの飲み物を飲んだり食事をたくさんとったり、逆に、砂糖入りの飲み物を飲んだ子どもたちはおなかがすかなくてほかの飲み物や食事を控えたりしたとすれば、体重の差はないかわずかだったはずです。

この結果は、たとえこのようなことがあったとしても、全体として、ソフトドリンクに含まれるエネルギー（カロリー）によって余計に体重が増えることを示しています。ただし、ソフトドリンクを飲まない子どもたちに人工甘味料入りの飲み物をすすめることの正当性を示したものではありません。

太らなければ問題ないのか？　カロリーよりも怖いものがある

では、太らないくらいの量なら問題はないのでしょうか？

日本の女子大学生３９３１人を対象に、最近１か月間に食べた食べ物を細かく尋ねて食品群や栄養素の摂取量を調べ、そのなかに出てきたソフトドリンクの摂取量との関連が調べられています（**図４**）出典⑤。

左の図を見ると、ソフトドリンクの摂取量が多い人ほど油脂類とお菓子の摂取量が多く、逆に、

カロリーフリーのものならどうでしょうか。

図3 カロリーフリーのソフトドリンクの摂取と体重変化との関連 出典④

5歳から12歳の子どもたち641人に、毎日1缶（250mL）、
砂糖入りの飲み物（104kcal）か、それと同じ味になるように人工甘味料で調整した
カロリーフリーの飲み物（0kcal）のどちらかを1年半にわたって飲んでもらい、
体重の変化を観察したオランダの研究（無作為割付比較試験）。
最後まで飲み続け、体重などの測定も完了した477人についての結果。

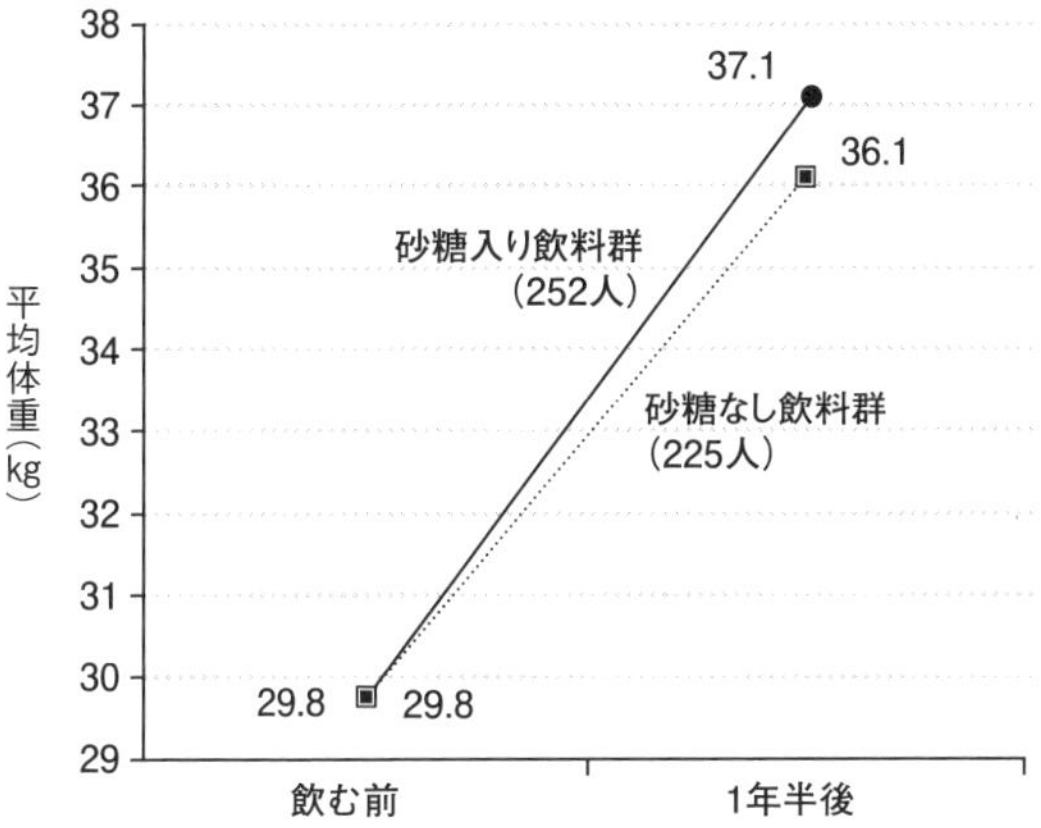

飲み始める前の平均体重は両群で同じでしたが、1年半後には1kgの差がつきました。どちらを飲んでいたのか多くの子どもたちは気づかなかったので、意図してほかの生活習慣を変えたためとは考えにくいでしょう。

カロリー（エネルギー）以外の影響を見てみると…？

図4 ソフトドリンクの摂取と食事内容との関連

出典⑤

日本の女子大学生 3931 人を対象に、過去 1 か月間のソフトドリンクの摂取量と食習慣全体（食品群・栄養素摂取量）との関連を調べた研究。

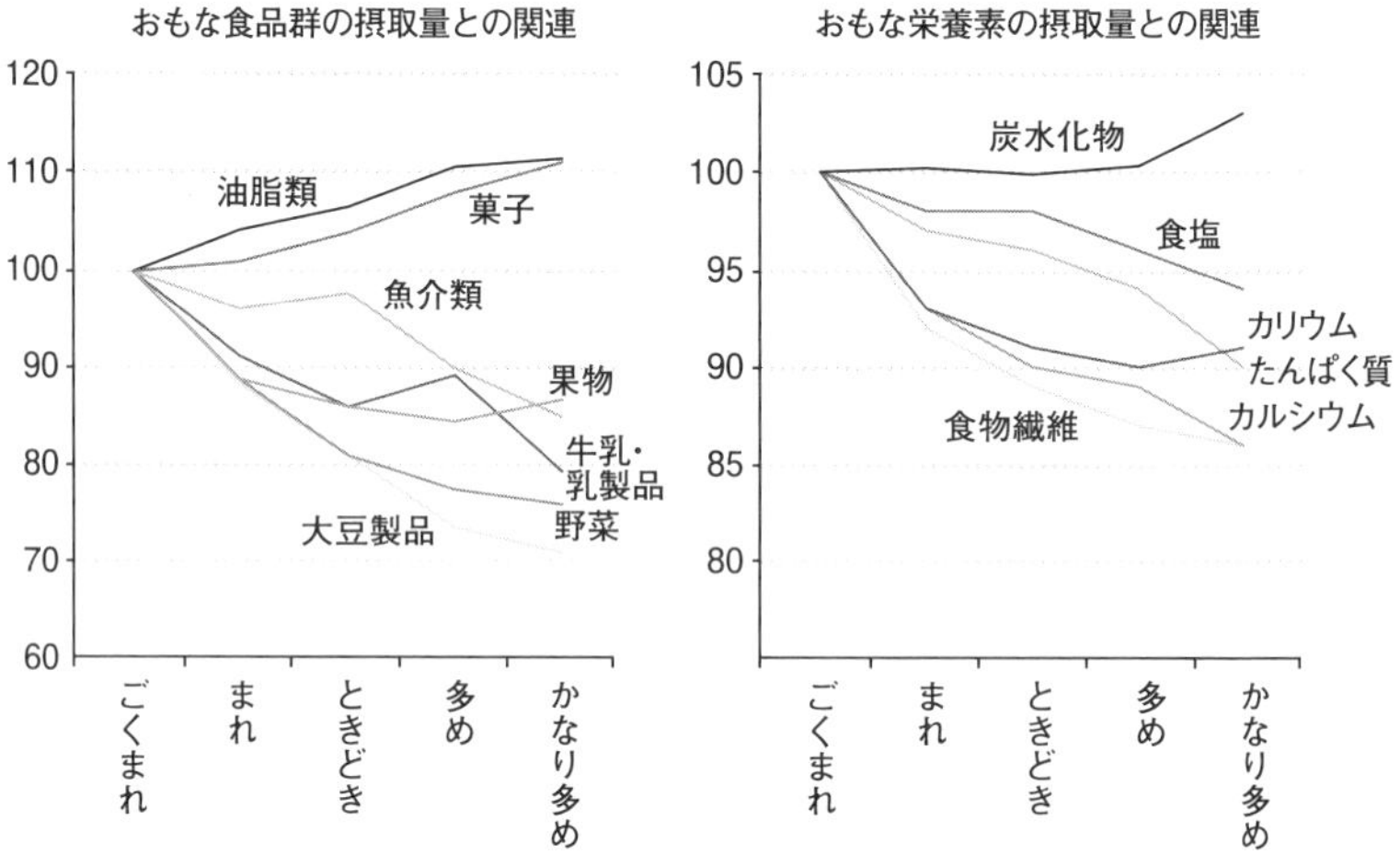

横軸　ソフトドリンクの摂取量（1日あたりの重量：g）で分けた群。
ごくまれ　＝4.4（ほぼ57日に1回）以下、
まれ　＝4.5〜27.9（ほぼ56〜9日に1回）、
ときどき　＝28.0〜59.9（ほぼ9〜4日に1回）、
多め　＝60〜112（ほぼ4〜2日に1回）、
かなり多め＝113（ほぼ2日に1回）以上。
1缶を250mLとして計算。

縦軸　「ごくまれ」群における平均摂取量に比べたそれぞれの群における相対的な平均摂取量。

ソフトドリンクの摂取量が多い人ほど油脂類とお菓子の摂取量が多く、魚介類、果物、牛乳・乳製品、野菜、大豆製品の摂取量が少ないことがわかります。そして、それは、たんぱく質、カリウム、カルシウム、食物繊維の少なさに反映されています。

しっかりと食べてほしい魚介類、果物、牛乳・乳製品、野菜、大豆製品の摂取量が少なくなっている様子がよくわかります。ソフトドリンクの仲よしは、油（脂）とお菓子。冒頭（156ページ）の問題に即していえば、ハンバーガー、フライドポテト、ドーナツとなるでしょう。

そして、右の図のように、きちんととりたいたんぱく質、カリウム、カルシウム、食物繊維といった栄養素がすべて少なく、食品群摂取量のアンバランスが栄養素摂取量のアンバランスに反映されていることがわかります。

これはなぜでしょうか？

残念ながら、ここでは主菜や副菜といった分け方では報告されていませんが、ソフトドリンクの摂取量が多い人ほど、主菜や副菜がそろった食事をとっていないことを想像させる食べ方です。このような食生活が長く、場合によっては一生続けば、肥満にとどまらず、骨粗鬆症にも脂質異常症にもがんにもかかりやすい体になってしまいます。でも、**図1**から**図3**の研究ではすべて、「日に1回以上か未満か」が肥満になるかどうかの境目になっているようでした。驚くのは、2日に1缶（おそらく1回）までという、この半分にも満たない飲み方で、このような問題がすでに起こっていることです。

図4の研究では、カロリーフリーの飲み物もソフトドリンクに含まれていましたが、カロリー（エネルギー）があってもなくても基本的には同じことでしょう。ソフトドリンクの怖さは、ソフトドリンクに含まれているカロリー（エネルギー）だけでなく、それよりもむしろ、きちんとした食事をとるという基本的な習慣を奪ってしまうことだとぼくは思います。

結論

飲みすぎて太ることよりも心配なことがあります。

確かに、ソフトドリンクを毎日飲み続ければ肥満を招くようです。でも、それよりも注意したいのは、ソフトドリンクの摂取量が多い人ほど、魚介類や野菜などきちんととりたい食品群が軒並み少なく、とりすぎに注意したい油脂類やお菓子の摂取量が多いことです。このような食習慣はあらゆる病気のもとになりますから、長い目で見れば肥満よりももっと心配です。ソフトドリンクの本当の怖さは、「きちんとした食事をとるという基本的な習慣を奪ってしまうこと」だと思います。

出典
① http://tvnz.co.nz/national-news/mum-31-died-after-excessive-coca-cola-intake-coroner-5339912（2013年5月1日アクセス）
② Schulze MB, et al. Sugar-sweetened beverages, weight gain, and incidence of type 2 diabetes in young and middle-aged women. JAMA 2004; 292: 927-34.
③ Welsh JA, et al. Overweight among low-income preschool children associated with the consumption of sweet drinks: Missouri, 1999-2002. Pediatrics 2005; 115: e223-9.
④ de Ruyter JC, et al. A trial of sugar-free or sugar-sweetened beverages and body weight in children. N Engl J Med 2012; 367: 1397-406.
⑤ Yamada M, et al. Soft drink intake is associated with diet quality even among young Japanese women with low soft drink intake. J Am Diet Assoc 2008; 108: 1997-2004.

column

ダイエット：食べる？　それとも　食べない？

現在、「ダイエット」という言葉はもっぱらやせるための食事を指す言葉として使われていて、「食べ物を食べないこと」を「ダイエットしている」と呼んだりします。しかし、ダイエットの本来の意味は、「食べ物を食べること」です。ダイエットの形容詞形のダイエタリーは「食事の」という意味で、「やせるための食事の」という意味はありません。わが国における栄養に関する包括的なガイドラインである「食事摂取基準」は、英語ではダイエタリー・リファレンス・インテイクスと呼ばれます。このときも「食事の」という意味で使われています。「やせるための食事の」という意味ではありません。

でも、英語のダイエット（diet）にも「やせるための食事」という意味があります。本来、ダイエットはエネルギーだけでなく、栄養素もきちんと摂取するためのものですが、体重の変化は見た目に大きな影響を与えるので、エネルギー（しかも、その制限）に特化して使い始めたのではないかと思われます。

このような理由で、栄養学を勉強した人が「ダイエット」と聞けば、「食べない」ではなく、「食べる」という意味のほうを先に思い出してしまいます。ダイエット食品……なんか不思議なことばです。

ところで、辞書をひくと、英語のダイエットには「国会」というまったく別の意味も出てきて驚きます。これは語源が異なります。

「朝食をとらないと太る」はなぜ？

問い

2003年と04年のアメリカの国民健康・栄養調査の結果です。前日に食べたものを栄養士が聞きとる方法で食事調査が行なわれました。食事思い出し法と呼ばれる方法です。そして、朝食を食べた人たちと朝食を抜いた人たちに分けて、ほかのそれぞれの食事でとったエネルギー量と1日全体のエネルギー摂取量を示しました。さて、図のA群とC群は、それぞれ「朝食を食べた人たち」、「朝食を抜いた人たち」のどちらでしょうか？

出典③

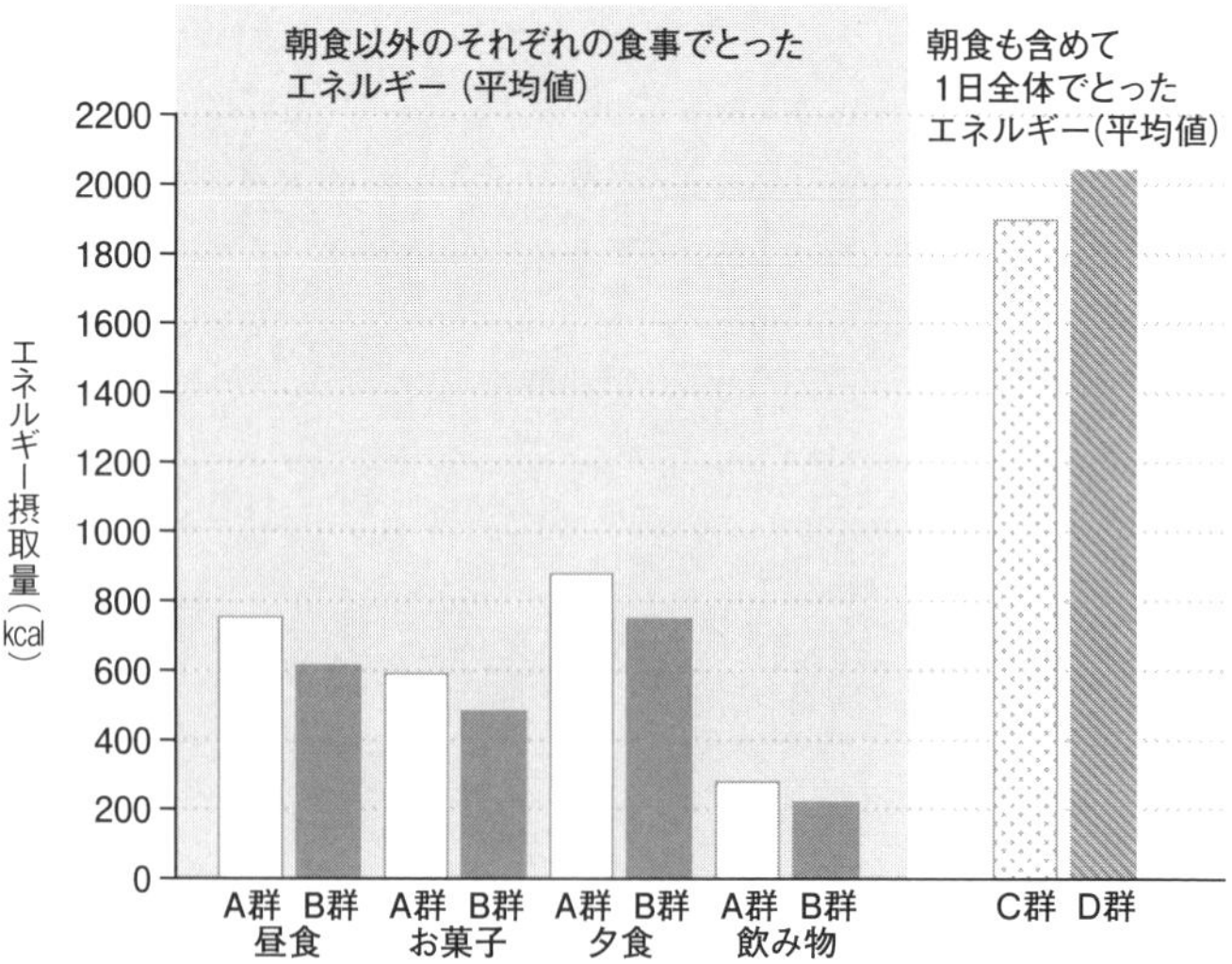

＊答えは本文中にあります。

朝食か朝寝坊か、好きなほうを選べるとしたら、ぼくは迷わずに朝寝坊を選びます。朝食を抜くと太るぞとおどかされても、時計を気にしながら大急ぎで食べたらもっと太るぞ、と応戦します（147ページ「肥満と食べ方の深い関係」をごらんください）。そして、朝食で節約したエネルギーをおやつか夕食にまわせば一石二鳥だと考えます。

朝食をとらないと太るのか？

朝食をとらなければ、その分のエネルギーが減り、やせるはずです。ところが事実は逆のようです。

図1はその一例です 出典❶。1985年にオーストラリアの109の小中学校で朝食欠食に関する大規模な調査が行なわれました。そして、その約20年後にその子どもたち（すでに30歳前後の大人ですが）に連絡をとり、もう一度、朝食の様子やその他の生活習慣、健康状態の調査が行なわれました。左の図は、朝食の有無と20年後の調査時における肥満度（BMI）との関連、右の図は同じく腹囲との関連です。子どものときの調査でも大人になってからの調査でも朝食をとっていた人たちを○○、子どものときの調査では朝食を抜いていて大人になってからの調査では朝食をとっていた人たちを×○、その逆を○×、そして、どちらの調査でも朝食を抜いていた人たちを××としました。○×と×○の違いははっきりしませんが、○○の人たちと××の人たちの差は歴然としています。

朝食をとらないと太るのでしょうか。

図1 朝食をとったか否かと肥満および腹囲との関連

出典❶

1985年にオーストラリアの109の小中学校で行なわれた朝食欠食に関する調査における対象者の20年後の肥満度と腹囲を、子どものときと大人になってからの朝食摂取の有無の組み合わせによって分けた結果。

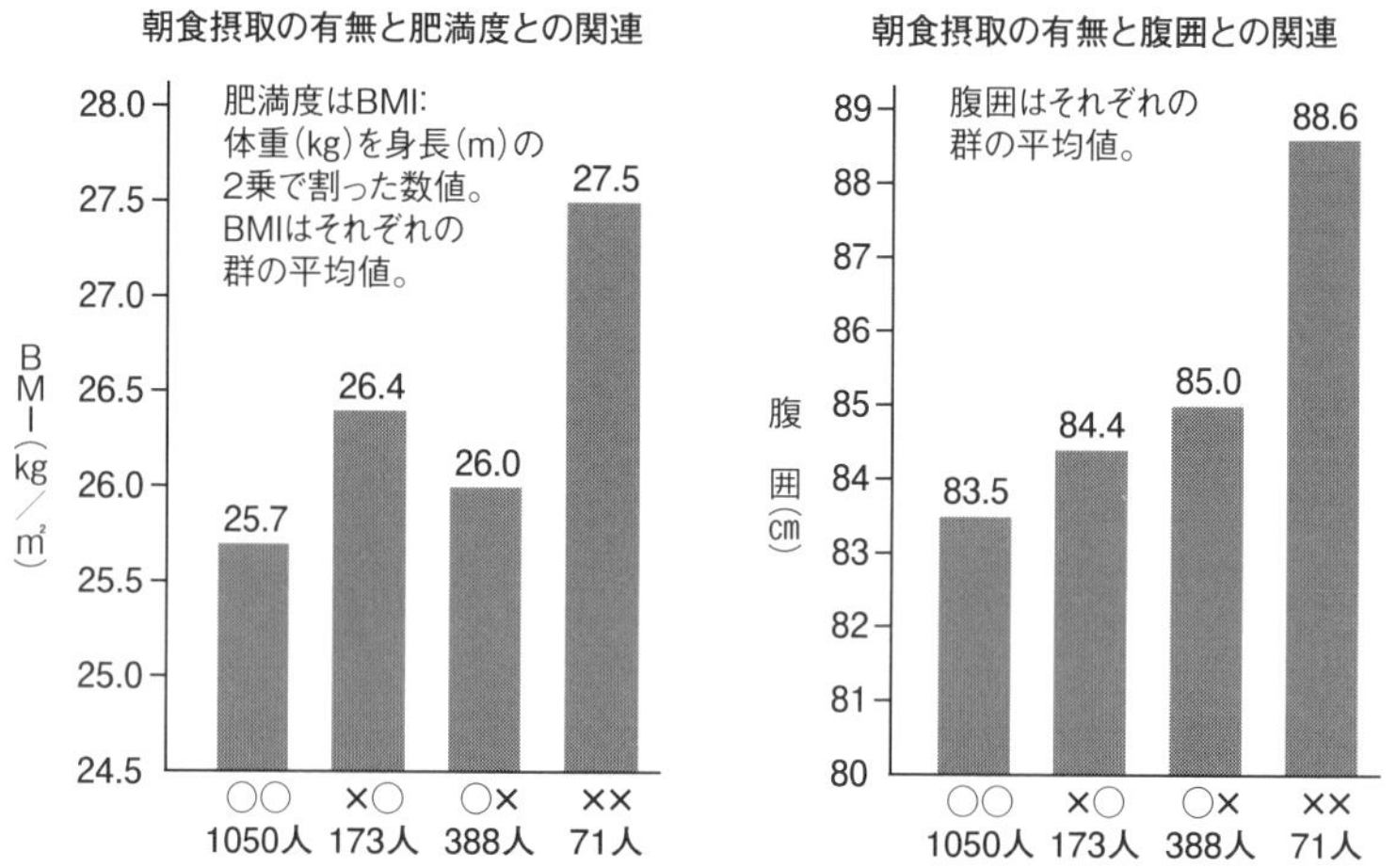

○○：子どものときも大人になってからも朝食をとっていた人たち
×○：大人になってからだけ朝食をとっていた人たち
○×：子どものときだけ朝食をとっていた人たち
××：子どものときも大人になってからも朝食を抜いていた人たち

【朝食をとったか否かの調べ方】

◆子どものときの調査

「学校に行くまでにふだんなにかを食べますか？」の問いに、「はい」か「いいえ」で答えてもらった。

◆大人になってからの調査

前日に食べたものについて1時間ごとに「食べなかった」「スナック」「軽食」「食事」のなかから選んでもらった。午前6時から9時までの3時間になにかを食べていた場合は「朝食をとった」、それ以外は「朝食を抜いた」とした。

○×と×○の違いは明確ではありませんが、○○の人たちと××の人たちの差は歴然としています。

では、なぜ、朝食をとらないと太るのでしょうか？　インターネットで検索してみたら、

①欠食による血糖低下のために食欲が増し、昼食や夕食を多く食べる
②体がエネルギーを節約して脂肪の合成を促進する

といった説明が出てきました。

おなかがすくとたくさん食べるのか？

毎日朝食をとる習慣を持つ８歳から10歳の子どもたち21人に朝食を抜いてもらい、その後の食事でとるエネルギー量を調べた研究がアメリカにあります（出典❷）。すべての子どもたちが朝食をとる日と朝食をとらない日をそれぞれ１回ずつ経験し、その結果を比べたところがミソです。朝８時に大学の研究センターに来てもらい、朝食と昼食はそこで全員が同じものを食べました。朝食をとる日は朝食を残さずに全部食べることが条件でしたが、昼食の量は子どもたちの自由に任されました。なお、朝食の有無にかかわらず、朝食と昼食のとき以外は水以外の飲食物はとらないように指示されました。そして、昼食までの間に「おなかはすいていますか？」という質問を５回して、１００点満点で答えてもらいました（**図２・左**）。朝食を抜いた日は午前中ずっとおなかがすいていてあたりまえで、朝食をとった日よりも５回とも高い空腹度を示しました。

ところが、です。待ちに待った昼食だったはずなのに、わずかな違いですが、昼食からとったエネルギー量は朝食をとった日よりも少なめでした（**図２・右**）。

朝食を抜くとおなかがすいて、たくさん食べるのでしょうか。

図2 朝食の欠食が1日のエネルギー摂取量に及ぼす影響 出典❷

毎日朝食をとる習慣を持つ8～10歳のアメリカの子どもたち21人に朝食を抜いてもらい、空腹の程度とその後の食事でとるエネルギー量を調べた結果。すべての子どもたちが朝食をとる日と朝食をとらない日をそれぞれ1回ずつ経験した。朝8時に大学の研究センターに来てもらい、朝食と昼食はそこで全員が同じものを食べた。朝食をとる日は朝食を残さずに全部食べることが条件だったが、昼食の量は子どもたちの自由に任された。朝食の有無にかかわらず、朝食と昼食のとき以外は水以外の飲食物はとらないように指示された。昼食後は自宅に帰り、その日その後に食べたり飲んだりしたものをすべて親に計量してもらった。

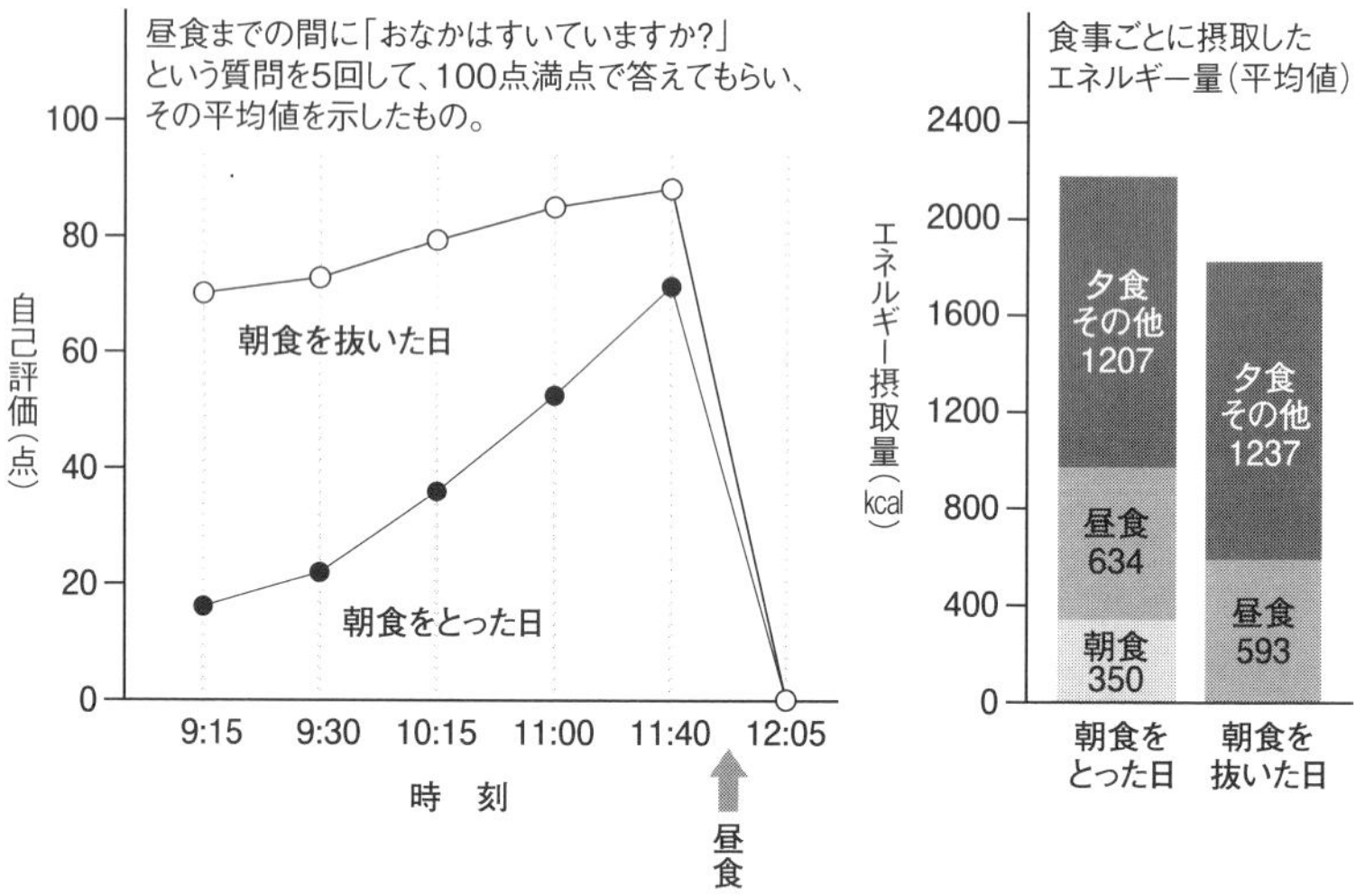

朝食を抜いた日は、午前中ずっと高い空腹度を示していたにもかかわらず、昼食でとったエネルギー量は朝食をとった日よりもわずかながら少なめでした。また、夕食とその他の食事でとったエネルギー量を含めても、朝食を抜いたためにとれなかったエネルギー量はその日のうちに補われていませんでした。

研究センターで食べる実験はこれで終わり、自宅に帰りました。そして、その日そのあとに食べたり飲んだりしたものをすべて親に計量してもらいました。自宅でとったエネルギー量は朝食を抜いた日のほうが少しだけ多かったのですが、1日全体のエネルギー摂取量の差はほぼ朝食分に等しく、朝食を抜いた分をその後に補ってはいませんでした（**図2・右**）。

不思議な結果ですが、お話をおもしろくするために珍しい結果を探し出したわけではありません。これほど顕著ではありませんが、アメリカの国民健康・栄養調査でも似た結果が報告されています出典❸。それが冒頭の質問で、正解はAもCも「朝食を抜いた人たち」です。この調査では、朝食を抜いた人たちはその後の食事をすべてやや多めにとっていましたが、それでも、1日全体のエネルギー摂取量は朝食をとった人たちのほうがやや多いという結果でした。やはり、理論的には、朝食を抜けばやせるはずです。

現実は理論よりも奇なり

ここで視点を変えて、もっと現実的に考えてみましょう。朝食をとる人とはどんな人か？　朝食をとる生活とはどんな生活か？　です。**図3**は、**図1**と同じ人たちについて、大人になってからの生活習慣や食習慣を、朝食の有無別に比較したものです出典❶。余暇にどれくらい運動をしているかを比べると、○が×に変わるほど体を動かさない人が増えています（**図3・上左**）。そして、その時間はテレビを見るのに使われています（**上右**）。そりゃあ太るよね、と突っ込みたくなります。さらに、○が×に変わるほど野菜や果物を充分に食べている人の割合も減っています（**下**）。

では、朝食をとる人の生活習慣を見てみましょう。

図3 朝食をとったか否かと生活習慣・食習慣との関連 出典❶

図１の研究と同じ人たちについて、朝食摂取の有無別に
大人になってからの生活習慣や朝食以外の食習慣を比較した結果。

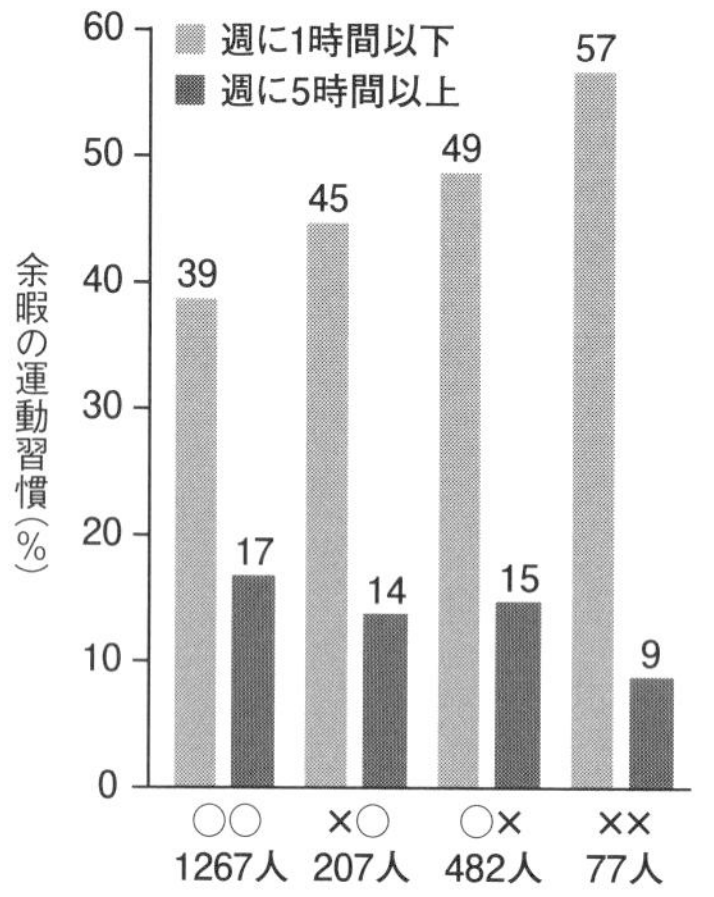

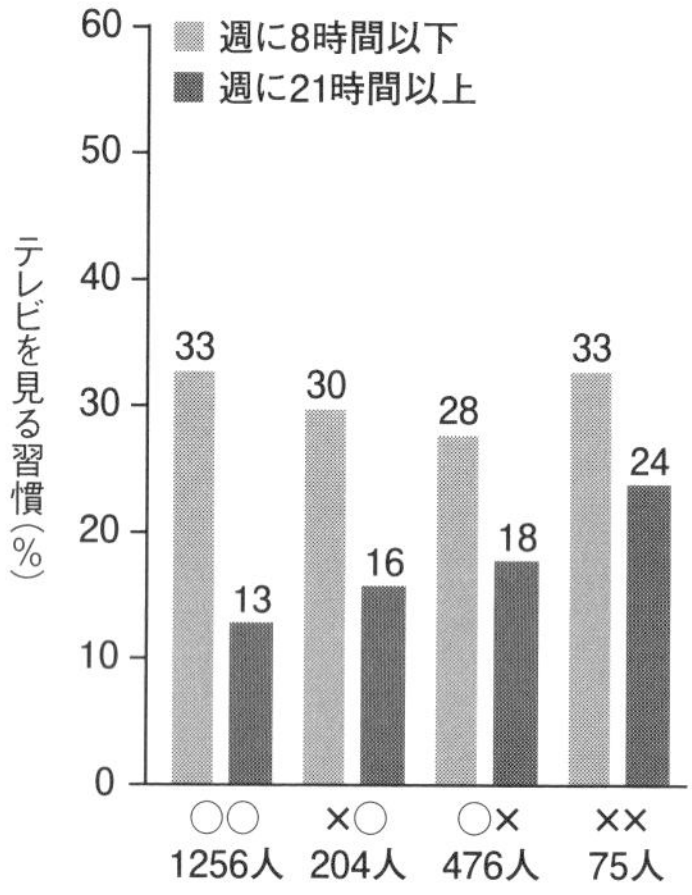

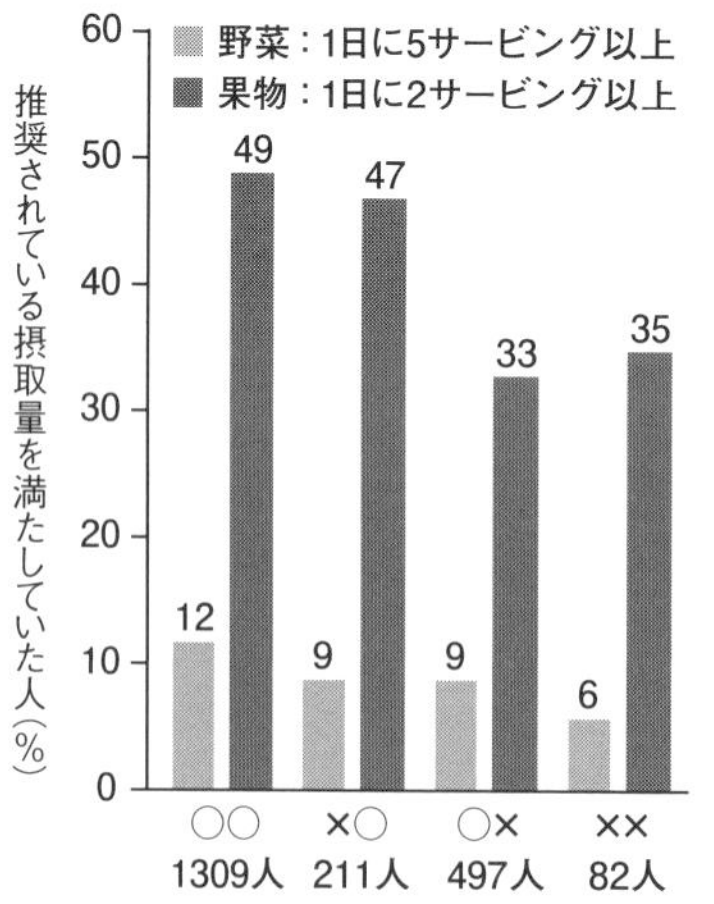

○が×に変わるほど運動時間が短く、テレビを見ている時間が長く、野菜や果物を充分に食べていない人が多いことがわかります。

では、もう一度。なぜ、朝食をとらないと太るのでしょうか？

朝食を抜いた人は、その後の食事を食べすぎてしまってエネルギーをとりすぎる（インターネットで見つけた「説①」）というよりも、消費するエネルギー量が少ないから太るのだと考えるほうが現実を正しくとらえていそうです。さらに、朝食をとっている人たちは、朝食に限らず、果物や野菜の摂取量が多く、いわゆる健康的な食べ方をしていて、これも肥満予防に一役買っているのかもしれません。

ところで、もう一つ、不思議なことがあります。文献（174ページ「出典」）の発表年をごらんください。ここ10年に発表された研究ばかりです。世界中の研究者が、現実（朝食を抜けば太る）と理論（やせるはずだ）のずれを解明するために、さまざまな実験や調査に挑戦しています。でも、まだよくわかっていないのだそうです。一方、インターネットで見つけた説明は鮮やかにいいきっていました。血糖低下や脂肪の合成など、栄養学の専門用語もおさえてあります。

なお、「説②」ですが、こちらは研究論文を軽く検索した程度なので勉強不足は否めませんが、「朝食を抜くと体がエネルギーを節約して脂肪の合成を促進する」ことを人で観察した研究報告は見つかりませんでした。インターネットで流されていた情報とその自信はどこから来たものなのか、不思議です。

このナゾを考え始めると眠れなくなって余計に朝寝坊してしまい、その結果、朝食を抜いてしまい、あれやこれやで体を動かすのがおっくうになり、その流れで夜もだらだらとテレビを見てしまい、また夜更かしになり……、なんてことになってしまいそうです。こういう悪循環がいつのまにか習慣化していくのでしょう。しゃきっと朝食、すなわち1日のリズムと健康的な食習慣を支えてくれる、おいしい目覚まし時計と理解しましょう。

結論

朝食をとらないでいると肥満のリスクが上がるのは事実のようです。

しかし、その理由はまだ完全には解明されていません。さまざまな説明が試みられていますが、可能性が高いのは、①朝食をとらない人は運動不足の傾向にあること、②野菜や果物の摂取量が少ないなど、全体として肥満を招きやすい生活習慣になっていること、です。朝食は1日のリズムと健康的な食習慣を支えてくれる「おいしい目覚まし時計」なのでしょう。

出典

① Smith KJ, et al. Skipping breakfast: longitudinal associations with cardiometabolic risk factors in the Childhood Determinants of Adult Health Study. Am J Clin Nutr 2010; 92: 1316-25.

② Kral TV, et al. Effects of eating breakfast compared with skipping breakfast on ratings of appetite and intake at subsequent meals in 8- to 10-y-old children. Am J Clin Nutr 2011; 93: 284-91.

③ Levitsky DA, et al. Effect of skipping breakfast on subsequent energy intake. Physiol Behav 2013; 119: 9-16.

ダイエットの目標は「BMI 22」とは限らない

問い

この図を見て、BMIと健康との間に
どのような関係があるか考えてみてください。

図1 肥満度（BMI）と健診における異常値が出た検査数合計との関係 出典❶

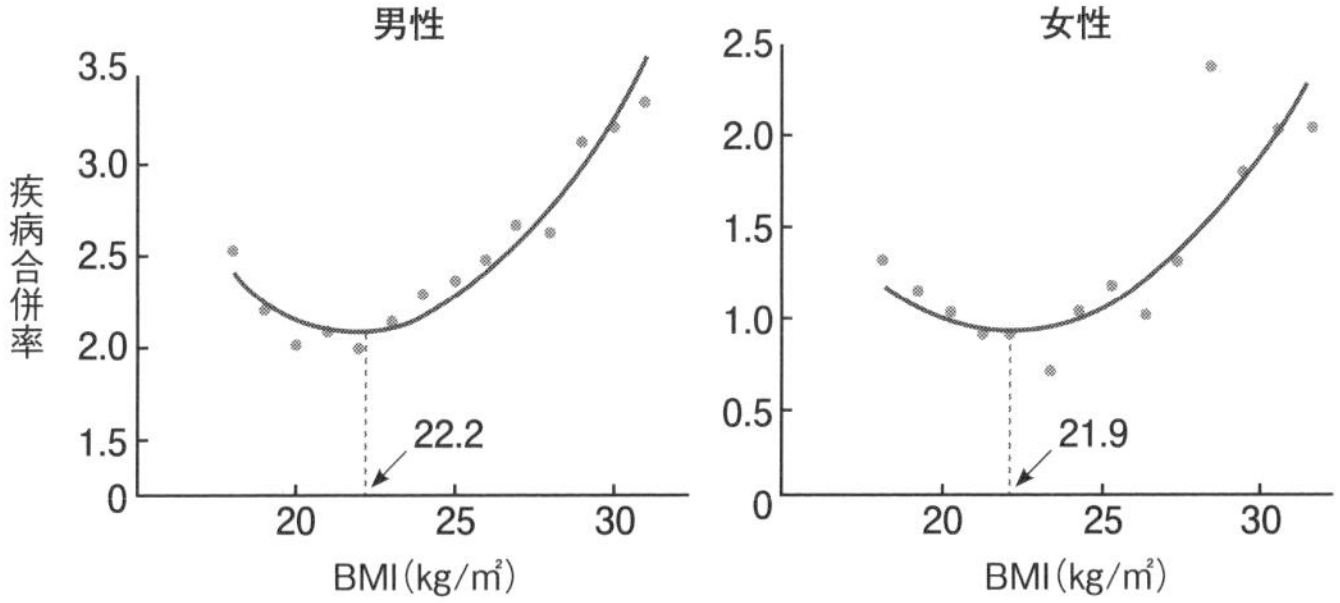

この図は、30歳から59歳の日本人、およそ5000人の健診結果をBMI別に比較したものです。すなわち、健診で異常値が出た検査の数の平均値をBMIごとに示した図です。健診にはどんな項目があるか思い浮かべながら考えてみましょう。

ＢＭＩは肥満の指標

「メタボ」が流行語大賞を受賞したのは２００６年です。すでに14年も前の話ですが、「メタボ」そのものはその後も衰えを見せず、おじさん世代を席巻した後、若者を巻き込んで、子どもたちにまで蔓延しそうな勢いです。メタボ、すなわち、メタボリックシンドロームは、糖尿病や心筋梗塞など、数多くの生活習慣病の危険を高めてしまうという、肥満を中核とする代謝性異常です。

「太りたくない！」

わかります。では、理想体重っていくつくらいですか。あなたは何kgくらいでいたいですか。

本題に入る前に、予備知識を確認しておきましょう。背の高い人の体重が低い人より重いのはあたりまえですから、太っているかどうかは体重そのものではなく、身長に対する相対的な体重、すなわちボディ・マス・インデックス（ＢＭＩ）として表現しなくてはなりません。具体的には、体重（kg）を身長（ｍ）で２回割り算をします。ぼくの身長は１・65ｍで、体重は59・５kgなので、[59.5 ÷ 1.65 ÷ 1.65 ≒ 21.9] となります。ＢＭＩが25以上になると、メタボの可能性が出てきます。

では、前ページの**図１**を見てください。これは、30歳から59歳の人、およそ５０００人の健診結果をＢＭＩ別に比較したものです。すなわち、健診で異常値が出た検査の数（つまり、いわゆる引っかかった数ですねえ）の平均値を、ＢＭＩごとに示した図です出典❶。男女ともに22くらいで、異常値を示した検査の数が最も少なくなることがわかります。

「理想体重はＢＭＩ＝22」と覚えている人も多いかもしれません。**図１**はそれを示した研究の一つで、「理想体重」という言葉も「22」という数値もこの研究によるところが少なくないようです。ぼくのＢＭＩはほぼ22ですから、理想に近い体型といえるでしょう。確かに、健診で毎年引っかかるのは完全右脚ブロックという心電図異常だけです。

でも、「健診に引っかからない＝健康」といってよいのでしょうか。生きているからこそ健診に行けるのだけどなあ、と少しひねくれた考えを持ってみました。なにごとも命あってのお話です。

男性は女性より体重に注意

図2は、男女およそ2万人ずつの人に協力していただいて、その後、10年間にわたって、その人たちの死亡の状況を調べた結果です出典②。研究開始時のこの人たちの年齢は30歳から59歳で、そのときの身長と体重から計算したＢＭＩと、その後10年間における死亡率との関係を図示しました。死亡率とはあまり縁起のよい指標ではありませんが、医学研究ではときどき用いられます。これを見ると、男女ともに、ＢＭＩが23以上25未満の人たちで死亡率が最も低いことがわかりました。なお、この図は死亡率の数値そのものではなくて、死亡率が最も低かったＢＭＩ23以上25未満の人たちの死亡率に比べた比率として図示されています。このような表わし方を相対危険と呼びます。なお、死亡率には肥満の程度以外に、喫煙や飲酒など、いろいろな生活習慣が影響します。この研究では、この問題を考慮して、年齢、喫煙習慣、飲酒習慣、運動習慣なども調べ、これらの影響を統計学的にとり除いたうえで、ＢＭＩと死亡率との関係を調べています。

目を凝らしてみると、女性では、ＢＭＩが19以上だと25未満まで死亡率にほとんど違いはなく、

図1と図2を見比べて、
理想的なBMIがどのくらいか考えてみましょう。
男女の違いにもご注目ください。

図2 肥満度（BMI）とその後10年間における死亡率との関係　出典❷

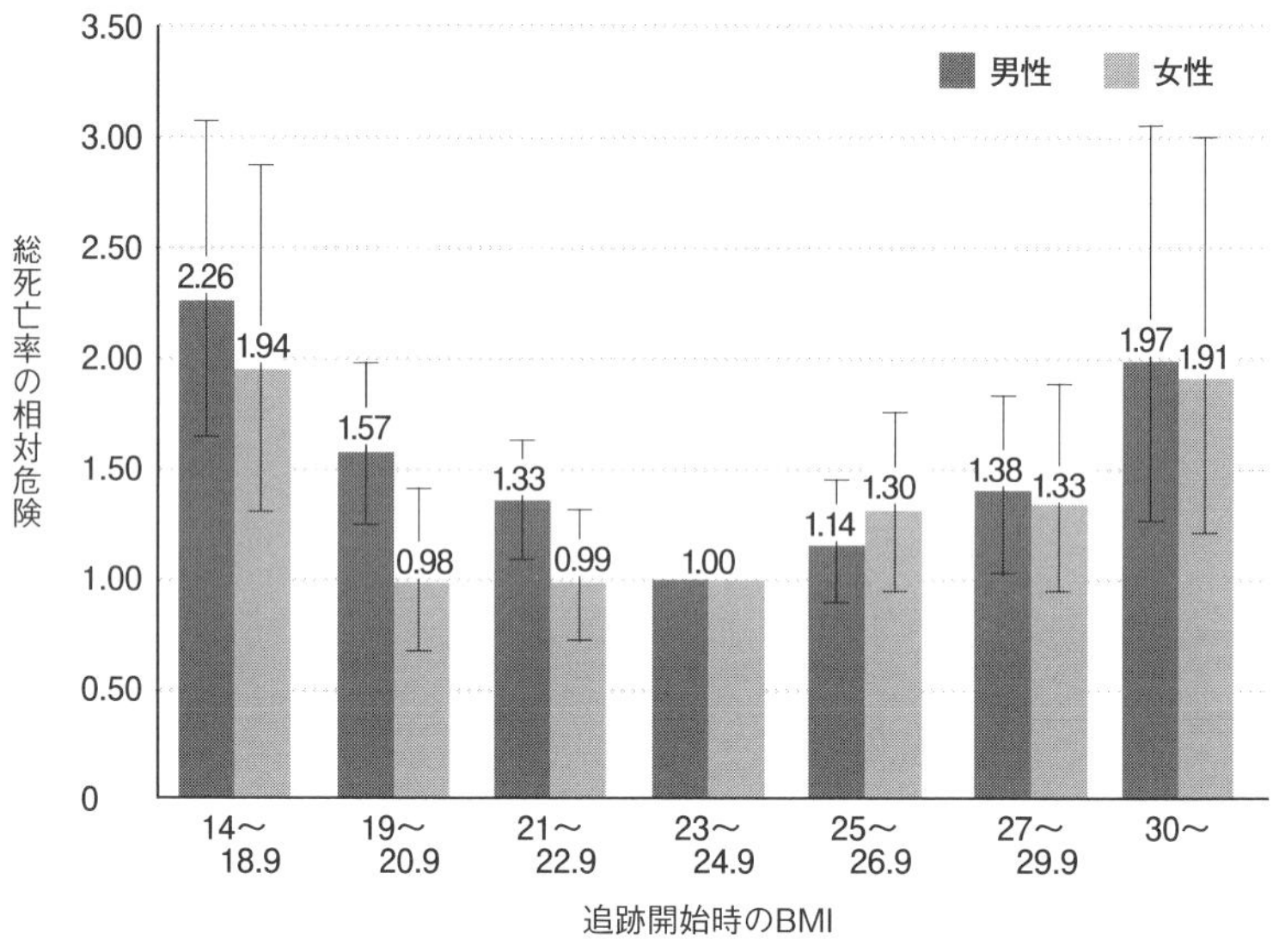

30〜59歳の日本人（男性1万9500人、女性2万1315人）を10年間追跡し、BMIと総死亡率との関係を調べた結果です。それぞれのBMIにおける総死亡率はBMIが23〜24.9の群に比べた相対危険（95%信頼区間）として表わしました。年齢、喫煙習慣、飲酒習慣、運動習慣など、ほかの要因が総死亡率に与える影響は統計学的にとり除いてあります。

最も低いことがわかります。それに対して、男性はＢＭＩが「23以上25未満」より増えても減っても、死亡率が上がっています。つまり、肥満の程度と死亡率の関係は女性よりも男性のほうが強く、男性は女性よりも体重の変化に注意すべきだということがわかります。でも、現実は逆だと思いませんか。太った、やせたと一喜一憂しているのは女性のほうで、男性は無頓着……。

それはともかく、**図1**と**図2**の違いはなぜ起こるのでしょう。どちらを信じればよいのでしょう。ヒントは、**図1**の研究の健診項目にあります。肺疾患、心疾患、上部消化器疾患、高血圧、腎疾患、肝疾患、高脂血症（今は脂質異常症と呼んでいます）、高尿酸血症、糖尿病、貧血という10項目でした。ＢＭＩ以外のメタボリックシンドロームの診断基準である高血圧、高脂血症、糖尿病がすべて入っています。その一方で、命にかかわる大きな病気であるがんが入っていません。つまり、糖尿病や心筋梗塞など、メタボに関連した病気にかかりたくなかったら**図1**を参考にして、とにかく生きていたいと思ったら**図2**を参考にするのが正しいようです。**図2**のほうが**図1**よりも理想のＢＭＩが高い理由は、これでおわかりになったことでしょう。

年齢とＢＭＩの関係

続いて、韓国で行なわれた大規模研究の結果を紹介しましょう。30歳から95歳の韓国人、なんと約１２１万人のＢＭＩと、その後12年間にわたる死亡率を調べ上げました。**図3**は、49歳まで、50歳から64歳まで、65歳以上の３つの群に分けて結果を示したものです出典③。

生活習慣や遺伝子にわずかな違いはあるものの、肥満の程度は日本人によく似ていますから、参考価値はかなり高いでしょう。肥満による死亡率の上昇が、年齢が高くなるほど少なくなっていく様子が見てとれます。年齢を重ねるにつれて、肥満が死亡率の上昇に関与する程度は弱くなっていくわけです。

この研究でとても驚くのは女性の結果です。韓国人の女性は、65歳を超えたら事実上、無限に太ってもだいじょうぶ……（まさか！）。これは、65歳になったらどれだけ肥満してもだいじょうぶというのではなく、男女ともに、肥満以外の要因による影響が大きくなってきて、肥満の影響が相対的に弱くなり、見えなくなっていく様子を示したものと理解すべきでしょう。この研究が教えてくれることは、中年期の肥満は危ないということ、そして、高齢期の健康維持は太っているかどうかだけではなく、さまざまな生活習慣や自分の体の特徴など、幅広い目配りがたいせつだということです。

最後にもう一度、日本の研究に戻りましょう（**表1**）。男性約3万人、女性約6万人を対象として、10年間にわたって生死を調べたものです出典④。興味深いのは、最も死亡率が低くなるＢＭＩを、年齢ごとに調べてくれたことです。これを見ると、60歳に境目があるのがわかります。

ぼくのＢＭＩを24にするためには、6kg太らないといけません。動かないで食べ続ければできそうな気もします。でも、これはいけません。体重とは無関係に、運動不足そのものがたくさんの生活習慣病の危険を増すからです。**図2**の研究では、「同じ運動習慣を持っている」と仮定して結果を示していました。運動量を減らさずに体重を増やすのはよいことかもしれませんが、これは、太めの人が減量するよりもむずかしいようです。

今度は男女の違いに加えて、年齢による違いにもご注目ください。理想的なBMIはいくつでしょうか。

図3 韓国で行なわれた、肥満度（BMI）とその後12年間における死亡率との関係の研究　出典❸

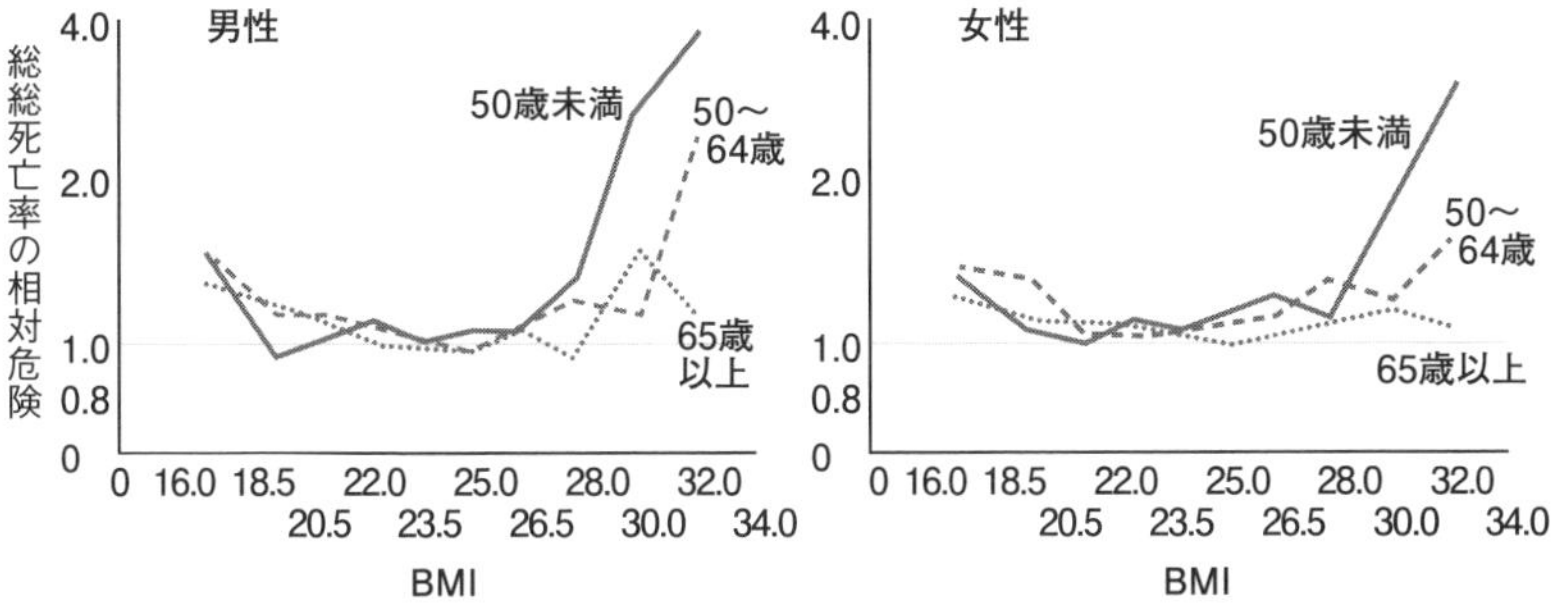

喫煙習慣のない韓国人男女（121万3829人）を12年間追跡した総死亡率の結果です。年齢の影響を統計学的にとり除いたうえで、それぞれのBMIにおける総死亡率をBMIが24の群に比べた相対危険（95%信頼区間）として表わしてあります。

最後にこの表を見て、もう一度、理想的なBMIがどのくらいか考えてみてください。

表1 肥満度（BMI）とその後10年間における死亡率との関係　出典❹

研究開始時の年齢	男性のBMI	女性のBMI
40〜49歳	23.6	21.6
50〜59歳	23.4	21.6
60〜69歳	25.1	22.8
70〜79歳	25.5	24.1

総死亡率が最低になるBMIを男女別に年齢階級ごとに示したものです。日本人（男性3万2060人、女性6万1916人）を10年間追跡した結果で、年齢、喫煙習慣、飲酒習慣の影響を統計学的にとり除いてあります。

結局、どうすればよいのでしょうか。今回示したＢＭＩよりも太めの人は、減量に励んだほうがよいみたいです。その一方、それよりも細めの人は、運動量を減らさずに食べて体重を増やすか、ほかの生活習慣に気を配るのが健康的な生き方のようです。

後日談：新しい基準を見てみよう

ＢＭＩと死亡率の関連はその後も数多くのコホート研究がわが国を含めて世界各国で行なわれ、最も死亡率が低い肥満度が年齢によって異なる様子はますます確かなものになりつつあります。そのなかで、わが国の65から79歳の高齢者２万６７４７人を11年間追跡した結果（**図４**）は特に注目に値します 出典⑤。ＢＭＩが20から22・9だった群に対して、それよりも太っていた群の死亡率は上がらず、ごくわずかですが、むしろ下がり気味でした。一方、それよりもやせていた人たちでは明らかに死亡率が上がっていました。高齢者では肥満よりもむしろやせのほうが危ないことをこのデータははっきりと示しています。

だからといって無限に太ってよいなどといっているのではありません。肥満はそれだけで高血圧、高血糖、脂質異常といったやっかいな生活習慣病のリスクです。つまり、太っている高齢者はこれらの病気を持ちながら生きることになります。健康で長生きしたいか、生活習慣病をかかえながら長生きしたいかと聞かれれば後者を選ぶ人はだれもいないでしょう。２０２０年から24年度までの間日本人の栄養摂取の基準として使われる「日本人の食事摂取基準（２０２０年版）」では、このような事実を踏まえて、目標とするＢＭＩの範囲を**表２**ように決めています。

高齢者では、肥満よりもやせのほうが問題のようです。

図4　65～79歳の日本人高齢者（男性1万1230人、女性1万5517人）を11.2年追跡した結果　出典⑤

BMIが20から22.9だった群に比較した死亡率。
喫煙習慣、飲酒習慣、身体活動、教育年数、婚姻状態、その他、
結果に及ぼす可能性がある影響を統計学的に調整済み。

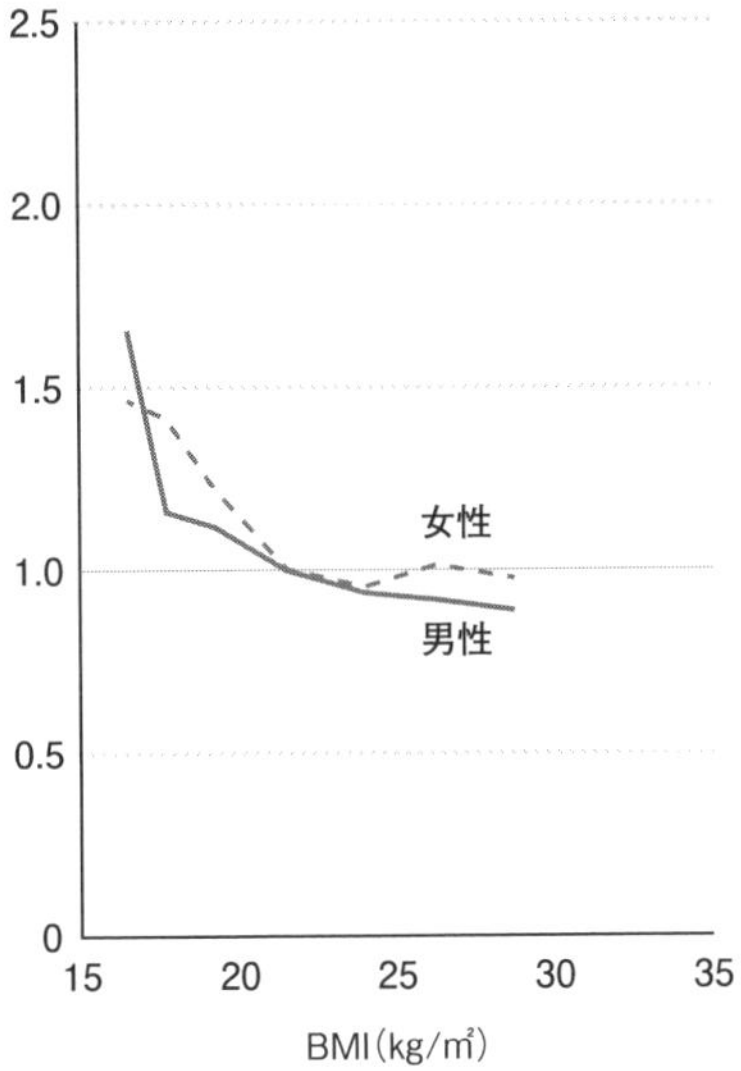

BMIが22以上で死亡率が下がっていますが、ごくわずかです。これは、22以上ならどのBMIもほぼ等しくよいことを示しています。むしろ、やせすぎに注意すべきだということがわかります。

表2　日本人の食事摂取基準（2020年版）における目標とするBMI（kg/㎡）の範囲（18歳以上、男女共通）

「観察疫学研究において報告された総死亡率が最も低かったBMIを基に、
疾患別の発症率とBMIとの関連、死因とBMIとの関連、日本人のBMIの実態に配慮し、
総合的に判断し目標とする範囲を設定。」との脚注が注目に値する。

年　齢	目標とするBMI
18～49歳	18.5～24.9
50～64歳	20.0～24.9
65歳以上	21.5～24.9

結論

理想的なＢＭＩは22とは限りません。なぜならば…

理想的なＢＭＩが22付近なのは60歳までの女性だけで、中年男性では24程度、そして、その後、男女ともに年齢が上がるとともに理想的なＢＭＩも少しずつ上がっていきます。現在のＢＭＩが、年齢相当の理想的なＢＭＩを上まわってしまっている人は、積極的に減量に励むことをおすすめします。一方、それよりも細めの人は、運動量を減らさずに食べて体重を増やすか、体重はそのままで、ほかの生活習慣に気を配ることをおすすめします。体重の変化だけに一喜一憂するのではなく、禁煙や運動習慣、食習慣など、幅広い健康管理を忘れてはなりません。

出典

① Tokunaga K, et al. Ideal body weight estimated from the body mass index with the lowest morbidity. Int J Obes 1991; 15: 1-5.
② Tsugane S, et al. Under- and overweight impact on mortality among middle-aged Japanese men and women: a 10-y follow-up of JPHC study cohort I. Int J Obes 2002; 26: 529-37.
③ Jee SH, et al. Body-mass index and mortality in Korean men and women. N Engl J Med 2006; 355: 779-87.
④ Matsuo T, et al. Age- and gender-specific BMI in terms of the lowest mortality in Japanese general popula-tion. Obesity 2008; 16: 2348-55.
⑤ Tamakoshi A, et al. BMI and all-cause mortality among Japanese older adults: findings from the Japan collaborative cohort study. Obesity 2010; 18; 362-9

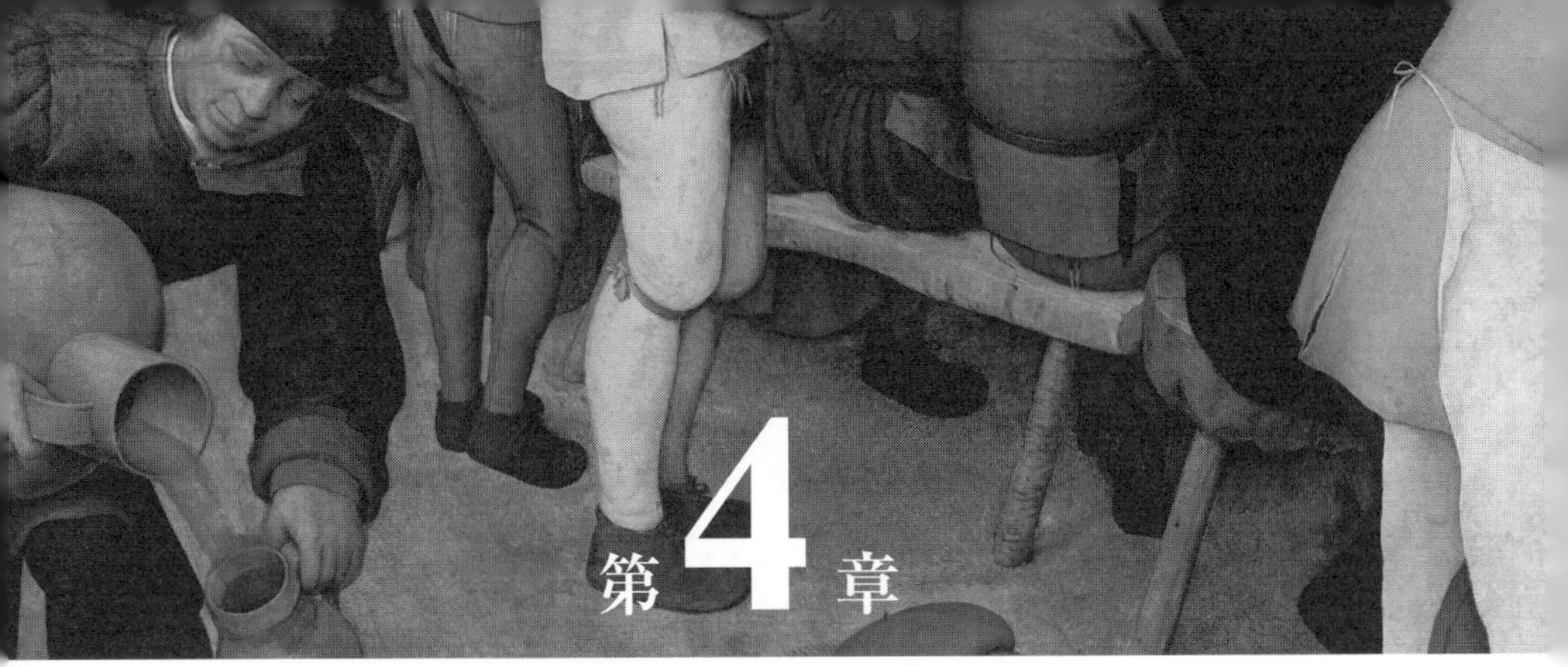

第4章

呑んべぇ必読！

お酒、なにをどれくらいどのように飲むか

ドイツ「ビア樽腹」は本当か

「近ごろおなかが出てきたのは、もしや、ビールの飲みすぎ?!」
なんて思ったことはありませんか?
よく耳にする「ビア樽腹」は
本当にビールのせいなのでしょうか?
ビールの本場ドイツを中心に長い歴史をさかのぼり、
ビールとおなかまわりの気になる関係を探ります。

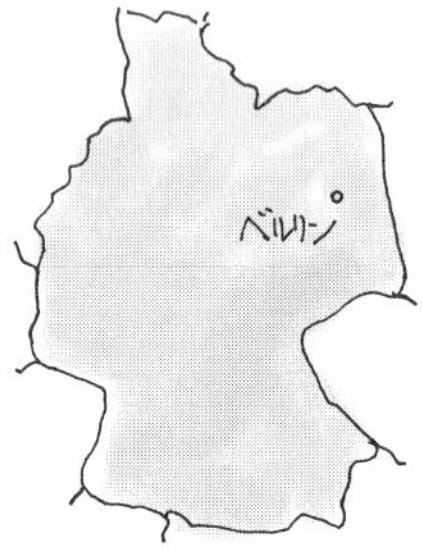

岩倉使節団とベルリンのビール

1871年(明治4年)、岩倉具視率いる総勢46人の大使節団、いわゆる岩倉使節団は、1年と9か月をかけて欧米12か国を訪問し、地球を一周して帰国した。詳細な記録を残して新時代の日本に大きな影響を与えたのは周知のことだが、数々の記録のなかにはこんなおもしろいものもある(出典1)。

「ここでは男も女もところかまわずビールを飲んでいる。米国や英国ではまったく見られなかったことだ。1人あたり1年に400リットルも飲む。(中略)ベルリンの人は気風が粗暴でよくない。学生たちもビールで酔っ払って、大声で歌を歌いながら街を練り歩き、なかには道端で小便をする者もいる」

この記録を見て、これを書いた人とベルリン市民の両方に親近感をいだいてしまうのはぼくだけだろうか。慣れない土地での2年近くにも及ぶ窮屈な外交交渉の日々。憂さ晴らしも必要だったに違いない。なかにはこっそりと街に出て地元の人たちと杯を重ねて大騒ぎをした（ついでに道端に小便もした）者もいたに違いない、とぼくはにらんでいる。というのも、ドイツを訪れると、いつの間にか大きなジョッキを握って地元の人たちと大騒ぎになるのがつねだったからである。

400リットルは誇張かもしれないが、ドイツ人のビール好きは今でも変わらない。ある統計によると、2018年の年間1人あたりのビールの消費量は、1位がチェコでドイツは3位。現在われわれが日常的に飲んでいるラガータイプのビールは、南ドイツのミュンヘンで生まれ、チェコのピルゼン地方でその製法が確立され世界に広まった。この歴史を考えれば、やはりこのあたりをビール文化の中心とみなしてよいだろう。

ビア樽腹か、それとも酒樽腹か？

こうなると、心配になるのが健康への影響だ。肝臓もそうだが、肥満も気になる。特に気になるのがビア樽腹、つまり腹部肥満、ウエストまわりである。メタボリックシンドロームなんていう、不気味な言葉も頭をよぎる。それにしても、なぜビア樽腹というのだろう。これは真実なのだろうか。

約2500人のイギリス男性について、お酒と腹囲の関係を調べた研究がある（**図1**）出典❷。最もたくさん飲む（1日に1・1合以上）人たちについて見ると、ビール好きの腹囲がワイン好きや蒸留酒好きよりも少し大きめなのが気になるものの「ビールが特別に」というほどではないらしい。

それよりも注意すべきなのは、1日平均で0・3合、つまり3日でおよそ1合を超えると、お酒の種類にかかわらず腹囲が増加傾向にあることだ。つまり、本当は「酒樽腹」と呼ぶべきなのかもしれない。

太るのはお腹だけか?

ビア樽腹は出っ張ったお腹に象徴されるが、太るのはお腹だけではないらしい。すべてのお酒から摂取するアルコール（エタノール）の合計量と、肥満度との関連を調べた報告がある（**図2**）出典③。この研究によると、男性は飲酒量が増えるにつれて、腹囲だけでなく、肥満度も上がる（太る）傾向にあることがわかる。肥満度はBMIで表現してある。これは、西ヨーロッパ6か国の共同研究で、男性およそ10万人、女性およそ16万人もの人たちを調べたものだ。ドイツはもちろん含まれている。すべての結果が25を軽く超えているので、全体的にかなり太っていることがわかるが、お酒でさらに太るかという視点からみれば、1日当たりビール大瓶1本を超えると太り始めると読める。これは日本酒だとほぼ1合に当たるから、肥満予防の観点からも「1日に1合まで」といえそうである。

しかし、女性は少し違う。わずかだが、1日当たり1本までだとむしろやせていた。もしも、ビールに含まれるアルコールや糖質のエネルギー（カロリー）が太る原因だとすれば、男女間で結果が異なる理由を説明できない。ここからは科学的でないが、ビールのエネルギー（カロリー）よりもビールを飲みながらなにを食べるか、そちらのエネルギー（カロリー）のほうがずっと大きな

図1 おもに飲むお酒の種類と摂取量別に見た腹囲

出典❷

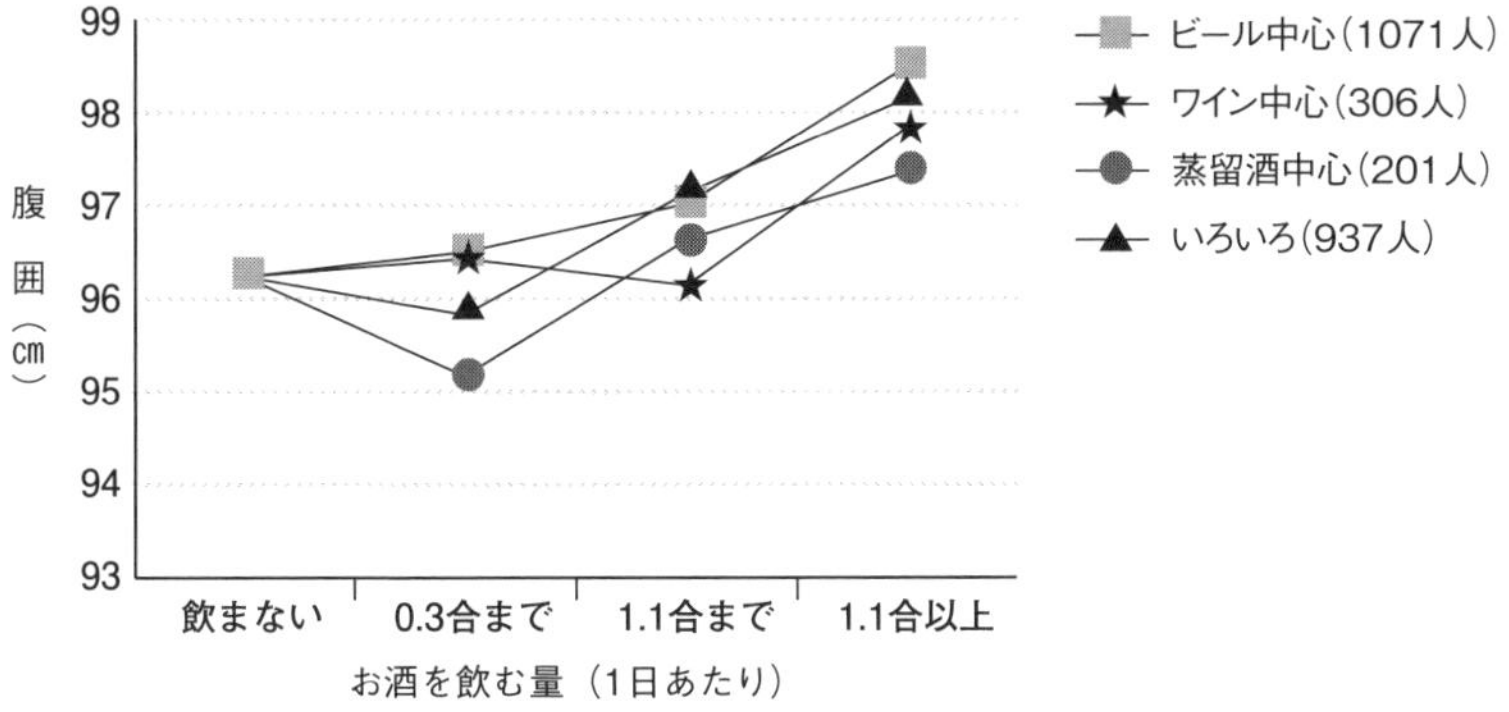

図2 20歳以後の習慣的なアルコール摂取量と肥満度（BMI）の関連

出典❸

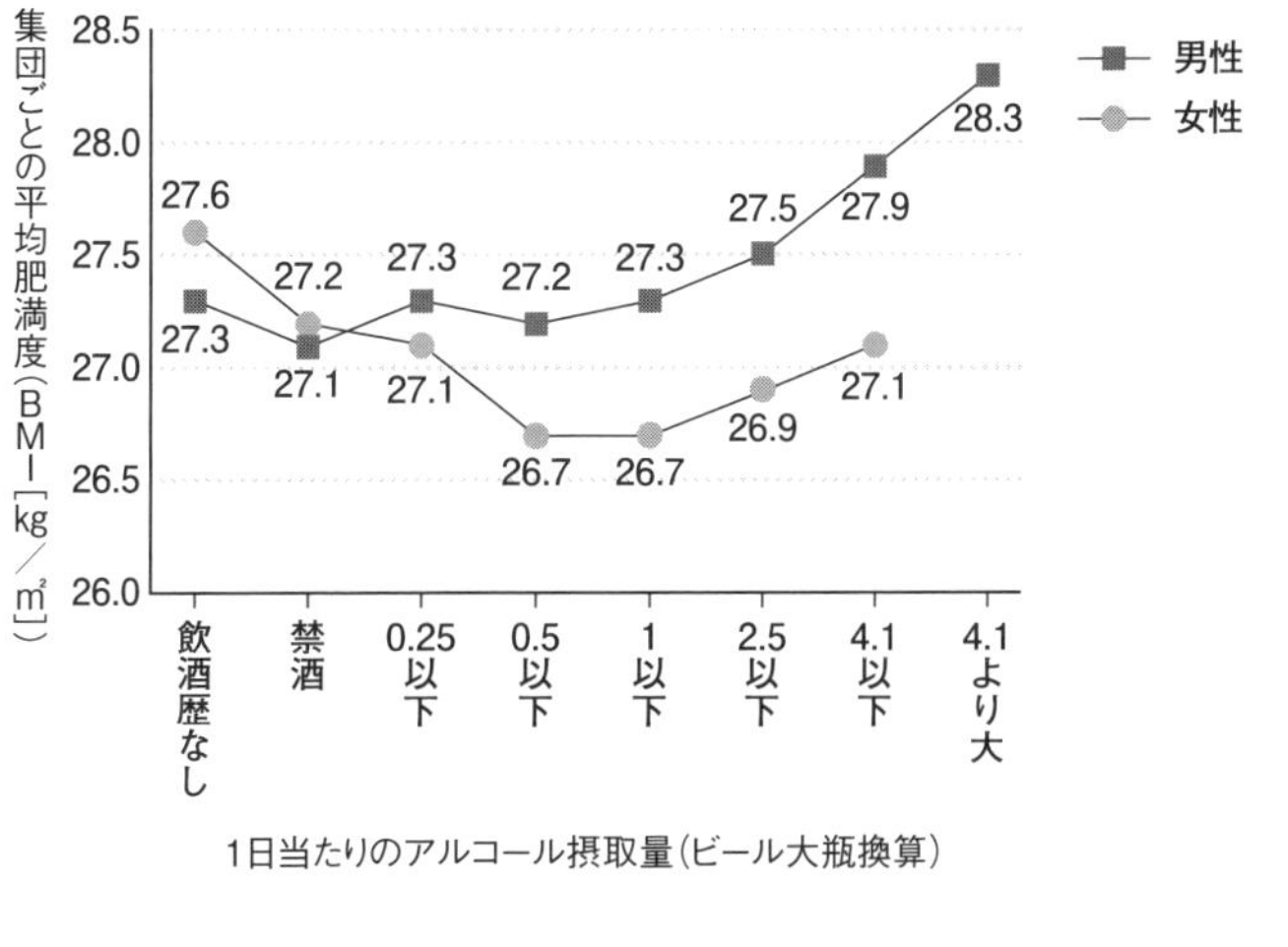

ビール摂取量は 1 日当たり摂取量をビール瓶大瓶（淡色ビール：633mL、アルコール含有量は 3.7g/100g、密度は 1.008g/mL）の本数で示した。
西ヨーロッパ6か国による共同研究。対象者の年齢は 25 ～ 70 歳。男性が 9 万 7666 人、女性が 15 万 8796 人。
年齢、教育年数、身体活動、喫煙習慣、お酒以外の食べ物に由来するエネルギー摂取量、その他、結果に及ぼす可能性がある影響を統計学的に調整済み。

問題なのではないだろうか。この研究では年齢や喫煙習慣、運動習慣、アルコール以外の食品から摂取したエネルギー摂取量が結果に及ぼす影響を注意深くとり除く計算方法がとられているが、どのような人がお酒を飲むのか、なんのために飲むのか、どこで飲むのか、だれと飲むのかなどと考えていくと、やはり男女の間にはなにか大きな違いがあるような気がしてならない。やはり、お酒にまつわる話は奥が深い。

かつてビールは「食べ物」だった

16世紀のフランドル地方。ピーター・ブリューゲルの絵画「農民の踊り」（ウィーン美術史美術館蔵）では、農民が戸外に出した粗末な木造りのテーブルの上に、素焼きの壺と素焼きのジョッキを置いて、すっかりいい気分になっている。中央では、ほろ酔い顔の男が壺を握り締め、バグパイプを奏でる男になにやら話しかけている。そして、うしろに見える村の広場では、たくさんの男女が半ば乱痴気騒ぎのような様相で踊っており、同じ画家による有名なもう一枚、「農民の婚宴」（カバー絵）と一対だったと見る専門家もいる。

ビールは、麦などの穀物を麦芽で糖化させてから、酵母の力を借りて、アルコール発酵させて作られる。人にとって穀類はたいせつなエネルギー（カロリー）源だが、ビタミンB_1、B_2、B_6などのビタミン類に乏しい。ビタミンB_1とB_2は体が炭水化物をエネルギー源として使うために必要なビタミンで、ビタミンB_6はたんぱく質を利用するときに働くビタミンである。酵母にはこれらが豊富に含まれる。酵母ごと飲んでしまう昔のタイプのビールは、発酵による栄養素の変化をうまく利用し

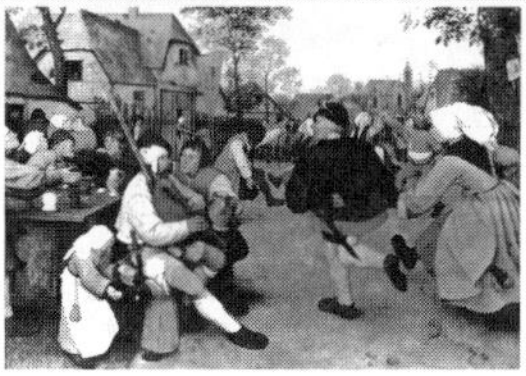

ピーター・ブリューゲル「農民の踊り」
（ウィーン美術史美術館蔵）

た。

た食品だった。濾していないから、たとえば炭水化物も残っていたし、たんぱく質も含まれていた。

この時代のビールは、アルコールを楽しむためのものというよりも、穀物の食べ方の一つであったと考えるほうが適切のようだ。その証拠に、ベルギーの修道院では、厳しい戒律を守り、修行に励む僧侶たちがビールを造り、糧としてきた歴史があり、トラピストビールやアベイビールとして、その技術を今に伝えている。ビールとは本来、たいせつな食糧、つまり〝液体のパン〟であって、〝とりあえず〟酔っ払うためのものではなかったのである。そのうえに、そのころのビールは、麦や酵母が濾されておらず、味が濃厚な一方、アルコール度はそれほど高くなかったと考えられている。当時の農民にとって、酔っ払うほど飲めたのは、結婚式やお祭りのときくらいだったのかもしれない。

ともあれ、ビールで乾杯！

とはいっても、「とりあえずビール！」がなかったら、やはり人生はさびしいだろうなあ、と考える人は多いのではないだろうか。まちがいなくぼくもそのうちの一人である。

さて今夜は、中世の人々の栄養を支えてくれ、明治の先達の旅の疲れをいやしてくれたであろうビールに「乾杯！」といこう。

ドイツ
「ビア樽腹」は本当か

出典

①『麦酒伝来――森鷗外とドイツビール』村上満著、創元社

② Wannamethee SG, et al. Alcohol and adiposity: effects of quantity and type of drink and time relation with meals. Int J Obes (Lond). 2005; 29: 1436-44.

③ Bergmann MM, et al. The association of lifetime alcohol use with measures of abdominal and general adiposity in a large-scale European cohort. Eur J Clin Nutr 2011; 65:1079-87.

ワインで健康は手に入る?

問い

ヨーロッパ15か国における国ごとの国民1人あたりワイン消費量(1979年)と男性の心筋梗塞死亡率(1986〜88年)の関連を示した図です。

AからEはそれぞれどの国か、下から選んでください。

イギリス	イタリア	スイス
ドイツ(統一前の西ドイツ)		フランス

図1 ヨーロッパ15か国におけるワイン由来アルコール消費量と中高年男性の心筋梗塞死亡率 出典❶

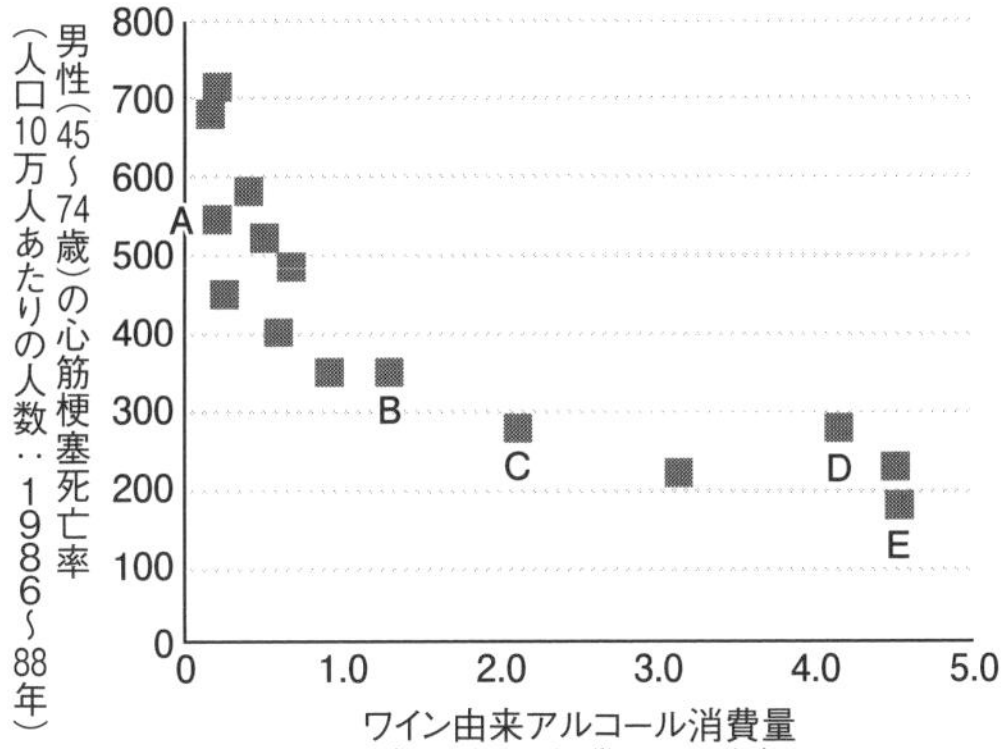

※全消費エネルギー量に対する、ワイン由来アルコール消費量のエネルギーの割合

＊答えは本文中にあります。

ワインの国フランスでは、乾杯のときに「votre santé《ヴォートル・サンテ》（あなたの健康のために）」というそうです。酒は百薬の長ともいわれます。そういえば、十数年前にフレンチパラドックスという言葉が流行しました。パラドックスとは「逆説」という意味です。フランス人はグルメでおいしいものをたくさん食べて、ワインもいっぱい飲んでいるのに、イギリス人やドイツ人よりも寿命が長く、特に、心筋梗塞が少ないことから、このように呼ばれました。フランスといえばワインです。そこでワイン、特に赤ワインのなかになにか秘密の物質が入っているかもしれないと考えられ、たくさんの研究が行なわれました。

ワインは健康によいか

図1は、ヨーロッパ諸国15か国について国ごとのワイン消費量と中高年男性の心筋梗塞死亡率の関連を示したものです出典❶。ワイン消費量は１９７９年、心筋梗塞死亡率は86～88年ですから少し古いデータですが、ワイン消費量が多い国ほど、心筋梗塞による死亡率が低いことがよくわかります。問題の正解は、A＝イギリス、B＝ドイツ、C＝スイス、D＝イタリア、E＝フランスです。

でも、国ごとの様子を比較する研究で弱いのが、民族による遺伝子やさまざまな生活習慣の違いです。この問題に挑んだのが、デンマークの研究者でした。デンマークはドイツの北にある国で、童話作家のアンデルセンのふるさとです。お隣のドイツと同じく、おいしいビールがあることでも

長生きしようと思ったら、どのお酒をどのくらい飲むとよいでしょうか。

図2　最もよく飲むお酒の種類と頻度と総死亡率　出典❷

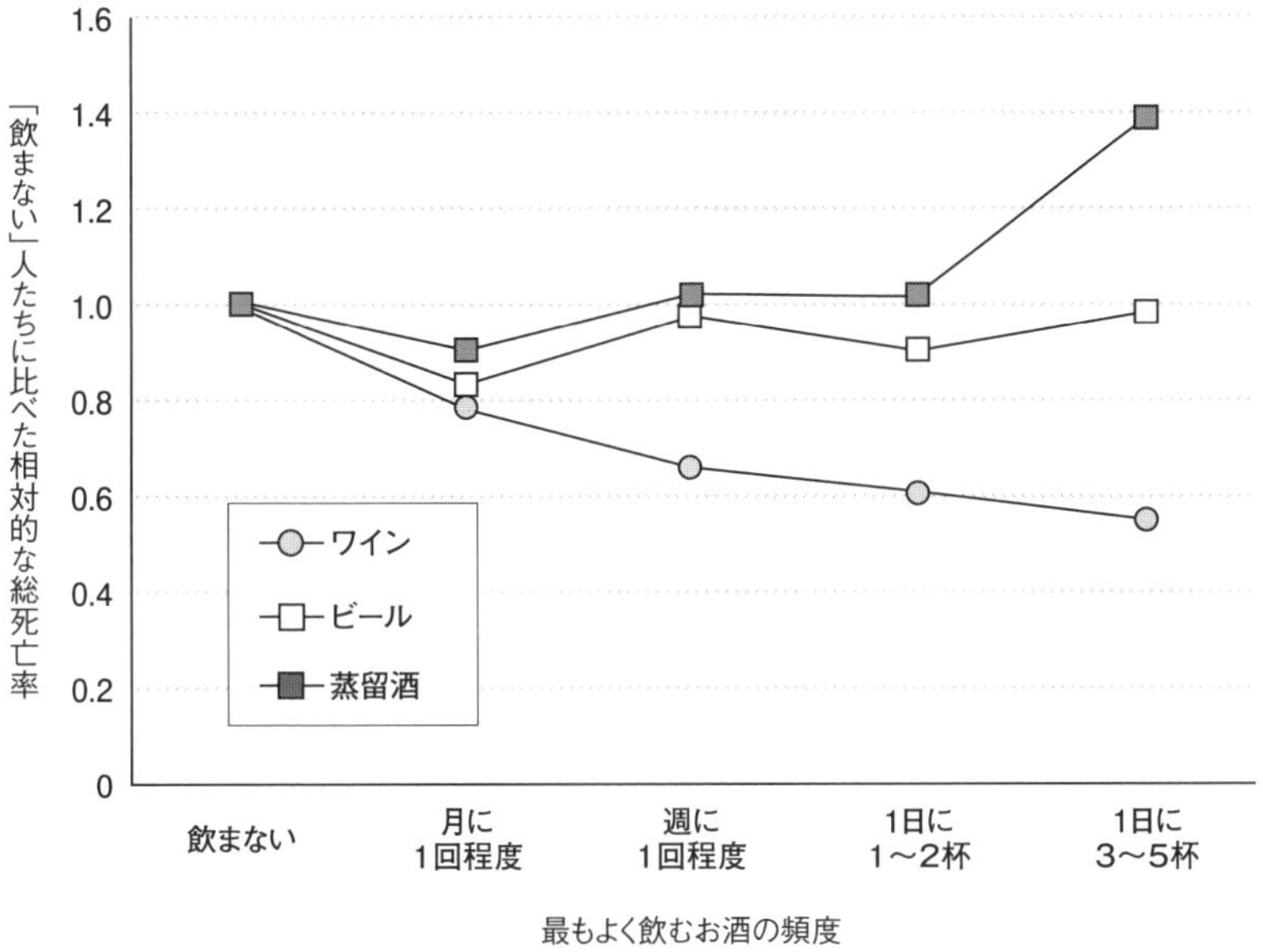

デンマークでの研究です。30 〜 70 歳の男女およそ 1 万 3000 人によく飲むお酒の種類と頻度を尋ねておき、その後 11 年間にわたって総死亡率を調べました。その結果、ワインをよく飲む人の総死亡率が低いことがわかりました。このようなことはほかのお酒では見られませんでした。

知られています。

首都コペンハーゲンに住むおよそ1万3000人の人たちにお願いをして、最もよく飲むお酒の種類とその頻度を尋ねておき、その後、約11年間にわたって総死亡率を調べ上げました出典❷。お酒を飲まない人の死亡率に比べた相対的な値として示したのが**図2**です。三つの曲線は、それぞれ、ビール、ワイン、蒸留酒（ウイスキーなど）を表わしています。

結果は、「ワインをたくさん飲んでいた人ほど死亡率が低く、このような傾向はほかのお酒では認められない」というものでした。「ワインがよいらしい」というこの結果は、世界中の人々を魅了しました。なかでも、赤ワインに含まれるポリフェノールが効用をもたらす物質の候補としてあげられました。ポリフェノールには抗酸化作用があり、動脈硬化を予防し、その結果として心筋梗塞を予防すると考えられたからです。心筋梗塞を中心とする循環器疾患は、生活習慣病の代表であり、総死亡率にも大きな影響を及ぼします。特に、日本に比べて欧米諸国では心筋梗塞が多く、その死亡率が総死亡率を大きく左右します。パラドックスなどではなく、きちんとした理由があったわけです。

しかし、事はそう単純ではありませんでした。

なにを食べているか

図3は、お酒の好みと食品摂取量との関連を、アメリカ人男性で調べた結果です出典❸。アメリカといえばやはりビールでしょうか。アメリカ独特の蒸留酒、バーボンも忘れてはいけません。カ

ここで、それぞれのお酒を好きな人がどんな食品をよく食べているか見てみましょう。

図3 よく飲むお酒と日常的に食べている食品　出典❸

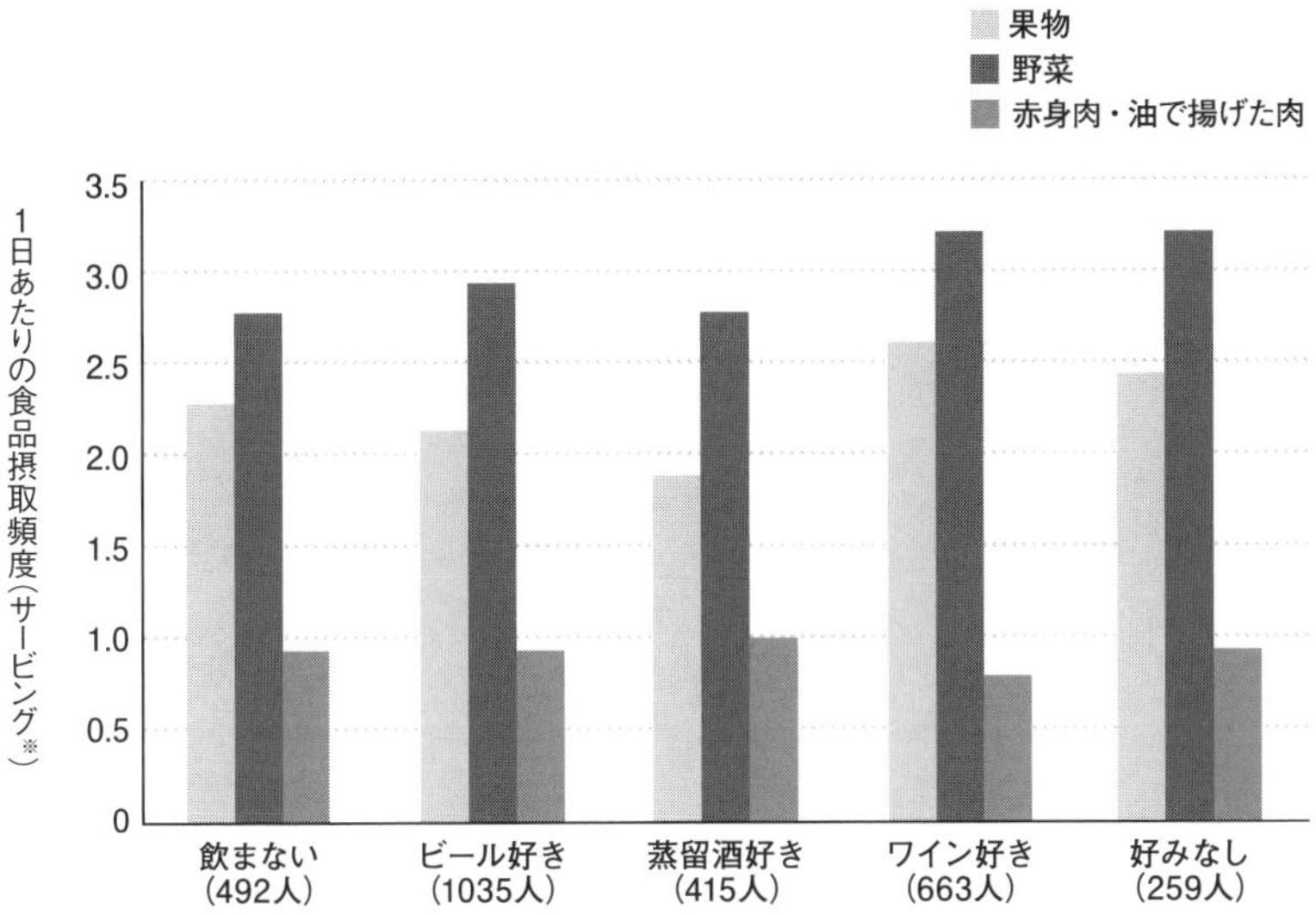

※サービングとは1食分として食べる標準的な量を「1」として、食べる量を表わす単位。

アメリカでの研究です。よく飲むお酒の種類を尋ね、同時に、日常的に食べている食品をていねいに調べました。その結果、ワインをよく飲む人たちは、ほかのお酒を飲む人たちやお酒を飲まない人たちよりも、野菜と果物をたくさん食べ、赤身肉と油で揚げた肉の摂取量が少ないことがわかりました。

リフォルニアワインもあなどれません。

この図は、お酒と食事の相性を示していると考えてよいでしょう。ワイン好きの人たちが、ビールや蒸留酒好きの人たちよりも野菜と果物をたくさん食べ、赤身肉と油で揚げた肉の摂取が少ないことがわかります。ここでいう赤身肉とは、牛や豚など哺乳動物の肉を指し、鶏肉は入りません。哺乳動物の肉には飽和脂肪酸が多く、心筋梗塞の原因になることが明らかにされています。一方、野菜と果物にはカリウムというミネラルが豊富で、血圧を下げることによって、心筋梗塞の予防効果が期待されます。つまり、ワイン好きの人たちは、ひょっとすると、ワインによってというよりも、食べ物の結果として健康を保っていたのかもしれないという考えが浮かんできました。

デンマークにお話を戻しましょう。**図2**の研究を行なった研究グループが、まったく異なる観点から、興味深い調査をしました。大手スーパーマーケット2社の協力を得て、300万件以上のレシート情報を収集し、ビールを買った人たち（ビール派）とワインを買った人たち（ワイン派）に分け、それぞれの群が、ほかにどんな食品を買っていたのかを調べたのです出典④。**図4**の右側にビール派がよく買った食品を、左側にワイン派がよく買った食品を並べてみました。ワイン派に比べてビール派がよく購入していた食品のトップはソーセージ。まさしく！　という感じがします。次がマーガリンとバター、続いて豚肉でした。

バターとマーガリンには、飽和脂肪酸やトランス脂肪酸など、心筋梗塞の原因となる脂質が多く、逆に、ワイン派で多かった油脂類は、いわゆる植物油のことで、心筋梗塞の予防因子の一つである多価不飽和脂肪酸が豊富という点で対照的です。そして、ワイン派で目立ったのは、野菜と果

スーパーマーケットのレシートを分析した調査もあります。

図4　ワインを買った人がいっしょに買った食品、ビールを買った人がいっしょに買った食品

出典④

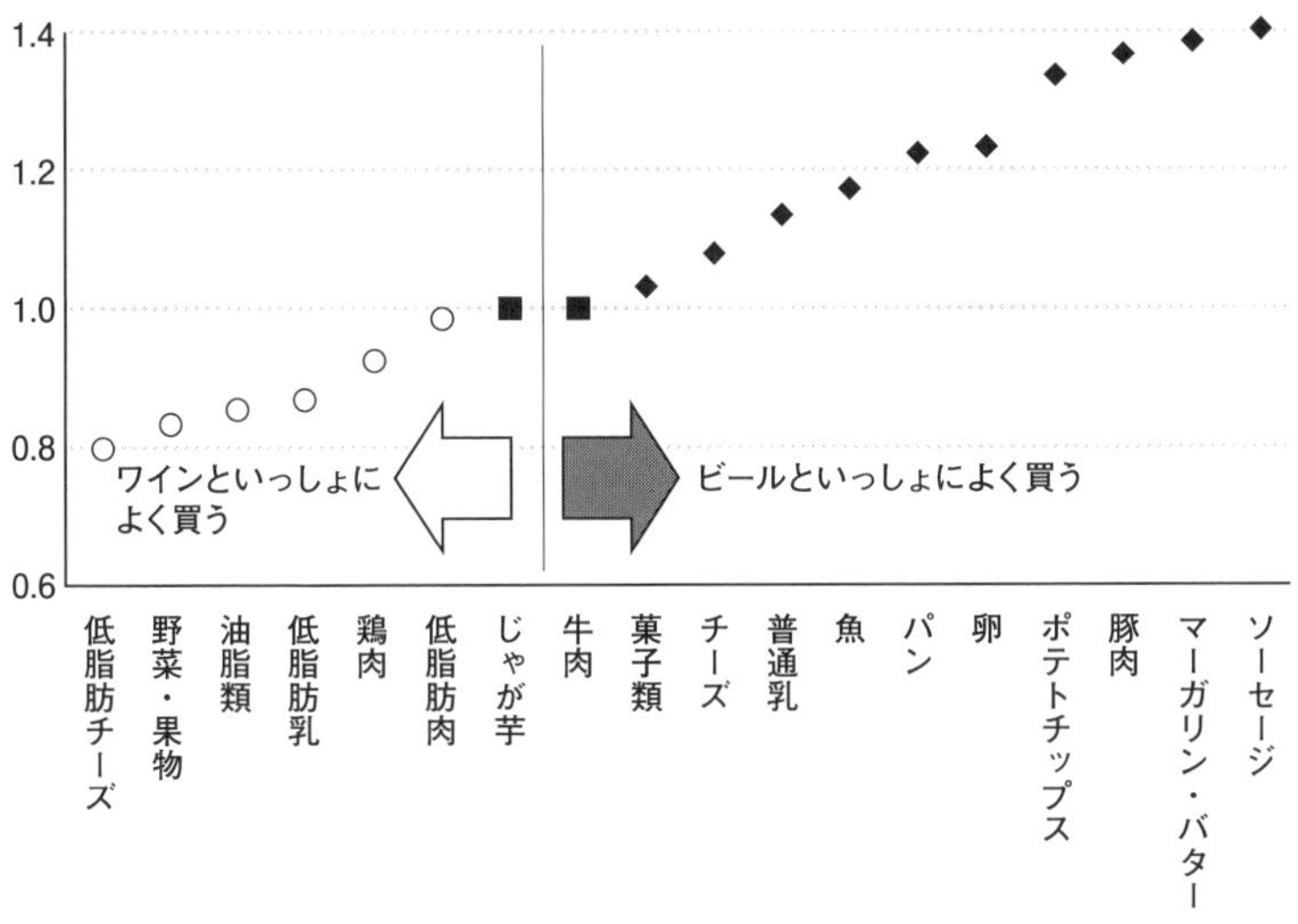

再び、デンマークでの研究です。スーパーマーケットの300万件以上のレシート情報を分析し、ビールを買った人とワインを買った人がそれぞれどのような食品をいっしょに買っていたかを比べました。1より数値が小さい食品はワインといっしょによく買われ、1より大きい食品はビールといっしょによく買われることを示しています。

物の多さで、先ほどのアメリカの調査結果と同じでした。

さらに、興味深いのは、ワイン派に好まれていたのが、普通のチーズではなくて低脂肪チーズ、普通の牛乳ではなくて低脂肪乳だったことです。乳脂肪には飽和脂肪酸が多いことを考えると、ワイン派がいかに心筋梗塞に予防的な食品を選んでいるかが手にとるようにわかります。

「お酒＝アルコール」と考えるべき

アルコール（化学物質としての名前はエタノール）には、動脈のなかで血液がかたまってしまうのを防ぐ働きがあります。抗凝固作用と呼ばれます。心臓の筋肉に血液を送っている冠動脈のなかで血液がかたまり、冠動脈が詰まるのが心筋梗塞という病気ですから、お酒はその種類を問わず、心筋梗塞を予防してくれます。脳卒中の一種であり、脳のなかの動脈で血液がかたまり、脳のなかの動脈が詰まってしまう脳梗塞も同じです。ワインのなかの不思議な物質よりも、アルコール自体の作用によるところが大きいと解釈されるようです。その証拠として、お酒の種類にかかわらず、飲酒習慣のある人はない人よりも心筋梗塞や脳卒中の発症率が低いことが世界中で観察されています 出典5。

ワイン、ビール、そして蒸留酒にお酒を分けて、飲酒量と循環器疾患（おもに心筋梗塞と脳卒中）の発症率を比べた研究を世界中から集めたメタ・アナリシスがあります。この研究によると、お酒の種類を問わず、循環器疾患のリスクを下げる方向に働いていて、その効果は、ワインとビールでほとんど同じでした（**図5**）出典6。一方、この図にはありませんが、蒸留酒からのアルコー

ワインとビール：循環器疾患予防への効果は？

図5 お酒の種類（ワインまたはビール）別にみた習慣的な飲酒量と循環器疾患発症率の関連

出典❻

ワインならびにビールの摂取量と循環器疾患の発症との関連を検討した8つのコホート研究（合計対象者数は22万4219人）と4つの症例・対照研究（合計対象者数は4861人）のまとめ（メタ・アナリシス）。研究によって異なるが、年齢や性別、BMIなどが結果に与える影響は統計学的に除いてある。

循環器疾患はおもに心筋梗塞と脳卒中。

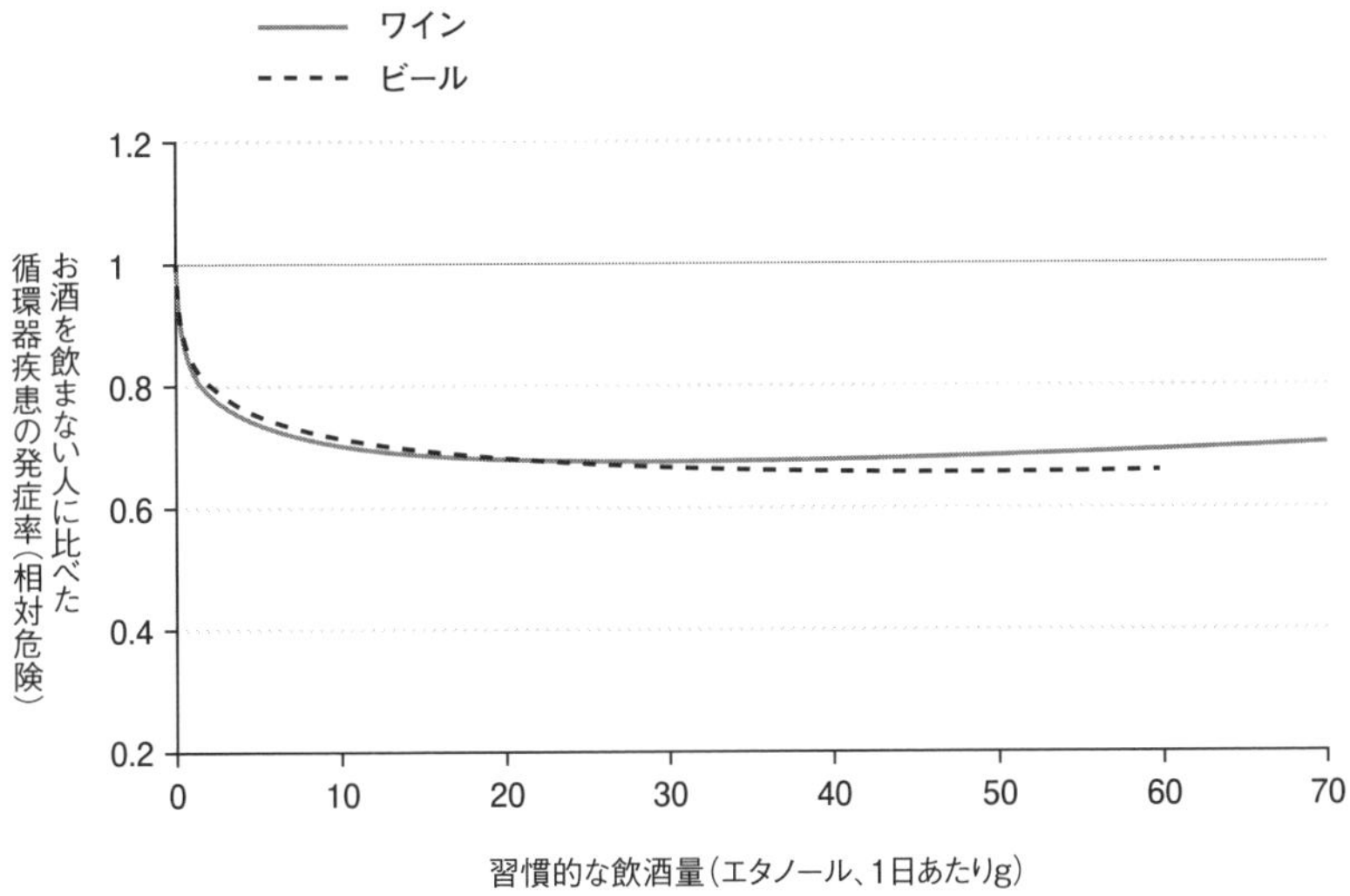

ワインかビールかではなく、どちらもほぼ同じくらいに循環器疾患を予防してくれることがわかります。そして、それはエタノールの量によって決まるようです。さらに、その効果は1日あたり10 gくらい（多めに見積もっても20 gくらい）でほぼ下げ止まりになっている点にも注意したいところです。10 gは日本酒に換算するとおよそ0.45合、20 gはおよそ0.9合です。

ルによる効果は、ワインやビールよりも少し弱い傾向が認められています。しかし、これは、アルコールの質の違いというよりも、蒸留酒を好む人たちの特性や、蒸留酒といっしょに食べる食べ物（または、蒸留酒の代わりにワインやビールを飲んでいたら食べていたかもしれない食べ物）による影響によるところが大きいと考えられます。もしも、ワインでさらに、という効果があるとすれば、それは**図3**と**図4**で見た理由によるようです。

さて、週末にはどのお酒をいただきましょうか。健康のためには、お酒の種類ではなくて、どんな料理といっしょにいただくかに気を配るのが正解のようです。今回は登場しなかったのですが、こう考えると、日本酒はかなりおすすめかもしれません。ところで、今回のお話で「地中海食」や「オリーブオイル」のことを思い浮かべたかたがいるかもしれません。これについては、第5章1「地中海食は和食より健康的か？」（241ページ）でお話ししたいと思います。

結論

飲むお酒の種類によって健康に差が出るわけではありません。

お酒のよいところは、お酒があることで食べ物がさらにおいしくなったり、会話がはずみ、食卓が楽しくなったりすることでしょう。健康のためにどのお酒を飲もうかな、ではなくて、お酒を飲みながらなにを食べようかな、そして、その食事全体が健康によい食べ物の組み合わせになっているかな、と考えるべきなのです。

出典

① Sasaki S, et al. Wine and non-wine alcohol: differential effect on all-cause and cause-specific mortality. Nutr Metab Cardiovasc Dis 1994; 4: 177-82.
② Grønbæk DA, et al. Mortality associated with moderate intakes of wine, beer, or spirits. BMJ 1995; 310: 1165-9.
③ Barefoot JC, et al. Alcoholic beverage preference, diet, and health habits in the UNC Alumni Heart Study. Am J Clin Nutr 2002; 76: 466-72.
④ Johansen D, et al. Food buying habits of people who buy wine or beer: cross sectional study. BMJ 2006; 332: 519-22.
⑤ Ronksley PE, et al. Association of alcohol consumption with selected cardiovascular disease outcomes: a systematic review and meta-analysis. BMJ 2011; 342: d671.
⑥ Costanzo S, et al. Wine, beer or spirit drinking in relation to fatal and non-fatal cardiovascular events: a meta-analysis. Eur J Epidemiol 2011; 26: 833-50.

お酒に適量はあるか？

問い

この図は、習慣的な飲酒量と
総死亡率との関連についての概形です。
横軸は習慣的な飲酒量（日本酒に換算した
1日あたりの値）、縦軸は飲酒習慣のない人、
つまり、飲まない人の総死亡率に対する
相対的な総死亡率です。
関連を正しく表わした線を一つ選んでください。

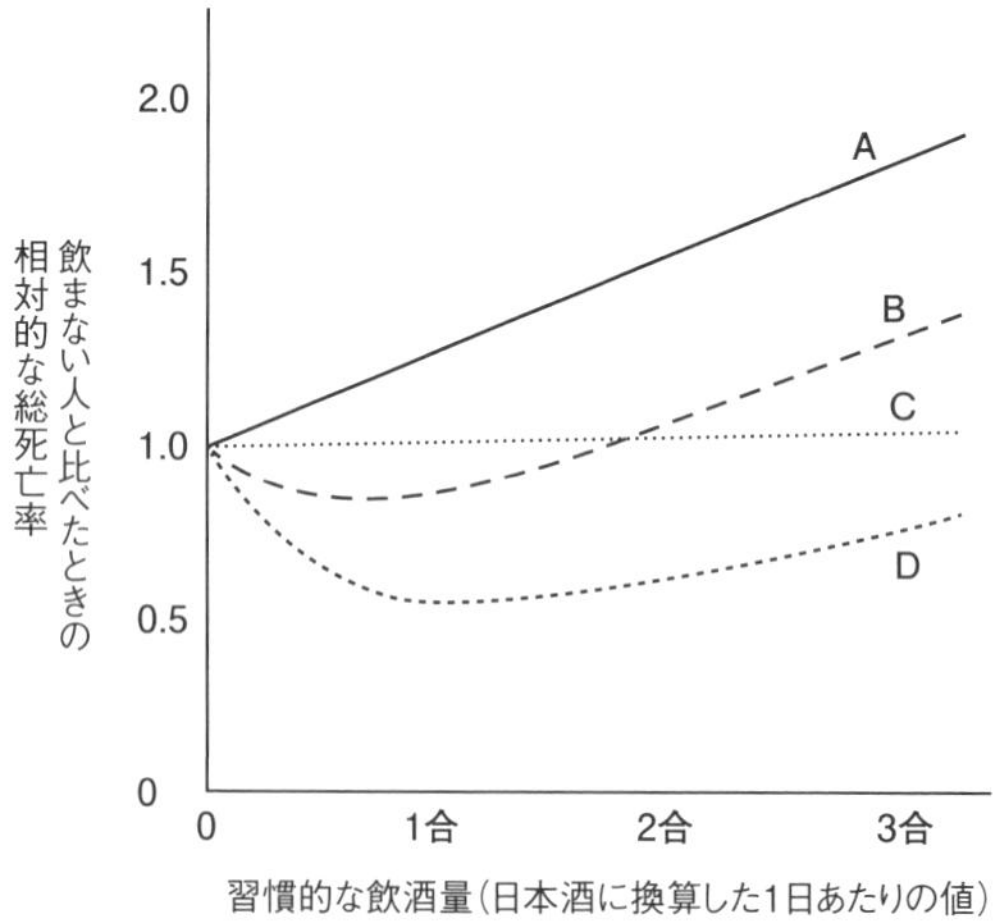

＊答えは本文中にあります。

体に悪い生活習慣といえば「タバコにお酒」。両方とも、未成年にはご法度ですし、体の調子がどうもいまいちだなと感じると、「吸いすぎかな？」「飲みすぎかな？」とつい考えてしまいます。その一方で、「酒は百薬の長」という言葉もあります。

適量はあるか？

「飲むなら適量」とよくいわれます。その根拠はたくさんありますが、飲みすぎが数多くの病気の原因となることを考えれば、まず見るべきは、飲酒量と総死亡率の関連でしょう。お酒好きならだれしも気になりますし、健康管理上たいせつなことなので、世界中で調べられています。

そのまとめが**図1**です出典❶。この研究では、健康な人を対象として習慣的な飲酒量を調べ、その後10年余りにわたって死亡状況を調べた34（集団としては48）の研究結果がまとめられて、一つの曲線として表現されています。15％程度ですが、飲まない人よりも少し飲んでいた人のほうが総死亡率が低いことがわかります。

同時に、飲みすぎはやはり命を縮めることも示されています。この曲線は、その形からJ字型カーブと呼ばれています。……というわけで、右ページの質問の答えは**B**でした。ちなみに、タバコと総死亡率の関連はJ字型ではなく、1日たとえ1本でも吸えば総死亡率は上昇します。この図から、お酒の適量は次のようになります。

①最も健康的な飲酒量は1日あたりエタノール7gである

飲酒量と死亡率との関係は?

図1 習慣的な飲酒量と総死亡率との関連

出典❶

健康な人を対象として習慣的な飲酒量を調べ、その後、10 年余りにわたって死亡状況を調べた 34（集団としては 48）のコホート研究のまとめ（メタ・アナリシス）。

総対象者数は 90 万 8182 人。死亡者数は 8 万 6941 人。

日本人を対象とした研究が三つ含まれている。

年齢など、結果をゆがめると考えられる要因の影響を統計学的に除いて解析した結果。

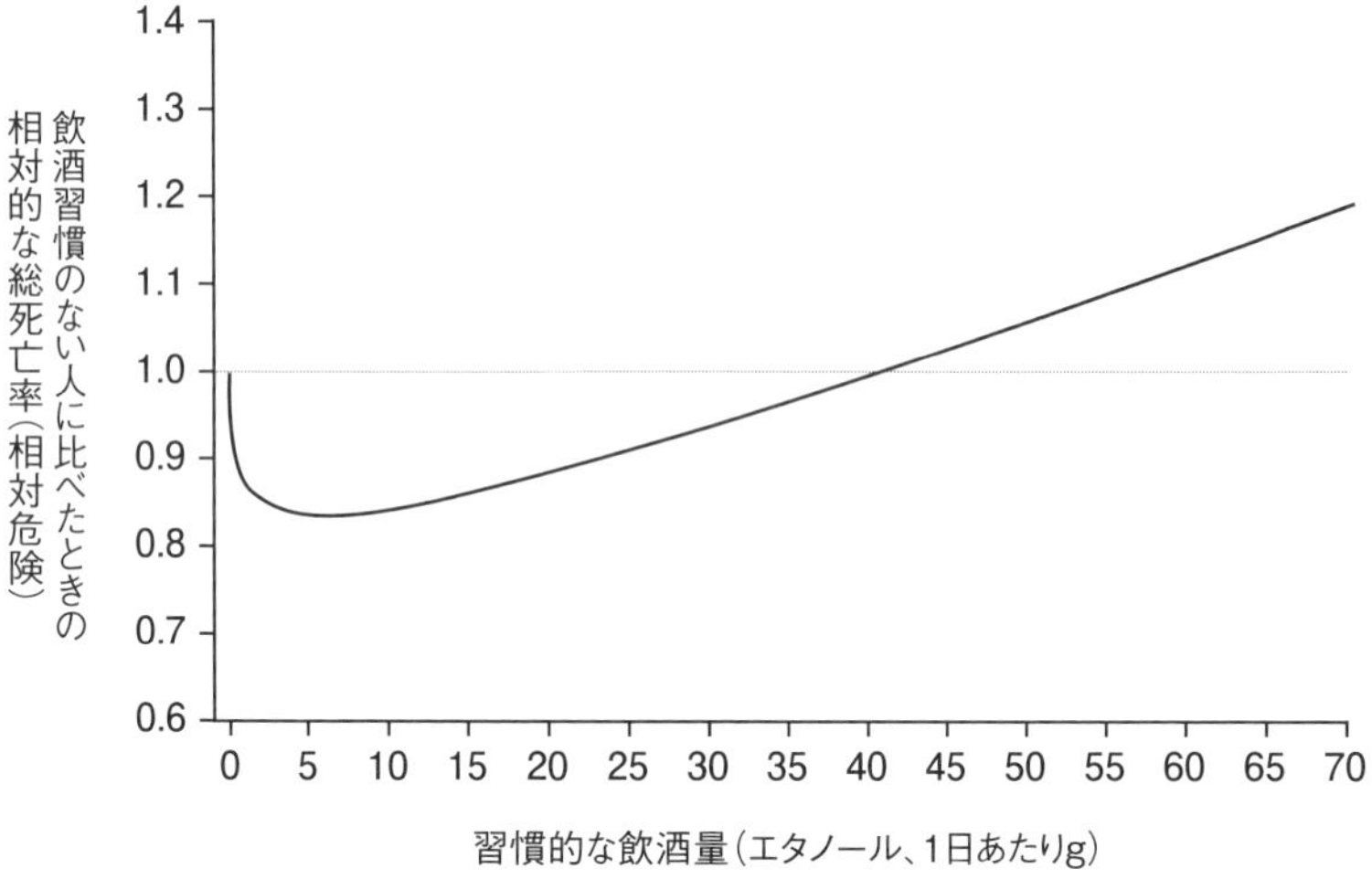

飲まない人に比べて、1 日あたり 7g のエタノールを飲んでいた人の総死亡率が最も低く、それを超えると死亡率は上昇し、1 日あたり 40g のところで飲まない人と同じ死亡率となり、それ以上飲むと飲酒量に応じて、飲まない人より死亡率が高くなっていました。

②「これ以上飲むと健康被害がある」と考えられるぎりぎりの飲酒量は、1日あたりエタノール40gである

ただし、やや異なる結果になった研究もあります。

お酒の基礎知識

お酒のことをアルコールとも呼びます。しかし、アルコールとは炭化水素（炭素と水素だけでできた化合物）の水素原子をヒドロキシ基（水酸基、構造式では-OH）で置きかえた形の化合物の総称で、一つの物質ではありません。お酒に含まれるアルコールは、そのなかのエタノールです。

お酒の強さ、つまりエタノールの濃さは、「度数（＝%）」で表記されます。これは、お酒100mLに占めるエタノールの容積（mL）です。純粋なエタノールの密度は0・789なので、度数A度のお酒B mLに含まれているエタノールの重さは、［A×B×0.789÷100］gとなります。水とエタノールを混ぜると、それぞれの容積の合計よりも少し少なくなるために、厳密にはこの式は正しくありませんが、誤差はそれほど大きくないので、概算式としては役に立ちます。

たとえば、度数16度の日本酒1合（180mL）に含まれるエタノール量は、［16×180×0.789÷100］＝23gとなります。同様に、度数5度のビール大びん1本（633mL）は25g、度数30度の焼酎半合（90mL）は21g、度数12度のワインをグラス1杯（125mL）なら12g、度数39度のウイスキーをダブル1杯（60mL）なら18・5gです。

この比較ではワインのエタノールが最も少ないですが、ボトルを1本（750mL）飲めば、71g

になります。飲む量をかけ算することをくれぐれもお忘れなく。

J字型カーブの理由

図2は、ヨーロッパで行なわれたコホート研究の結果です出典②。ヨーロッパの10か国が共同で行なった研究ですが、ここでは、そのなかの6か国、男性10万1935人のデータが使われています。飲酒によって死亡率が下がるのは、心筋梗塞や脳卒中などをまとめた循環器疾患であることがわかります。一方、飲酒関連がんの死亡率は飲酒量とともに急激に上がりますし、犯罪やけがによる死亡率の上昇も見逃せません。飲酒関連がんとは、食道がんを中心とする上部消化管、肝臓、大腸、女性の乳房にできるがんを指しています。その他の疾患も少量の飲酒で死亡率がわずかに下がりますが、総死亡率のJ字型カーブを形作っているおもな理由は、循環器疾患の死亡率が下がることによると考えられます。

ただし、これらはお酒を飲めない人がお酒を飲んだ場合のデータではありません。くれぐれも無理に飲んだりしないでください。

肝臓にやさしい飲み方は?

エタノールは肝臓で分解されます。したがって、心配なのが肝機能、気になる検査値はガンマGTP、そして、いわれたくない病気がアルコール性脂肪肝です。ところが、飲酒による肝機能低下が心筋梗塞や脳卒中を減らしたり増やしたりするわけでも、肝臓がん以外の原因になるわけでもあ

飲酒によって死亡率が下がる病気は…？

図2 習慣的な飲酒量とおもな疾患の死亡率との関連

出典❷

ヨーロッパ6か国の男性10万1935人（20～70歳）を
12年余り追跡したコホート研究の結果。
習慣的な飲酒量は、20歳のとき、30歳のとき、40歳のとき、
50歳のときにそれぞれ飲んでいた量（週あたりの摂取量）を尋ねて、
調査開始時から追跡終了時までの習慣的な1日あたりの飲酒量を計算した。

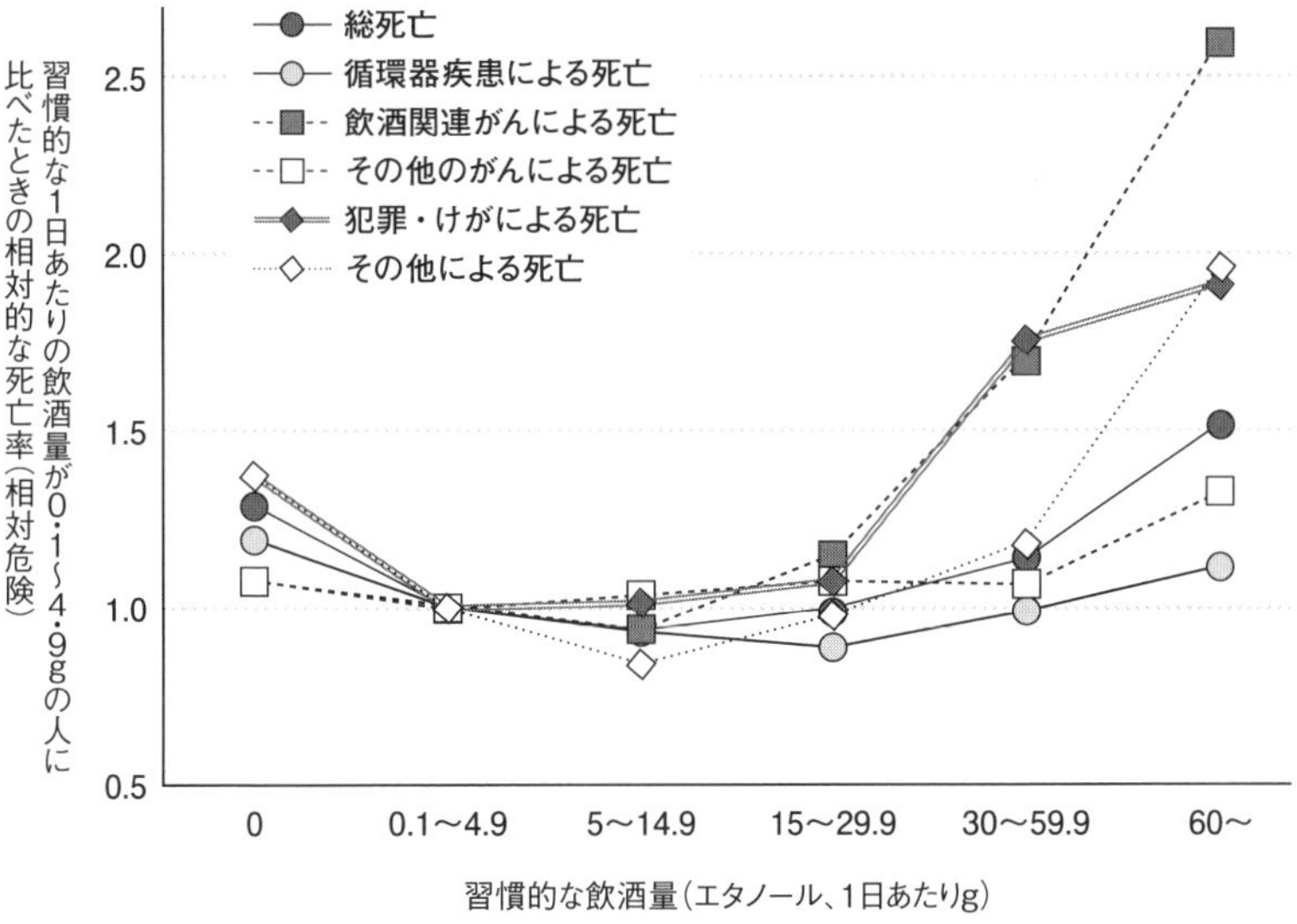

循環器疾患の死亡率だけが、飲まない人に比べて飲酒習慣のある人のほうがすべての飲酒量の範囲で低くなっています。それ以外の疾患等では、少量飲酒でわずかに死亡率が下がるものの、一定量を超えると死亡率が増加に転じます。飲酒関連がんと犯罪・けがによる死亡率ではその増加は特に顕著です。

りません。飲酒によるおもな生活習慣病は、肝機能の低下を介して起こるものではなく、エタノールが持つ別の作用によって起こるものです。つまり、「肝機能が悪くないからもっと飲んでもよい」という解釈は誤りです。一方、飲酒量が多くなくても肝機能が下がっている場合は、肝臓のことを考えて節酒に努めるべきです。

「酔いざめさわやか」ならよいか？

次は、どの種類のお酒を飲むべきか、です。ご存じのように、お酒は、ビールやワイン、日本酒などの醸造酒と、焼酎やウイスキーなどの蒸留酒に分かれます。前者は蒸留されていないので、エタノールと水以外にもさまざまな物質が含まれています。

二日酔いになるおもな理由は、じつはまだ完全には解明されていないそうですが、エタノールが代謝されてできるアセトアルデヒドという物質によるところが大きいと考えられています。また、醸造酒に含まれるエタノール以外の物質が影響する可能性も示唆されています。日本酒よりも焼酎のほうが二日酔いになりにくく、酔いざめがよいといわれるのはこのためでしょう。

しかし、醸造酒よりも蒸留酒のほうが総死亡率の下がり方が大きいとか、循環器疾患の予防効果が大きいといった報告はないようです。酔いざめさわやかは、翌朝の気分と翌日の仕事にはよい影響を与えてくれるかもしれませんが、健康によいかどうかの指標にはなりません。

晩酌型か宴会型か、どちらの飲み方がよいでしょうか。

図3　1週あたりに飲むエタノール量ならびに飲酒頻度と総死亡率との関連　出典③

2万6909人のデンマーク人男性（55～65歳）を11年間追跡したコホート研究の結果。教育を受けた年数、喫煙習慣、BMI、運動習慣、食習慣、研究開始までにかかっていた病気の影響を統計学的に除いて解析している。原文における飲酒量の単位は欧米諸国で用いられる単位（ドリンク：エタノールで12g）なので、日本酒（エタノールで23g）に換算して結果を示した。

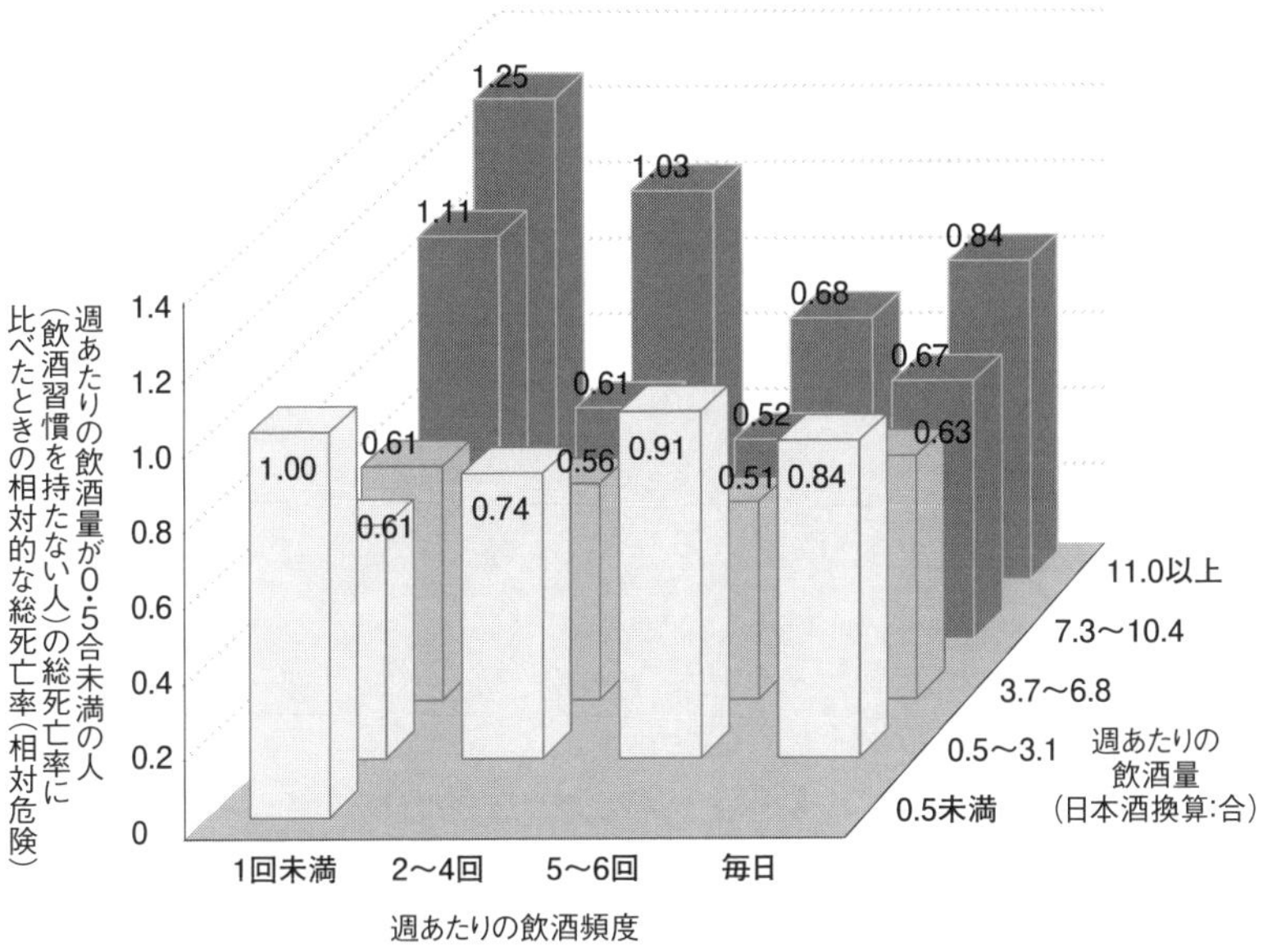

飲酒量が少ない人たちでは飲酒頻度が多くなるほど死亡率が高く、飲酒量が多い人たちでは飲酒頻度が少なくなるほど死亡率が高くなる傾向が認められました。飲酒量ごとに最も適切な飲酒頻度があるかもしれないとも読めますが、結論をくだすのは早計でしょう。

晩酌型か宴会型か？

晩酌型がよいか宴会型がよいか（頻度か量か）も悩みどころです。決め手となる研究結果はまだ出そろっていませんが、ヒントになりそうな報告がデンマークにあります。この研究では、男性2万6909人を対象として、1週あたりに飲むエタノール量と飲酒頻度別に総死亡率を比べています（図3）出典❸。飲酒量が少ない人たちでは飲酒頻度が多くなるほど死亡率が高く、飲酒量が多い人たちでは、逆に、飲酒頻度が少なくなるほど死亡率が高くなる傾向が認められました。飲酒量ごとに最も適切な飲酒頻度があるかもしれないとも読めます。しかし、この種の研究はまだ少なく、結果も少しずつ異なっており、結論をくだすのは早計のようです。あまり深読みをすべきではないでしょう。

いずれにしても、頻度か量かを細かく考えるよりも、一定期間（たとえば1週間）あたりに飲む合計量が最もたいせつな指標であることをこの研究は示しています。結局、晩酌型、宴会型に目立った優劣はなく、一定期間に飲むエタノール量をきちんと把握し、それを適量の範囲内に収めることに尽きるようです。

適量探し・その後

お酒の適量を探る疫学研究はその後世界中で急増しました。これはどこの国でも呑んべえがいかにこの数字を気にしているかを示しています。そのなかで、2018年、これまでに世界195か国で行なわれた合計592の疫学研究をまとめたメタ・アナリシスが、Jの字のくぼみは存在せず、「もっとも健康的な飲み方は飲まないことだ」と発表し、世界中の呑んべえを落胆させました出典④。それはあまりに……と思って、図を凝視すると、エタノール量で1日あたり10g弱くらいから曲線が立ち上がっていました。呑んべえ的解釈だと、10g弱までなら健康に悪いというほどでもない、となるかもしれません。なんか歯切れが悪いですが……。

結論

1日あたりエタノール量7g（日本酒で0・3合）までにとどめたい。

飲酒量と総死亡率の間にはJ字型の関連がありそうです。でも、総死亡率が最も低くなる飲酒量は、たくさんの研究をまとめた結果によると、1日あたりわずかにエタノール7g分。日本酒だと0・3合にすぎません。さらに「飲まないのが最も健康的だ」とした研究もあります。肝機能がだいじょうぶだから……、酔いざめさわやかなお酒なら……、晩酌としてこれくらいなら……、お酒好きはいろいろな理屈をつけて飲みたがりますが、お酒はあくまでも食事をおいしく食卓を楽しくしてくれるもの。すてきな脇役と考えましょう。

出典
① Di Castelnuovo A, et al. Alcohol dosing and total mortality in men and women: an updated meta-analysis of 34 prospective studies. Arch Intern Med 2006; 166: 2437-45.
② Ferrari P, et al. Lifetime alcohol use and overall and cause-specific mortality in the European Prospective Investigation into Cancer and nutrition（EPIC）study. BMJ Open 2014; 4: e005245.
③ Tolstrup JS, et al. Drinking pattern and mortality in middle-aged men and women. Addiction 2004; 99: 323-30.
④ GBD 2016 Alcohol Collaborators. Alcohol use and burden for 195 countries and territories, 1990-2016: a systematic analysis for the Global Burden of Disease Study 2016. Lancet 2018; 392: 1015-35.

3 適切な飲み方とは

お酒に弱い民族 日本人と食道がん

問い

下の図はアルコール代謝の流れを示したものです。
お酒を飲む習慣があるかたに伺います。
次の２つの質問ＡとＢそれぞれに
「はい」か「いいえ」でお答えください。

エタノール（アルコール） → アセトアルデヒド → 酢酸

（アルコール脱水素酵素によって） （アルデヒド脱水素酵素によって）

A　ビール1杯程度を飲むと
すぐに顔が赤くなる傾向がありますか？

はい　　　いいえ

B　お酒を飲み始めて1年か２年くらいの間、
ビール1杯程度を飲むとすぐに
顔が赤くなる傾向がありましたか？

はい　　　いいえ

いずれか１つでも「はい」と答えた人は、アルデヒド脱水素酵素の働きが遺伝的に弱く、アセトアルデヒドが体内にたまりやすい人です。たとえAが「いいえ」でも、つまり、今はけっこういける口でも、控えめに楽しまれることをおすすめします。その理由は本文中にあります。

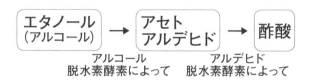

大学院時代の留学先、ベルギーは４００種類もの地ビールが自慢で、ペットボトル入りのミネラルウォーターと缶ビールの値段がほとんど同じだった記憶があります。しかも、南側はワインの国フランス、西側はウイスキーの国イギリス、そして、東側はもう1つのビール大国、ドイツです。ところが、泥酔して道端にうずくまっている人も二日酔いで頭をかかえた学生も見た覚えがほとんどありません。さすがに鍛え方が違うと感心していたら、別に感心するには及ばないことがあとでわかりました。

アルコール代謝と遺伝子

アルコール（エタノール）は胃や小腸で吸収され、冒頭の問いの図のように、おもに肝臓で、アルコール→（アルコール脱水素酵素によって）→アセトアルデヒド→（アルデヒド脱水素酵素によって）→酢酸、そして最終的には水と二酸化炭素に分解されます。

ところが、アルコール脱水素酵素やアルデヒド脱水素酵素がうまく働かない人がいます。これは遺伝子の仕業です。アルコール脱水素酵素がうまく働かない遺伝子を持っていると、体内に入ったアルコールをアセトアルデヒドにできず、血中アルコール濃度が上がったままになります。アルデヒド脱水素酵素がうまく働かない遺伝子を持っていると、血液中のアセトアルデヒドを分解できず、アセトアルデヒドが体内にたまったままになります。後者は悪酔いや二日酔いのおもな原因となります。

これらの遺伝子、特に、アルデヒド脱水素酵素の働きに関与する遺伝子の有無は、お酒を飲めない人の特徴の一つ「お酒を飲むとすぐに顔が赤くなる」でかなりわかるそうです。これが冒頭の問いでした出典❶。あなたはどのタイプでしたか？

でも、お酒に弱くてもがんばって飲んでいるうちに徐々に強くなる人がかなりいます。これは、アルコールを代謝（分解）する経路がほかにもあり、そちらが働きだすためと考えられています。しかし、この経路はあくまでも迂回路で、この経路で処理できるアルコールはそれほど多くはありません。もちろん、遺伝子が変わってアルコール脱水素酵素やアルデヒド脱水素酵素が働くようになるわけでもありません。これがBの質問が必要な理由でした。

飲めない遺伝子の地理的分布

飲めない遺伝子の地理的分布を調べた研究があります。**図1・上**は、アルデヒド脱水素酵素がうまく働かない遺伝子を持っている人の割合を示した地図です出典❷。飲めない遺伝子を持った人は、中国南部の江西省や湖南省などに集中しています。北京の少し南側と上海周辺にも集積地があります。そして、海を越えて日本にも集中していて、3割以上が飲めない遺伝子の保有者です。図の下の表に示した別の研究では、その頻度は4割以上に達しています出典❸。この遺伝子は東アジアに集中していて、ヨーロッパやアフリカの人にはまったく存在しないこともわかります。

飲めない遺伝子の地理的分布を調べた研究があります。

図1　お酒が飲めない遺伝子の地理的分布

出典❷

アルデヒド脱水素酵素２型に関与する遺伝子で、504 番にあるアミノ酸がグルタミン酸からリジンに変わったもの（多型と呼ぶ）を持つ人の頻度（%）の地理的分布。この遺伝子を持つ人は、アセトアルデヒドを酢酸に分解する能力が低い。

△印は地図を描くために使われた研究の調査地域を示す。

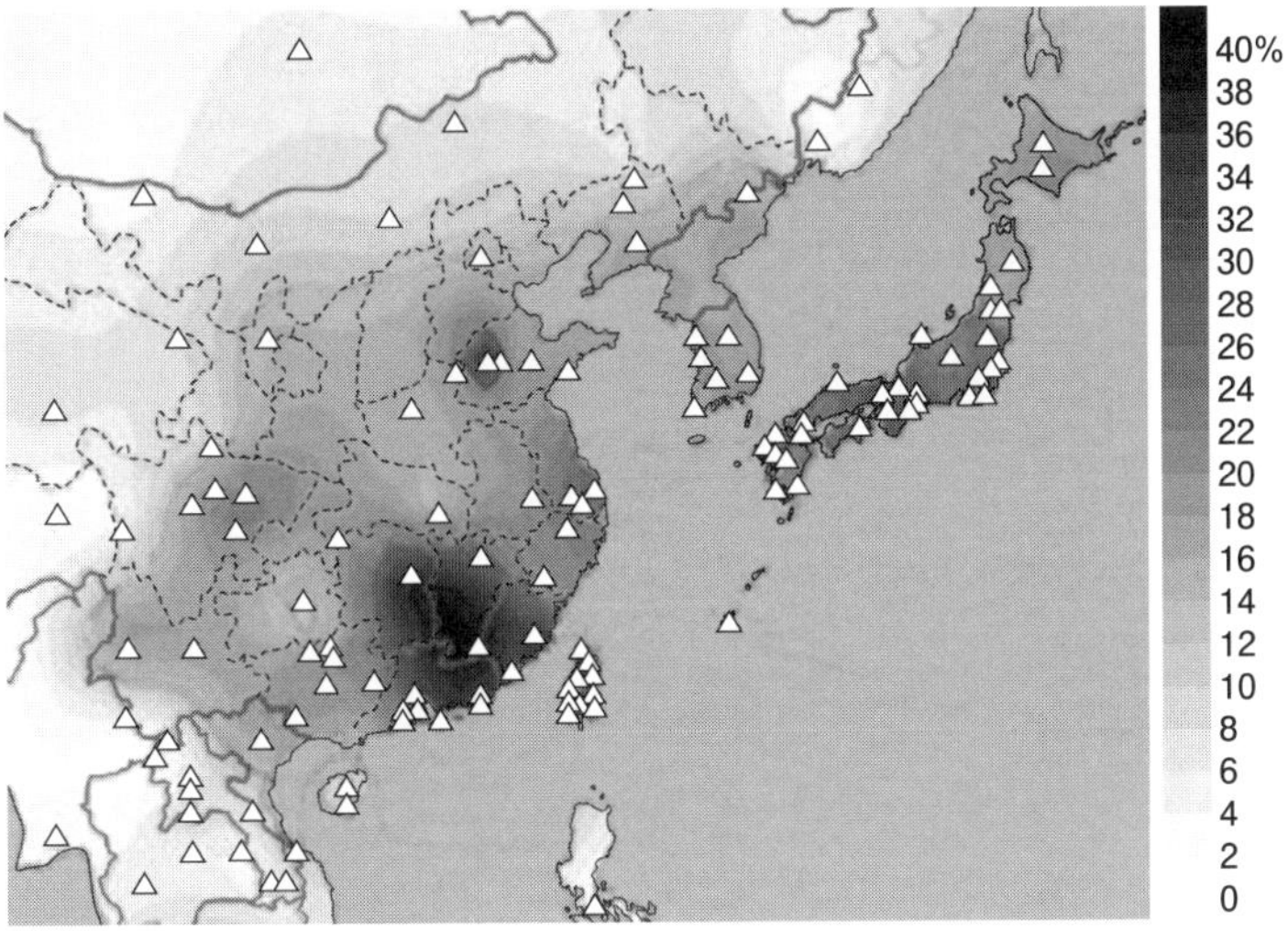

上記の遺伝子多型を持っている人の割合（頻度）をヨーロッパやアフリカの民族も含めて調べた別の研究のまとめ　出典❸

国	頻度(%)
日本	44
中国	41
韓国	28
フィリピン	13
タイ	10
マレーシア	6
インド	5
ハンガリー	2
ドイツほか※	0

※スウェーデン、フィンランド、トルコ、エジプト、ケニア、スーダン

飲めない遺伝子を持った人は中国南部の江西省や湖南省などに集中していて、北京の少し南側、上海の周辺、日本にも集積地があります。そして、この遺伝子はヨーロッパやアフリカの人にはまったく存在しません。

飲める遺伝子と稲の伝播

次は、アルコール脱水素酵素の働き方に関与する遺伝子の地理的分布を調べた研究です。アルコール脱水素酵素では、アルデヒド脱水素酵素とは逆に、この酵素の働きを強める遺伝子の存在が知られています。つまり、飲める遺伝子で、この地理的分布が**図2**です出典④。上海の少し南、揚子江の河口付近の南側を中心として、ほぼ同心円状に広がっている様子がわかります。その同心円は東シナ海を越えて日本や韓国にも達していて、7割くらいの人が飲める遺伝子の持ち主です。

この分布は興味深い仮説につながります。**図2**にある■、▲、★の3つの印は、古いものから順に古代の稲作の跡を示しています。飲める遺伝子の同心円の中心付近に■印の遺跡が集まり、そのまわりに▲印の遺跡が、そして同心円の辺縁に近い所に★印の遺跡が並んでいるように見えます。残念ながら遺跡については中国大陸だけしかデータはありませんが、これだけでも偶然の一致とは考えにくく、この論文を書いた研究者は、偶然に生まれた、この飲める遺伝子を持った民族が同時に稲作も広めていったのだろうと考えました。

ここで、もう一度、冒頭の問いにあったアルコール代謝の流れの図を見てください。日本人は、アルコール脱水素酵素の働きを強める遺伝子とアルデヒド脱水素酵素の働きを弱める遺伝子を持ち合わせた民族であることがわかります。冒頭の問いで、アルコール脱水素酵素ではなくて、アルデヒド脱水素酵素に関する遺伝子だけでお酒に強いか否かを判断できた理由はここにありました。

飲める遺伝子の地理的分布も見てみましょう。

図2 お酒が飲める遺伝子の地理的分布

出典❹

アルコール脱水素酵素1B型に関与する遺伝子で、47番にあるアミノ酸がアルギニンからヒスチジンに変わったもの（多型と呼ぶ）を持つ人の頻度（%）の地理的分布。

この遺伝子を持つ人は、アルコールをアセトアルデヒドに分解する能力が高い。
■、▲、★の印は古代における稲作の跡が発見された場所を示す。

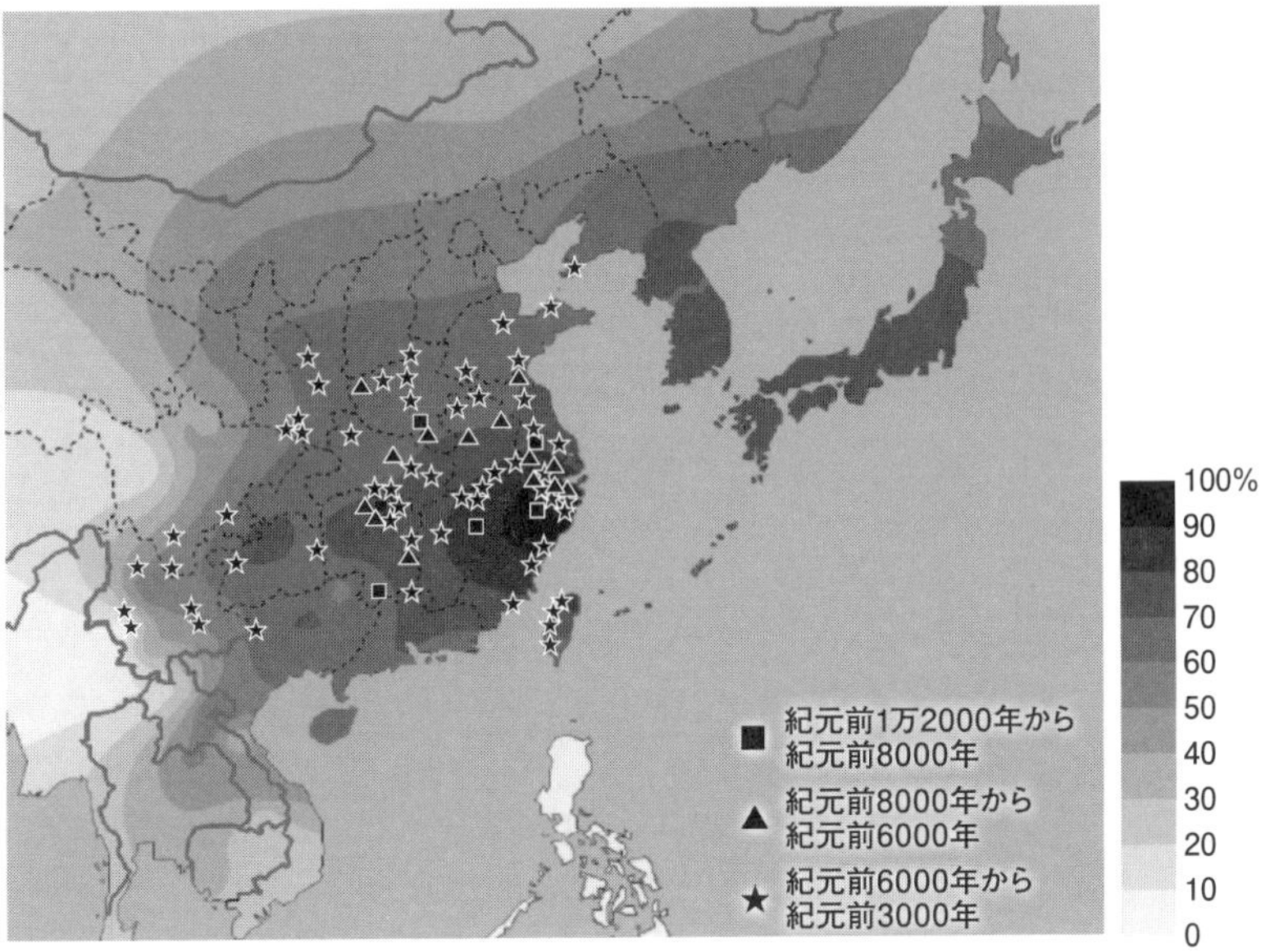

飲める遺伝子は、上海の少し南側を中心にほぼ同心円状に広がっています。そして、同心円の中心付近に古代の稲作の遺跡が集まっていて、稲作もまたこの円を描いて広まっていった可能性を想像させます。

飲酒とがん

さて、飲酒によってかかりやすくなるがんがあります。口の中、のど、食道といった上部消化管がん、そして、大腸がんと女性の乳がんです。図3は今までの疫学研究の結果をまとめたものです 出典⑤。飲酒は特に上部消化管がんの大きな危険因子であることがわかります。一方、習慣的な少量の飲酒は、わずかですが総死亡率（病気の種類を問わないすべての死亡を対象にした死亡率）を下げます。第2話（「適量」を科学する）の図2（209ページ）で見たとおり、少量飲酒によるこの死亡率の減少は心筋梗塞と脳卒中などの循環器疾患の死亡率の減少によるものです。がんではこのような「健康的な飲酒」は存在せず、わずかでも飲めばその分だけ危険が増します。

日本人で行なわれた研究を用いて、この様子を食道がんでもう少しくわしく見てみます（図4）出典⑥。縦軸をよく見てください。数字は何割増えるかではありません。何十倍に増えるかです。食道がんにとって飲酒習慣がいかに恐ろしいかをこの図は示しています。

さらに困った事実があります。同じ量のお酒を飲んでも、お酒に強い人と弱い人では食道がんにかかる危険に大きな違いがあります。もう一度図4を見てください。飲まないかまれにしか飲まない人に比べて、軽度飲酒（1日あたり1・3合未満）の人の場合、「お酒を飲んでも顔が赤くならない人」では食道がんはほとんど増えていませんでしたが、「顔が赤くなる人」ではこの飲酒量ですでに7倍も食道がんが発生していました。それが、中程度の飲酒で43倍になり、多量飲酒ではなんと73倍も食道がんが多く発生していました。次に、この図を「飲酒量が同じなら」という見方を

飲酒によってかかりやすくなるがんを見てみましょう。

図3　飲酒によってかかりやすくなるがん

出典⑤

習慣的な飲酒量と上部消化管がん、大腸がん、女性乳がんの関連についての今までの疫学研究（コホート研究ならびに症例対照研究）をまとめた結果（メタ・アナリシス）。使われた研究の数は上部消化管 16、大腸 7、女性乳がん 16。横軸は習慣的な飲酒量。下は 1 日あたりの平均的な飲酒量、上は日本酒換算。23g のアルコールを 1 合とした。

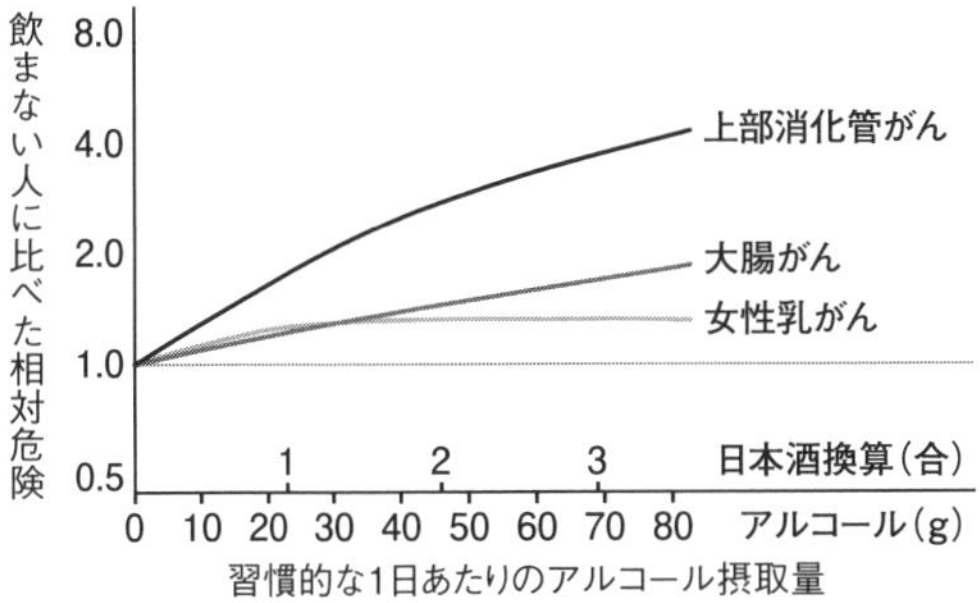

図4　顔が赤くなるかどうかと飲酒量と食道がんのかかりやすさ

出典⑥

習慣的な飲酒量と食道がんの発症率との関連を「お酒を飲んだあとに顔が赤くなるか否か」に分けて調べた結果。日本人男性（40 ～ 79 歳）を対象とした症例対照研究。症例群（食道がん患者）は 220 人、対照群（健常者）は598人。年齢、強いお酒を飲んだ頻度、喫煙歴（年数× 1 日の喫煙量［箱］）、緑黄色野菜と果物の摂取頻度の影響は統計学的に除いてある。

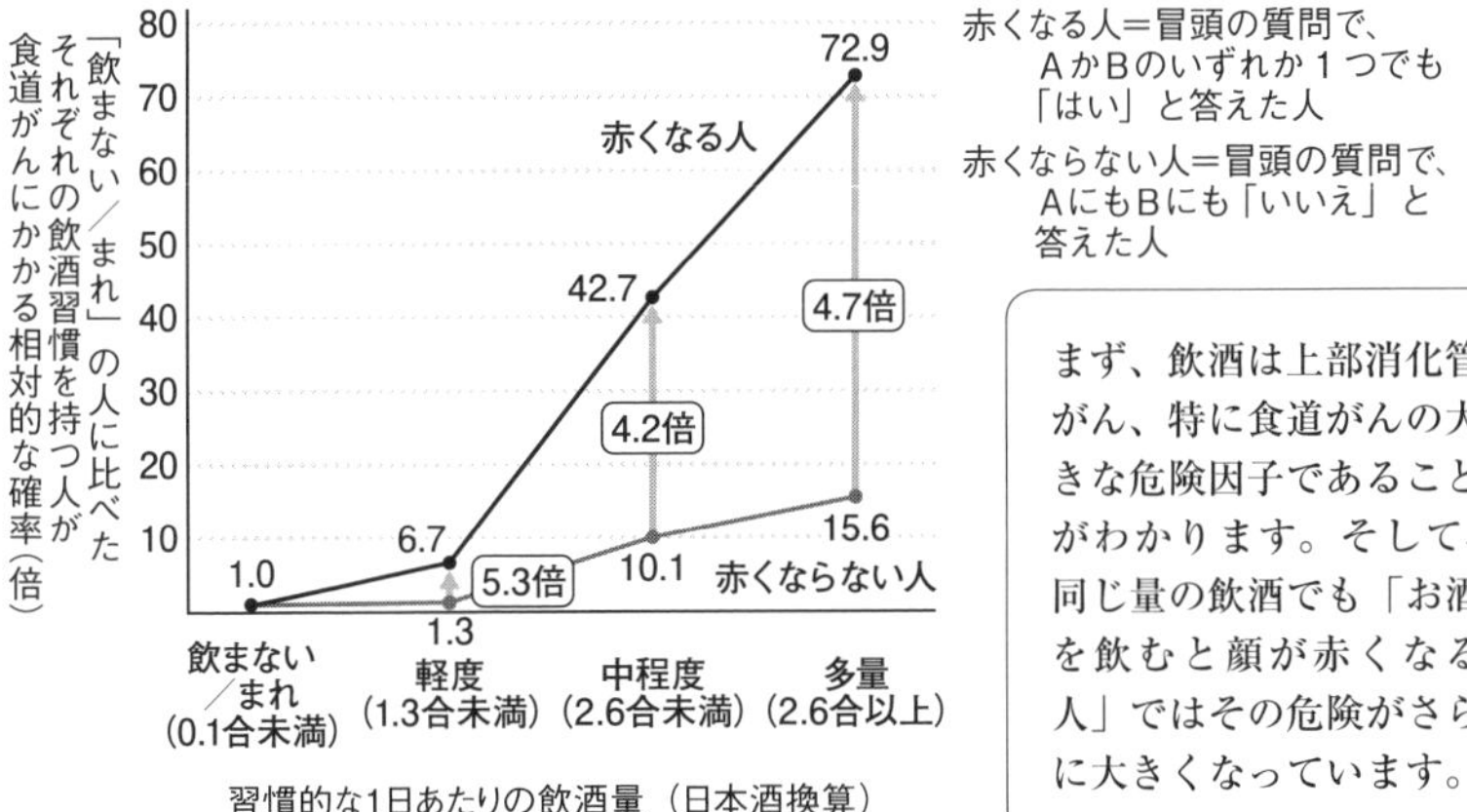

赤くなる人＝冒頭の質問で、AかBのいずれか１つでも「はい」と答えた人
赤くならない人＝冒頭の質問で、AにもBにも「いいえ」と答えた人

まず、飲酒は上部消化管がん、特に食道がんの大きな危険因子であることがわかります。そして、同じ量の飲酒でも「お酒を飲むと顔が赤くなる人」ではその危険がさらに大きくなっています。

すると、どの飲酒量でも「赤くなる人」は「赤くならない人」に比べて4倍から5倍も食道がんにかかりやすいことがわかります。この図は、本来お酒に弱い人ががんばってお酒を飲むことの危なさを端的に示しています。

遺伝子に適した飲み方を

かつてこの国の男性には、「酒が飲めて一人前」という考え方がありました。これは明らかにまちがいです。お酒はあくまでも食事と会話の引き立て役です。冒頭の問いの結果にしたがって、それぞれの人が授かった遺伝子に適した飲み方をしたいものです。もちろん、アルコールフリーも歓迎です。

結論

食道がんの予防、お酒に弱い人は特に注意したい。

お酒に強いか否かは、本人の努力(?)ではなく、生まれ持った遺伝子で決まります。そして、日本人はお酒に弱い遺伝子を授かっている人が多い、お酒に弱い民族です。飲酒は、食道など上部消化管、大腸、女性の乳房にできるがんの危険因子です。特に食道がんでは、同じ量のお酒でも、お酒に弱い人はお酒に強い人より4～5倍もかかりやすいとした報告もあります。お酒はそれぞれの人が授かった遺伝子に適した飲み方をしましょう。

出典

① Yokoyama A, et al. Alcohol and aldehyde dehydrogenase polymorphisms and a new strategy for prevention and screening for cancer in the upper aerodigestive tract in East Asians. Keio J Med 2010; 59: 115-30.
② Li H, et al. Refined geographic distribution of the oriental ALDH2*504Lys (nee 487Lys) variant. Ann Hum Genet 2009; 73 (Pt3): 335-45.
③ Iwahashi K, et al. Ethanol metabolism, toxicity and genetic polymorphism. Addict Biol 1998; 3: 249-59.
④ Peng Y, et al. The ADH1B Arg47His polymorphism in east Asian populations and expansion of rice domestication in history. BMC Evol Biol 2010; 10: 15.
⑤ Jayasekara H, et al. Long-term alcohol consumption and breast, upper aero-digestive tract and colorectal cancer risk: a systematic review and meta-analysis. Alcohol Alcohol 2016; 51: 315-30.
⑥ Yokoyama T, et al. Alcohol flushing, alcohol and aldehyde dehydrogenase genotypes, and risk for esophageal squamous cell carcinoma in Japanese men. Cancer Epidemiol Biomarkers Prev 2003; 12: 1227-33.

怖いのはプリン体？ ならばビールは禁物か

問い

痛風の原因になるらしいプリン体。
プリン体をほとんど（またはまったく）
含まない食品をすべて◯で囲ってください。

白米	豆腐	枝豆
きゅうり	タラ（魚）	貝類
ソーセージ	鶏のレバー	牛乳
焼酎	卵	ビール

＊答えは本文中にあります。

一日の仕事を終えてビールジョッキをぐっとあおる……この一瞬はたまりません。ごく普通の一日だったにもかかわらず、なぜかとても大きな達成感を感じるから不思議です。セリフはもちろん「おつかれさま」です。

でも、そのときにちらっと気になるのがプリン体、尿酸のもとになる物質です。血液のなかの尿酸の濃度が高くなった状態が高尿酸血症です。そして、放置するとある日突然、足の指やつけ根、ひざの関節などが赤く腫れて鋭い針で刺されたような激しい痛みに襲われます。痛風です。お酒好きにとって見たくない検査値が、ガンマＧＴＰと、この尿酸値でしょう。

主犯はプリン体ではない

有名ですからご存じかもしれませんが、プリン体を豊富に含むお酒はビールだけです。日本酒とワインにはごくわずかしか含まれていませんし、焼酎やウイスキーなどの蒸留酒にはほとんど含まれていません。これが、痛風にビールは禁物という理由のようです。そして、焼酎ならだいじょうぶという理屈に発展します。

図1は、20歳から54歳の３３１０人の日本人男性のアルコール摂取量と、その後6年間における高尿酸血症の発症率との関連を調べた結果です[出典1]。おもにビールを飲んでいた人たちと、おもに日本酒を飲んでいた人たちに分けて報告されています。日本酒で２・２合、ビールで大びん２本までなら、高尿酸血症の発症率に差は認められませんでした。最も飲み助だった群だけで、日

ビールは日本酒より尿酸値を上げるでしょうか。

図1 ビール・日本酒の摂取量と高尿酸血症との関連　出典❶

20 歳から 54 歳の日本人男性 3310 人を対象としてお酒の摂取量を調べ、その後 6 年間にわたって高尿酸血症の発症を観察した研究。飲酒量は、日本酒は合で、ビールは大びんの本数で示した（アルコール量はほぼ同じ）。血清尿酸値が 7.0㎎/dℓ以上または高尿酸血症の薬を飲んでいた場合を高尿酸血症とした。529 人に高尿酸血症が発症した。おもにビールを飲んでいた人、おもに日本酒を飲んでいた人、なにもお酒を飲んでいなかった人はそれぞれ 1157 人、425 人、855 人。高尿酸血症の発症に影響を与えると考えられる他の要因（年齢、肥満度、喫煙、運動習慣など）の影響は統計学的に除いてある。

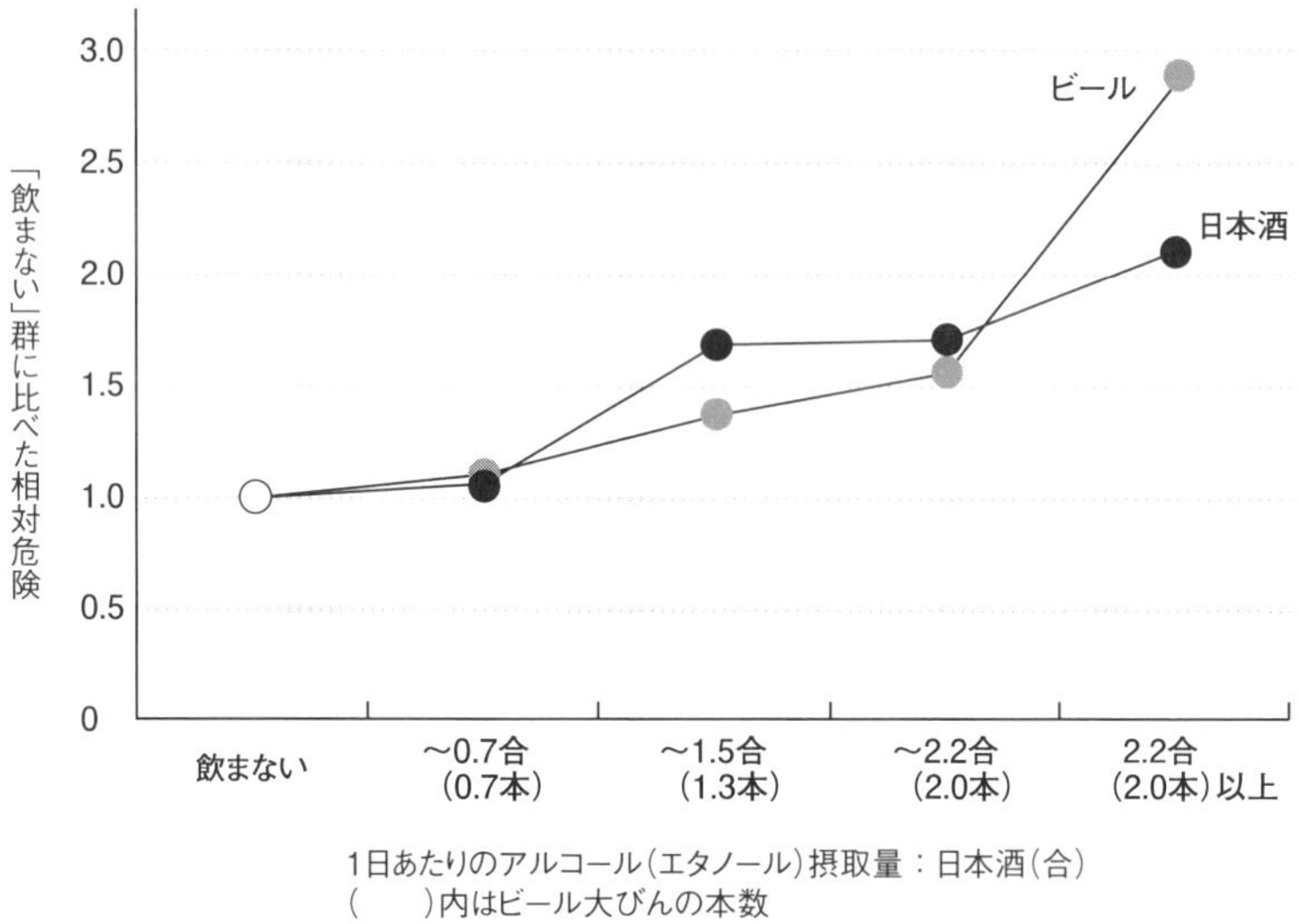

おもにビールを飲んでいた群においてだけでなく、おもに日本酒を飲んでいた群でもほぼ同様に、アルコール摂取量が多くなるほど高尿酸血症の発症率が上昇していました。日本酒で 2.2 合（ビール大びんで 2.0 本）以上になるとビールのほうは大きくリスクが上がっていますが、1 日あたり大びんで 2 本以上もビールを飲んでいた人は 13 人しかいなかったので、この値の信頼度はそれほど高くないでしょう。

本酒よりもビールのリスクが高くなっています。しかし、１日あたり大びん２本以上ものビールを飲んでいた人は13人だけだったので、偶然かもしれないと考えたいところです。残念ながら、焼酎やウイスキーなどの蒸留酒については報告されていませんが、日本酒の結果から推測できるでしょう。お酒の頻度や量と高尿酸血症や痛風との関連を調べた研究はほかにもあって、やはりビールのほうが蒸留酒よりも影響は大きいという報告がないわけではありません。しかしながら、お酒の種類にかかわらず、アルコールの摂取量が増えるほど高尿酸血症や痛風になりやすくなるという点は、ほとんどの報告で一致しています。

アルコールが分解され代謝される過程で、

①体内での尿酸の合成が促進される

②腎臓での尿への尿酸の排泄が阻害される

という二つの困った現象が起こります。

じつは、尿酸はビールから摂取するだけでなく、体内でほかの物質からも合成されます。アルコールはその合成を促進させるので、ビール以外のお酒でも体内の尿酸が増えることになります。体内の尿酸が一定レベルを超えると、多すぎる分は腎臓で濾されて、尿中に捨てられます。ところが、アルコールはこの濾過作用をじゃましてしまいます。その結果として、余った尿酸を効率的に尿中に捨てることができず、血中の尿酸濃度が上がってしまいます。このように、アルコールには入り口（尿酸ができるところ）と出口（尿酸を捨てるところ）の両方で尿酸を上げる作用がありま す。ですから、高尿酸血症や痛風の主犯はアルコールのほうで、ビールのなかのプリン体はさしずめ共犯の一人といったところです。

食べ物のプリン体

プリン体はビールだけに含まれるものではなく、大ざっぱにいえば、ほとんどの食べ物に含まれています。分裂が盛んな細胞に特にたくさん含まれていて、このような細胞でできている食べ物に多いという特徴があります。細胞がたえず入れかわっている臓器である「肝臓（レバー）」がその代表です。全体的には、魚介類や肉類など動物性食品に多く、野菜や大豆製品、穀類などの植物性食品に少ない傾向があります。**表**をごらんください 出典2。ここにはありませんが、細かく調べると、植物でも、ほうれん草の芽や竹の子の先端など、細胞が分裂して成長しているところに多いという特徴があります。一方、動物性食品に分類されていても、細胞分裂がまだ始まっていない「卵」や、細胞ではない（生き物ではない）「牛乳」にはまったく含まれていません。……というわけで、冒頭の問いの答えは「卵」「牛乳」、そして「焼酎」の三つです。

この**表**では、食品100gあたりの含有量が示されていますので、そのままでは比較できませんが、魚介類や肉類に含まれるプリン体に比べると、ビールのプリン体がずいぶん少ないのがわかります。

プリン体の含有量から類推すると、お酒だけでなく、魚介類と肉類も痛風の原因になりそうですし、野菜や大豆製品もたくさん食べれば危ないかもしれません。代表的な食品群の摂取量が痛風の発症に与える影響を検討した結果が**図2**です 出典3。アメリカ人男性を対象とした研究なので、日

プリン体はどんな食品に含まれているでしょうか。

表　おもな食品群に含まれるプリン体の含有量

出典❷

食品群	食品数	プリン体含有量（食品100 g あたりのmg）	
		平均	最小～最大
穀類（米・麦類）	8	36	16 ～ 76
大豆製品（豆腐、納豆）	3	56	22 ～ 114
卵（鶏卵）	1	0	0
牛乳	1	0	0
野菜	21	54	10 ～ 172
肉類（内臓を除く）	22	101	71 ～ 154
レバー	3	272	220 ～ 312
魚類	28	137	92 ～ 211
イカ・タコ・エビ・カニ・貝	12	166	100 ～ 273
蒸留酒	5	0	0
日本酒	3	1	1 ～ 2
ワイン	3	1	0 ～ 2
ビール	9	6	3 ～ 8

一つの食品群に含まれる食品の間でもプリン体含有量にはかなりの差がありますが、レバーが最も多く、魚介類と肉類に比較的多く、植物性食品には比較的少ないことがわかります。実際に口にする量ではなく食品 100g あたりの量なのでそのままでは比較できませんが、魚介類や肉類に比べるとビールに含まれるプリン体がずいぶん少ないこともわかります。

どんな食品が痛風を起こしやすくするでしょうか。

図2 代表的な食品群の摂取量と痛風発症との関係 出典③

1986年から94年にかけて行なわれた研究で、アメリカ人医療職男性4万7150人を12年間にわたって観察した結果。痛風を発症した人は730人。食事の調査は86、90、94年の3回行なわれ、3回の平均的な摂取量が計算に用いられた。摂取量は、それぞれの食品群について、成人男性が1回に食べる標準的な重量を1サービングとして表現してある。痛風のリスクは、それぞれの食品群で摂取量が最も少なかった群における発症率に比べた相対的な発症率（相対危険）として示してある。プリン体が豊富な野菜とは、豆類、ほうれん草、マッシュルーム、オートミール、カリフラワー。痛風の発症に影響を与えると考えられる他の要因（年齢、肥満度、アルコール摂取量など）の影響は統計的に除いてある。

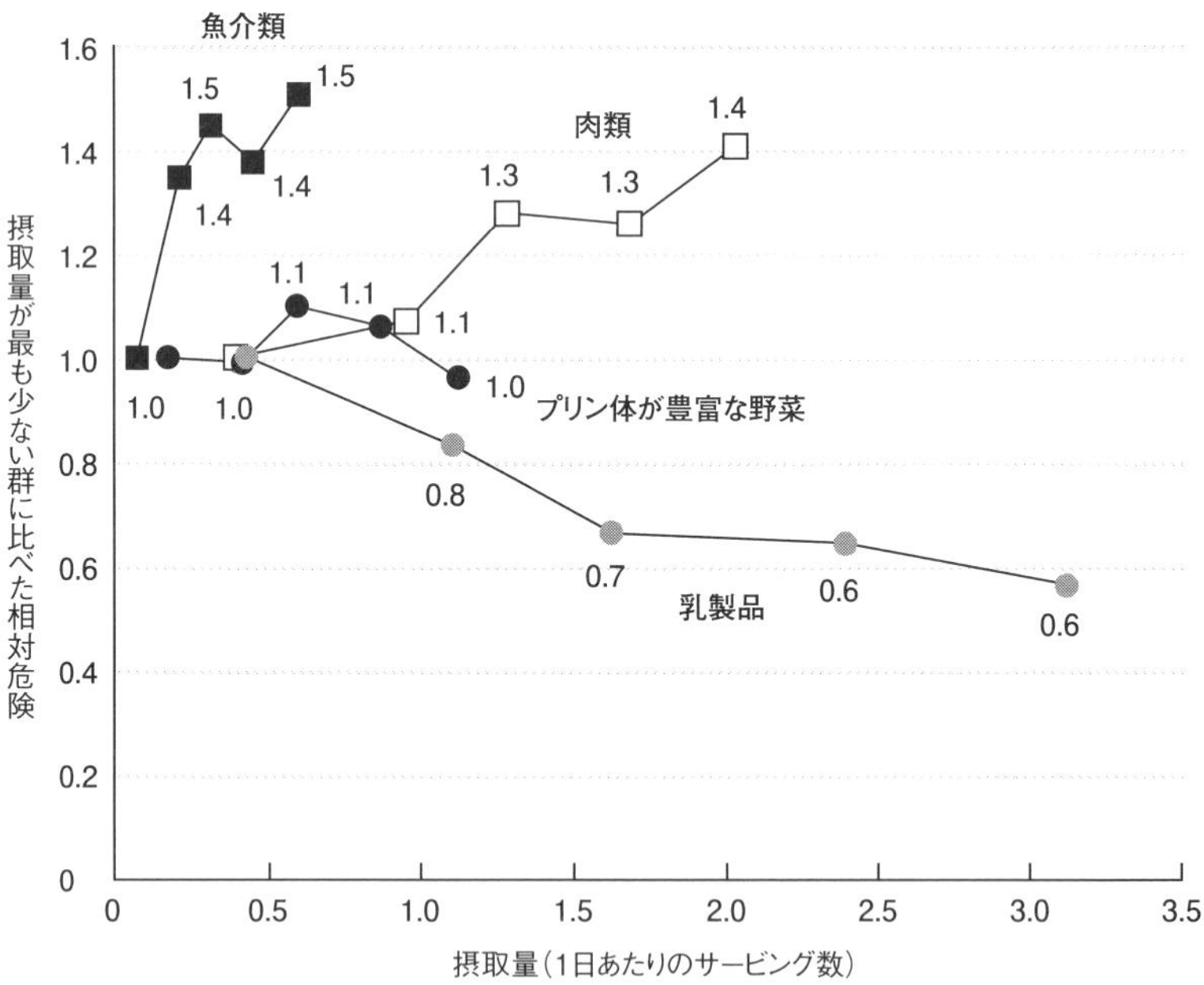

魚介類と肉類の過剰摂取が痛風のリスクを上げ、逆に、乳製品の摂取がリスクを下げる可能性が示されています。野菜（豆類や穀類を含む）はプリン体が豊富なものであっても痛風の発症には関与しないようです。

本人の食生活には参考にしにくいかもしれませんが、魚介類や肉類の摂取量が多いと痛風にかかりやすく、逆に、乳製品の摂取量が多い人に発症が少なかったことがわかります。そして、野菜はたとえプリン体が豊富な種類でも痛風の発症には関与しないようです。

肥満と運動不足にもご注意

高尿酸血症と痛風の原因は、お酒とプリン体だけではありません。忘れてはならないのが第３の原因、「肥満」です。肥満があると、アルコールの作用とは別に、腎臓での尿への尿酸の排泄が阻害されると考えられています。お酒でも魚介類でも肉類でも、エネルギー（カロリー）があるものを食べすぎれば肥満につながります。お酒は３つの作用（尿酸の合成が促進される、尿酸の排泄が阻害される、アルコールの持つエネルギーの過剰摂取が肥満につながる）、ビールは４つの作用（さらに、プリン体も入っている）によって尿酸値を上げ、痛風を引き起こすことになってしまうので特に要注意です。また、適度な運動は肥満を予防してくれますし、肥満の解消にかかわらず尿酸を下げる働きも報告されています。

ビールを楽しむために

とはいえ、一仕事終えたらやはりビールがいちばん。それに鶏のから揚げです。エール（イギリスやアイルランドの伝統的なビール）ならフィッシュ・アンド・チップスがお約束ですし、ドイツビールならソーセージの盛り合わせか、がっつりアイスバイン（豚すね肉の煮込み）といきたいものです。ぼくのいちばんのお気に入り、ベルギービールはぜひムール貝の白ワイン蒸しといっしょに楽しんでください。でも、野菜料理も忘れずに充分に食べましょう。ありがたいことに、枝豆だけでなく、ビールに合う野菜が日本にはたくさんあります。そして、心地よい汗をかく程度の運動も習慣づけておきたいところです。ビールジョッキをぐっとあおる……この至福の一瞬のために、試してみる価値大だと思います（ちょっといいすぎかな？）。

結論

「ビールだけ避ける」はちょっと的外れ

ビール好きにとって気になるのが、痛風→尿酸→プリン体、です。でも、痛風や高尿酸血症への影響は、プリン体よりもアルコール（エタノール）のほうが大きく、プリン体をカットしてもアルコールをカットしない限り、根本的な解決にはなりません。さらに、プリン体はビールだけでなく、魚介類や肉類にも含まれていて、これらの食べすぎも原因になるようです。ほどほどのお酒と、魚介類や肉類に偏らない食べ方がカギのようです。

出典

① Nakamura K, et al. Alcohol intake and the risk of hyperuricaemia: a 6-year prospective study in Japanese men. Nutr Metab Cardiovasc Dis 2012; 22: 989-96.

② 日本痛風・核酸代謝学会ガイドライン改訂委員会．高尿酸血症・痛風の治療ガイドライン（第2版）．付録 表 食品中のプリン体含有量．p.116-21．メディカルレビュー社．２０１０．

③ Choi HK, et al. Purine-rich foods, dairy and protein intake, and the risk of gout in men. N Engl J Med 2004; 350: 1093-103.

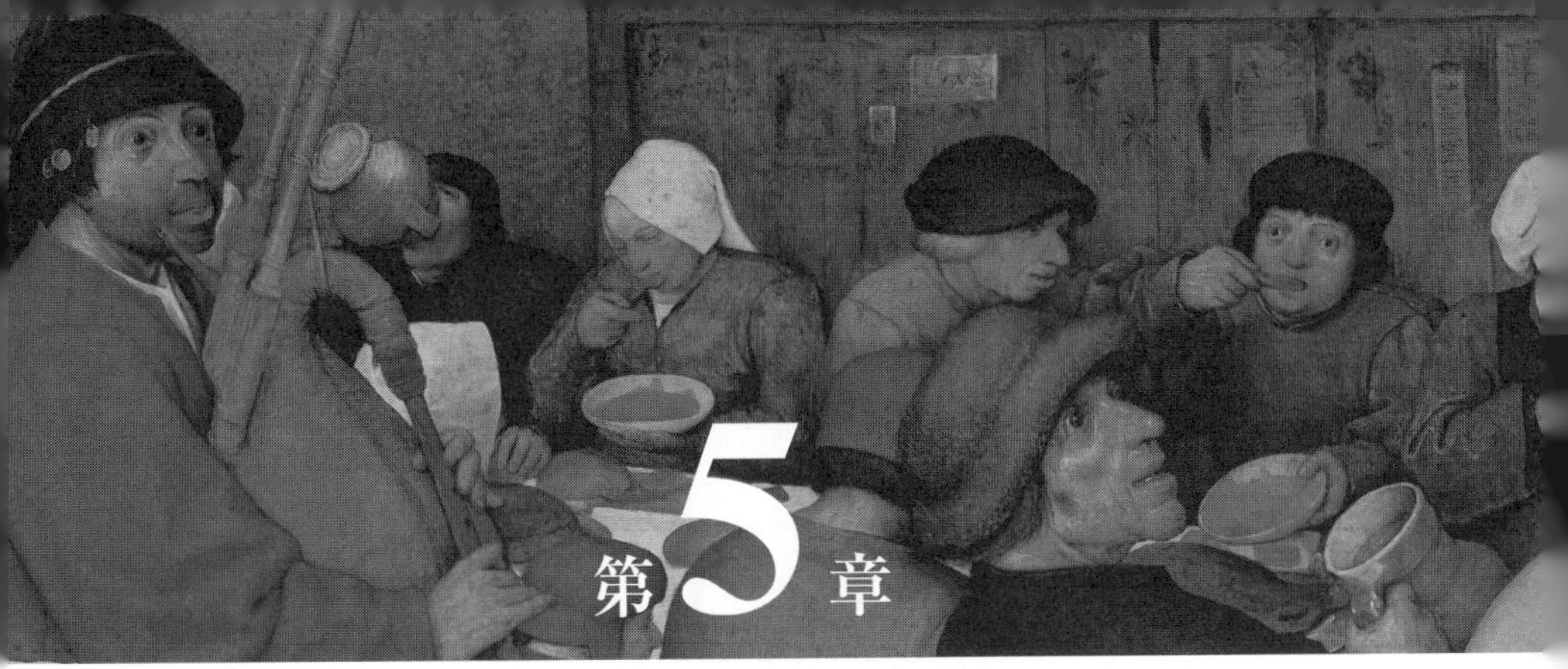

第5章

究極の健康食？

地中海食から糖尿病管理まで

イタリア
地方料理と健康格差

「マンジャーレ、カンターレ、アモーレ※」の言葉の通り、
イタリア人は人生を謳歌するのがとてもじょうず。
食事も、おいしいものをたっぷり食べて楽しみます。
食卓には各地方の特色が色濃く反映され、
それが人々の健康に大きく影響しています。
おなじみのイタリア料理を
いつもと違った角度から見つめてみましょう。

ベネチア　路上の晩餐

22歳の夏、1か月をかけて、エーゲ海とアドリア海を反時計まわりに一周した。リュックサックを背負い、駅前広場で寝袋にくるまって眠る。ローカルバスと二等車を乗り継いでのひとり旅だった。

イタリアへは、当時のユーゴスラビアからトリエステを経て入った。まず向かったのは、ベネチア。水の都・ベネチアは、観光客であふれていた。物価は高く、貧乏学生が入れるようなレストランは見当たらない。近くの市場で仕入れたとびきり安いパンとチーズ、ハムと赤ワインを海岸べりの歩道に広げ、旅で知り合った仲間と食べた。サン・マルコ広場から徒歩5分、目の前にはサン・

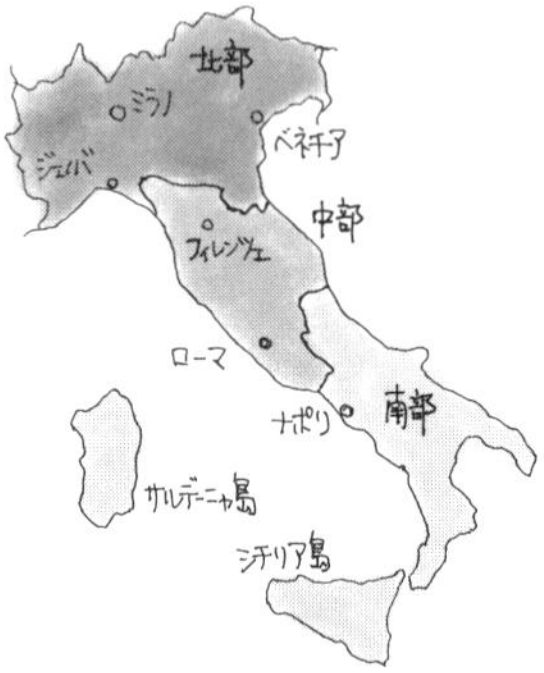

ジョルジョ・マッジョーレ島が見える。教会の鐘楼が夕陽色に染まり、感動的な美しさだった。

経済格差と健康格差

南北に細長く伸びたイタリアには、「富める北と貧しい南」という明確な経済格差が存在する。まるで別の国のようだという人も多い。しかし、それ以上に興味深いのは、健康面の南北格差だ。しかも、経済格差とは逆なのである。

特に、がんの死亡率にはかなりはっきりした差が認められる（**図1**）出典❶。ここでは、診断の精度が高いと思われる若い層に限ったが、ほかの年齢でもほぼ同じ結果が見られる。古い統計しか手に入らなかったが、地域差の話をするのであれば、むしろこのころの資料のほうが適当かもしれない。

がんの原因といえば、まずあげられるのがタバコだが、喫煙率には、明確な地域差は見られない。医療サービスも北部のほうがよく、たとえば、人口1人あたりの病院ベッド数も北部のほうが多い。これらを考え合わせると、なんとも不思議な現象に思える。

イタリア料理は地方料理の集まり

「イタリア料理というものは存在しない。それぞれの地方色を持った料理があるだけ」という話がある。日常的に食べられている食品の年間消費量を調査してみると、地方によって日々の食卓が

※「食べて、歌って、恋をする」という意味のイタリア語。イタリア人らしい生き方を示す言葉としてよく使われる。

異なる様子がはっきりと見える（図2）出典❷。

南より北のほうが肉の消費量が多く、南に下がるほど魚の消費量が多くなる。また、乳製品は北のほうがだいぶ多く、植物油（中心はオリーブ油だ）はわずかだが南のほうが多い。

北部の代表的な都市といえばミラノ。料理をあげるとすれば、骨髄のついた子牛すね肉の煮込み〝オッソ・ブーコ〟だろうか。このあたりには、ソーセージやサラミにもおいしいものがたくさんある。ただし、北部でも海に面するベネチアやジェノバには魚料理も多い。

イタリア中部の都市といえば、まずフィレンツェ。内陸部にあるため、魚介類ではなく、肉類をうまく利用している。地元産のTボーン・ステーキが有名だ。さらに南に下るとローマがある。ローマも海に面していない。子羊が有名で、ほかにはトリッパ（牛の第二胃）に代表される内臓料理もおいしいらしい。

南イタリアの入り口にはナポリがある。ナポリ＝シーフードとは安易な気もするが、あながち誤りではないと思う。シチリア島は海の幸の宝庫だ。マグロもイワシもイカもタコも食べる。サルデーニャ島も魚が中心。ただ、両島ともに山がちで、肉料理もわりと多い。

単純化しすぎるのもよくないが、長靴形のイタリアを三つに分けて代表的な料理の話をするとすれば、おおむねこのようになる。

〝アモーレ（愛）〟に生きるイタリアの自称〝伊達男〟たちも、口をそろえて「マンマの手料理」、つまりおふくろの味がいちばんという。それは郷土色豊かなふるさとの味なのだ。

図1 がん死亡率の地域差 出典❶

（40～49歳、男女平均、1969～'73年の統計より）

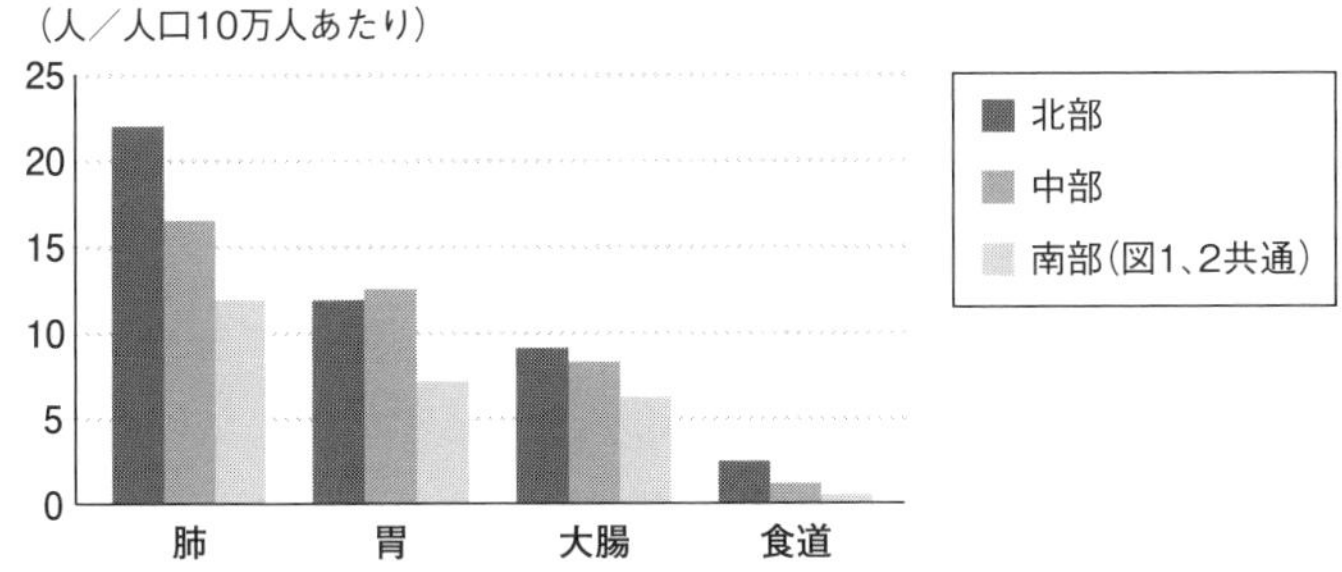

図2 各食品の推定年間消費量（1人1年あたり） 出典❶

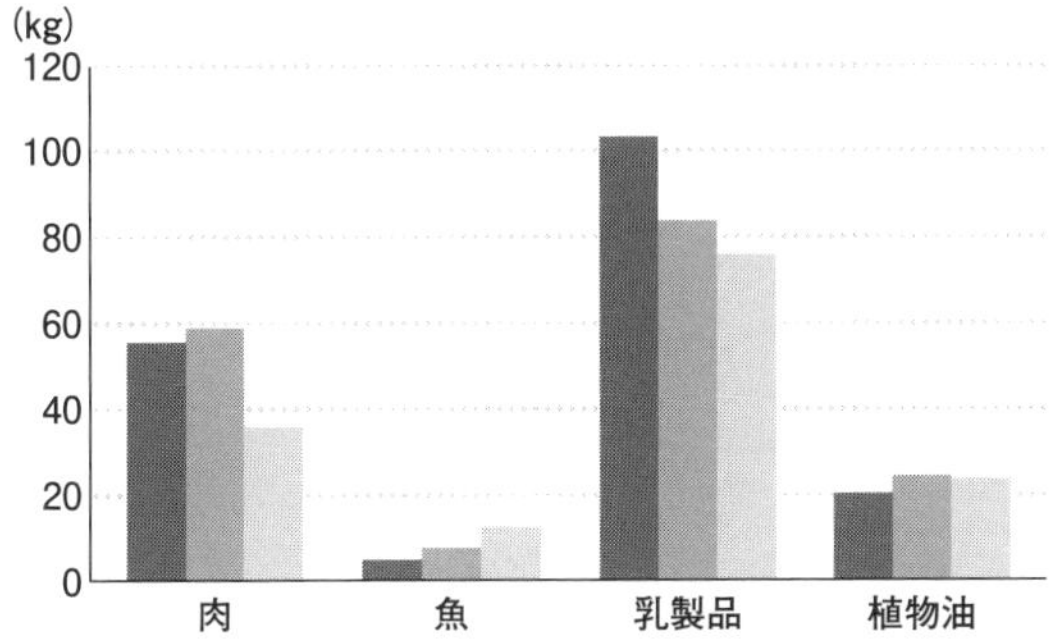

図3 カロテノイド摂取量と肺がん発症リスクの関連 出典❷

（総対象者数は40万人、肺がん発症数は3000人、追跡期間は7～16年間）

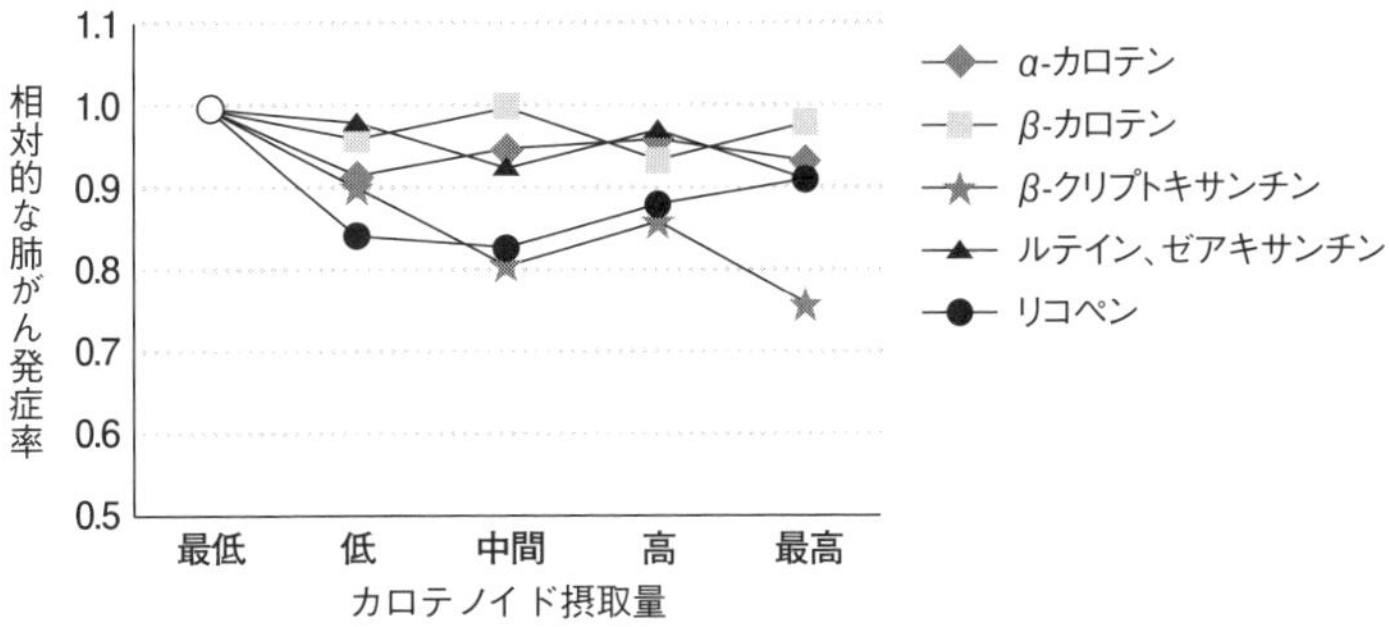

トマトが変えたイタリアの味

イタリア料理の色といえばトマトソースの赤。イタリア通にはしかられそうだが、おそらくこれが標準的な日本人の感覚だろう。

ところが、イタリアでトマトが一般的な食材として使われるようになったのは意外に新しく、19世紀に入ってからだといわれる出典③。

トマトの原産地はアンデス高地。16世紀に南米に渡ったスペイン人によってヨーロッパにもたらされた。真っ赤な色が与える印象のせいか、長い間その実には毒があると信じられていた。トマトはナス科であり、ナス科植物には毒を含むものが多いからかもしれない。

夏の終わり、大量に収穫されたトマトは煮つめてソースにして保存される。乾燥させて保存する方法もある。

イタリアを代表する女優、ソフィア・ローレンは、「トマトがないのは、太陽がないのと同じ」とまでいっている出典④。

がん予防にはトマトか、南イタリアの食べ方か？

がんの原因はさまざまだ。そして、それを予防する方法、栄養素や食品についても、多くの仮説が発表されている。その一つが、カロテノイド。このうち体内でビタミンAに変換されるものはプロビタミンAと呼ばれる。カロテノイドは、α－カロテン（カロチンとも発音する）、β－カロテン、β－クリプトキサンチン、ルテイン、ゼアキサンチン、リコペン（リコピンとも発音する）に分かれる。ルテイン、ゼアキサンチンを除き、緑黄色野菜と果物（柑橘類）に多く含まれ、特に、リコペンはトマトに豊富である。

リコペンががんの予防に働くことを示す研究はいくつかある。ところが、世界の7つのコホート研究で得られた40万人分ものデータを解析した研究では、リコペンが特に効くというのではなく、その他のカロテノイドも、わずかずつ肺がんを予防する可能性が示されている（**図3**）[出典5]。

一方、大腸がんについて世界中で行なわれた合計22の栄養疫学研究（症例・対照研究とコホート研究）をまとめたメタ・アナリシスは、リコペンに限らず、すべてのカロテノイドの効果を疑問視している[出典6]。胃がんについての同様のまとめは、カロテノイドやトマトに胃がんを予防する効果があるかもしれないとしているものの、仮説という言葉を使っている[出典7,8]。

がんの死亡率が南イタリアで低いのは、リコペンやカロテノイドのおかげというよりも、彼らの食べ方や生活習慣全体のおかげなのかもしれない。まさに「地中海食ここに在り」といいたげである。

スパゲティ・ナポリタンのなぞ

ところで、昔ながらの喫茶店メニューの代表といえば、トマトケチャップであえていためた、スパゲティ・ナポリタン。トマトケチャップはアメリカ人の発案だし、その語源はインドネシア語にあるとする説もある。じつはナポリとはなんの関係もない。日本で生まれたオリジナルメニューで

イタリア
地方料理と健康格差

ある。なにしろ、イタリアではスパゲティはいためるものではないのだ。

トマトケチャップ↓トマト↓イタリア↓ナポリという連想はかなり短絡的だが、「おいしいものなら気どらずにいっぱい食べよう」という〝マンジャーレ〟の思想に照らせば、なかなか的を射た連想なのかもしれない。

ともあれ、イタリア料理には町や地方の名前がついたものが多くておもしろい。レストランでイタリア料理を食べる機会があったら、イタリアの地図を持参して、「これはどの地方の料理ですか？」と尋ねてみるのはいかがだろうか。テーブルの上でイタリア旅行を楽しめるに違いない。

出典

① Facchini U, et al. Geographical variation of cancer mortality in Italy. Int J Epidemiol 1985; 14: 538-48.

② Männistö S, et al. Dietary carotenoids and risk of lung cancer in a pooled analysis of seven cohort studies. Cancer Epidemiol Biomarkers Prev 2004; 13: 40-8.

③『トマトが野菜になった日　毒草から世界一の野菜へ』橘みのり著、草思社、1999.

④『サラダ野菜の植物史』大場秀章著、新潮選書、2004.

⑤ Männistö S, et al. Dietary carotenoids and risk of colorectal cancer in a pooled analysis of 11 cohort studies. Am J Epidemiol 2007; 165: 246-55.

⑥ Panic N, et al. Carotenoid intake from natural sources and colorectal cancer: a systematic review and meta-analysis of epidemiological studies. Eur J Cancer Prev 2017; 26: 27-37.

⑦ Zhou Y, et al. Association of carotenoids with risk of gastric cancer: A meta-analysis. Clin Nutr 2016; 35: 109-16.

⑧ Yang T, et al. The role of tomato products and lycopene in the prevention of gastric cancer: a meta-analysis of epidemiologic studies. Med Hypotheses 2013; 80: 383-8.

地中海食と和食
究極の健康食を探る

問い

下の表は地中海食の定義です。
　　　に当てはまる言葉はなんでしょうか。

表　地中海食の定義　出典❶

1993年に開催された「地中海食に関する国際会議」で決められたもの
（ほかにもいくつかの定義が存在する）

- [　A　]が豊富であること
（果物、野菜、パン、その他の穀物製品、豆類、種実類）
- [　B　]、季節折々のその地域で育てられた新鮮な食品を使うこと
- 典型的なデザートとして[　C　]を食べること：
ただし、お祭りの日にはナッツ類、オリーブ油、精製した砂糖またははちみつでできた菓子類を食する
- 油脂類の主たる摂取源としての[　D　]を用いること
- 少しか適量の乳製品（おもにチーズとヨーグルト）を食すること
- 卵の使用は週に4個未満であること
- [　E　]の使用はまれであり、少量であること
- 少しか適量の[　F　]を、普通は食事とともに飲むこと

＊答えは本文中にあります。

世界の長寿地域というと、パキスタンのフンザとかエクアドルのビルカバンバとか、とんでもない山奥がしばしば登場します。しかし、これらの地域が本当に長寿だという信憑性はじつは乏しいそうです。一方、長寿地域としてしっかりした資料が残されている島が少なくとも世界に二つあります。一つが日本列島、もう一つが南ヨーロッパの国、ギリシャ南方の地中海に浮かぶクレタ島です。

戦後まもなく、クレタ島住民の貧しさを案じたギリシャ政府が、その対策を探るために、詳細な生活調査をアメリカのある財団に要請しました。その報告書には、食生活では「オリーブ、穀物、豆、野菜と香草、果物が豊富」とあり、「食べ物は文字どおり油（オリーブ油）のなかで泳いでいる」と記述されています。そして、政府の心配とは裏腹に、「栄養状態はすこぶる良好」であり、「島民の食習慣は栄養学的な必要量を満たしているだけでなく、土地の自然環境や経済資源にもうまく適応している」と書かれています。しかも、島民は地元産のワインまで楽しんでいたのです。その後、脂質と健康との関連を研究していたアメリカ人の栄養学者、アンセル・キース（19、30ページ参照）がこの島を訪れ、島の食事を「地中海食」と名づけたことによって注目を浴び、数多くの研究が始まりました。

地中海食と病気予防

この地中海食、日本でも注目されていますから、ご存じのかたも多いと思います。そこで、地中海食の定義を**表**に並べてみました出典❶。地中海食の特長と思われる部分をA～Fとしましたが、どれくらいおわかりになったでしょうか。正解は、A＝植物性食品、B＝加工度を最小限にとどめた、C＝新鮮な果物、D＝オリーブ油、E＝赤身肉、F＝ワイン、です。なお、ここでの赤身肉とは牛、豚、羊などの肉を指し、脂肪も含めて赤身肉です。鶏肉は赤身肉には入りません。

わかったのはオリーブ油とワインだけだった、という人はいませんか。この二つばかりが有名ですが、ほかもすべて地中海食になくてはならないたいせつな要素です。

では、地中海食はどのような病気を防いでくれるのか、研究成果を見てみましょう。１９９５年から96年にかけて、約38万人のアメリカ人を対象にして、食習慣とそのほかの生活習慣を細かく調べ、その後5年間にわたってだれがどのような病気で亡くなったのかが記録されました。研究開始当時の食習慣を基に、その人の食習慣がどのくらい地中海食に近かったかを数値化したもの、いわゆる「地中海食スコア」が一人ずつ計算されました。細かい計算方法は省きますが、この研究で用いられた食習慣の項目は**図1**の最初に示した9つです。このなかのどれか一つを満たせば1点とします。約2万８０００人がなんらかの病気で亡くなったことがわかり、地中海食スコアと死亡率との関連が**図1・下図**のように計算されました出典❷。男女ともに、地中海食スコアが高かった人たちほど、循環器疾患（おもに脳卒中と心筋梗塞）による死亡も、がんによる死亡も少なく、その結果として、死因を問わない総死亡も低くなっています。ざっと見て、あなたの地中海食スコアはどのくらいだと思いますか？　豆類には豆腐や納豆を入れてよいでしょう。全粒とまではいかずとも、玄米だけでなく、胚芽米や五分づき米、雑穀を混ぜたごはんも習慣的に食べていればよいかも

地中海食はどのような病気を防ぐでしょうか。

図1 地中海食と病気予防との関係

出典❷

アメリカ人およそ38万人の食習慣を調べ、
その後5年間にわたって死亡率とその死因を調べた研究

この研究で用いられた地中海食スコアの項目。どれでも当てはまっていれば1点（満点は9点）。
1 豆類が多い
2 全粒穀物が多い
3 果物が多い
4 ナッツ類が多い
5 野菜が多い
6 魚が多い
7 一価不飽和脂肪酸／飽和脂肪酸の比が高い
8 飲酒量が適度（お酒の種類は問わず）
9 赤身肉と加工肉が少ない

男女ともに、地中海食スコアが高かった人たちほど、循環器疾患（おもに脳卒中と心筋梗塞）による死亡も、がんによる死亡も少なく、その結果として、死因を問わない総死亡も低くなっていました。

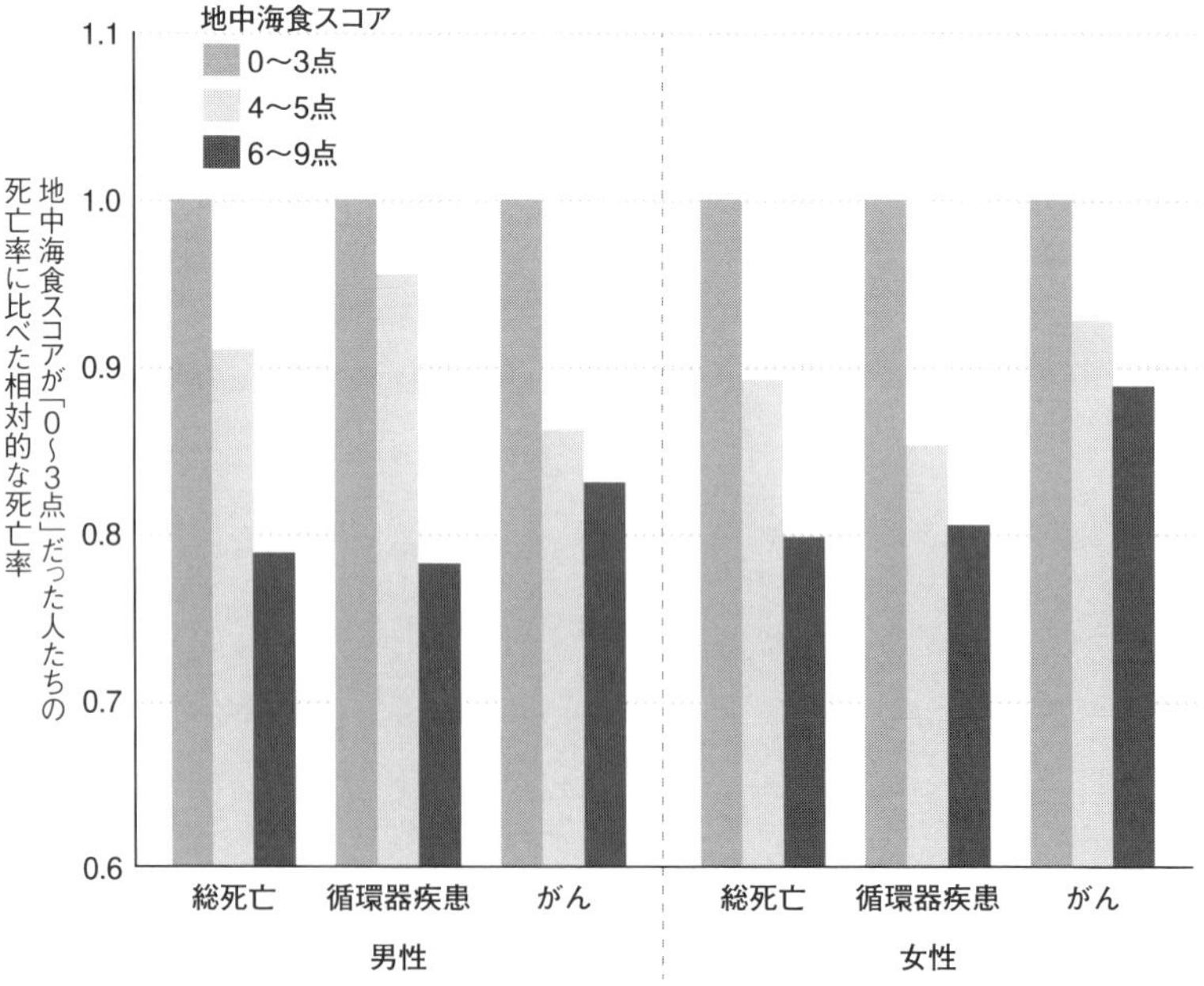

しれません。ナッツ類には落花生やごまが入ります。野菜も魚介類も種類は問いません。イカやタコも含めます。一価不飽和脂肪酸と飽和脂肪酸についてはのちほど説明しましょう。お酒はワイン限定ではないみたいです（第4章1「健康によいお酒とは」〈193ページ〉）。

続いて、地中海に面した国の一つであるスペインで行なわれた糖尿病に関する研究を見てみましょう 出典3。中年の男女約1万3000人にくわしい食事調査を行ない、その後、4年半にわたってどんな人から糖尿病が発症するかを調べました。年齢が若かったので糖尿病にかかったのは33人だけでしたが、食事調査の結果から地中海食スコアを計算して、高・中・低に分類し、糖尿病のかかりやすさを**図2**のように比較しました。この研究で興味深いのは、この結果自体よりも、その下の表で示したように、カギとなる栄養素や食品群ごとの摂取量がきちんと報告されている点です。ほぼ同じ年齢の日本人の摂取量の平均値を添えてみました。表のなかの●は、日本人の平均的な食べ方がどこに入るかを示したものです。日本人の食習慣には地中海食に近いか、なかには勝っているものがある反面、足りていないものもあります。このように、健康食という観点から見れば、地中海食の本質が日本で広がっているウワサと少し違っていることに気づきます。

地中海食と脂肪酸

次に、地中海食の看板、オリーブ油について見てみましょう。ところが不思議なことに**図1**の地中海食スコアの項目にはオリーブ油がありません。その代わりが「一価不飽和脂肪酸と飽和脂肪酸の比」です。脂質はその化学構造の違いから、飽和脂肪酸、一価不飽和脂肪酸、多価不飽和脂肪酸

次は糖尿病についての研究を見てみましょう。

図2 地中海食と糖尿病との関係

出典③

スペイン人中年男女およそ1万3000人の食習慣を調べ、
その後4年半にわたって糖尿病の発症を調べた研究

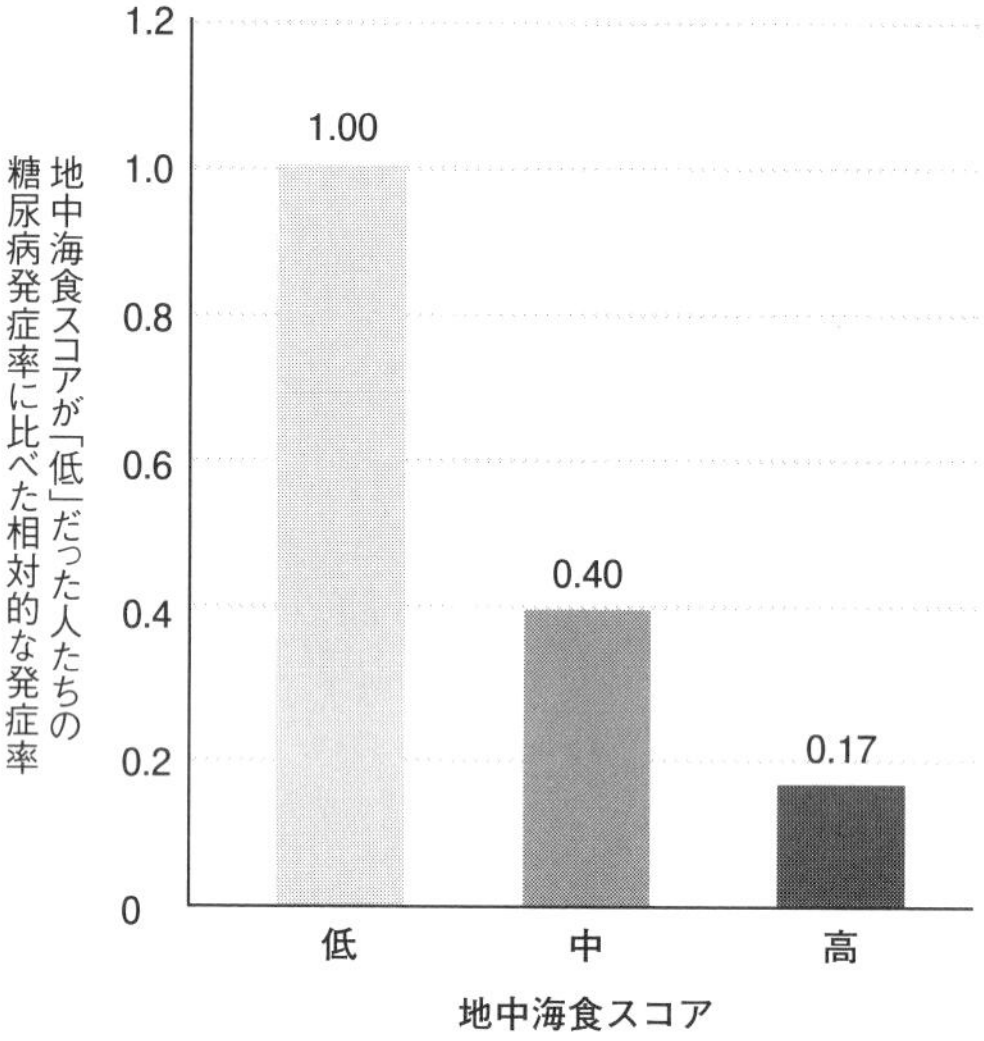

地中海食スコアが高いほど糖尿病にかかりにくいことがわかりました。この研究でそれよりも目を引くのは、地中海食スコアが高かった人たちの食べ方のほうです。野菜と果物の多さ、食物繊維の豊富さに驚かされます。

地中海食スコアによって分けた群ごとの平均摂取量（1日あたり）と日本人（30〜49歳）の平均摂取量*（●）

*スペイン人のほうが体格がやや大きく、全体にたくさん食べるため、
ここでは同じエネルギー量を摂取したと仮定して算出してある。

	地中海食スコア									同世代の日本人の平均値※1
			低		中		高			
食物繊維		●	15		21		28			13
オリーブ油			10	●	14		18			12※2
野菜			250	●	403		522			273
果物	●		143		273		378			55
穀類			62		83		101		●	451
豆類			14		18		21		●	57
魚介類			51	●	76		95			54
肉類			161		138	●	104			124
乳製品			274		167	●	74			87

※1 平成30年国民健康・栄養調査の結果から算出。
※2 参考までに油脂類全体を示した。

に大きく分かれ、体内での働きも互いに異なります。42ページの図3を見ると、一価不飽和脂肪酸の豊富さがオリーブ油の命であることが一目瞭然です。すなわち、「オリーブ油が豊富」を化学的にいえば、「一価不飽和脂肪酸が豊富」となります。ところで、ひまわり油（高オレイン酸精製油）の脂肪酸組成はオリーブ油とほぼ同じで、次いで一価不飽和脂肪酸が豊富なのは、日本人が昔から使い慣れてきた「菜種油」だというのは意外ではないでしょうか。

一価不飽和脂肪酸が多いだけでなく、飽和脂肪酸が少ないことも地中海食の特長の一つです。この点にも注目してもう一度、42ページ図3を見てください。パーム油以外ならどの植物油でもおおむね好ましいことがわかります。和食は地中海食以上に動物性脂質が少なく、油脂の大部分を植物性食品に頼ってきましたから、この点において、われわれの本来の食事は、地中海食以上に地中海食的だったわけです。

では、ここまでで見てきたことを参考にして、「今の日本人の食事に欠けているもの」という視点から、どのような食べ方をすればより地中海食的になるか、考えてみてください。ひまわり油と菜種油はオリーブ油に負けていませんし、赤身肉の少なさと魚の多さ、そして豆腐と納豆による豆類の多さではそれぞれ世界のトップクラスです。はっきりとした四季が自慢の国ですから、季節ごとに旬の食べ物があり、気候と地形の多様性にも恵まれ、地場野菜にもこと欠きません。そして、お酒（日本酒）は元来、食事といっしょに楽しむものでした。どうですか？　かなりぴったりでしょう。そこで、より地中海食的な食事にするために、ぼくなら次の三つをあげたいと思います。

①野菜をたっぷり食べる

②果物をたっぷり食べる
③精製度の低い穀類を主食にする

ひょっとしたら、これで地中海食と和食の両方の長所ばかりを集めた世界最高の健康食のでき上がりかもしれません。なぜなら、世界一の長寿国は地中海の国々ではなく、日本だからです。でも、この究極の健康食はまだ「かもしれない」のレベルにとどまっています。それは、ここで紹介したようなたくさんの人々の協力に基づくしっかりとした研究がわが国ではほとんど行なわれてこなかったからです。ちょっと残念ですね。

結論

和食は地中海食に負けてはいません。なぜならば…

地中海食の本質はワインとオリーブ油だけではありません。むしろ、もっと別のところにあります。そして、和食の特長を生かしつつ、野菜と果物をもっと多くとり、精製度の低い穀類を主食にすれば、ワインやオリーブ油がなくても、私たちの食事は、地中海食に負けないどころか、地中海食を超える世界一の健康食になるかもしれません。

出典
① Serra-Majem L, et al. Does the definition of the Mediterranean diet need to be updated? Public Health Nutr 2004; 7: 927-9.
② Mitrou PN, et al. Mediterranean dietary pattern and prediction of all-cause mortality in a US population: results from the NIH-AARP Diet and Health Study. Arch Intern Med 2007; 167: 2461-8.
③ Martinez-Gonzalez MA, et al. Adherence to Mediterranean diet and risk of developing diabetes : prospective cohort study. BMJ 2008; 336: 1348-51.

糖質制限と脂質制限 やせるのはどちらか？

問い

肥満の成人が、
糖質制限ダイエットを1年間続けた場合、
ほかのダイエットに比べて
体重の減少量に何kgくらい
差が出ると思いますか？
次のなかから選んでください。

人によって違うでしょうが、たくさんの人たちの平均値と考えてください。制限した糖質分のエネルギー（カロリー）はほかの栄養素（脂質またはたんぱく質）からとるものとし、総エネルギー（カロリー）摂取量は変えないこととします。ここでは、総エネルギー摂取量に占める炭水化物の割合が45%未満の食事を糖質制限ダイエットとします。なお、現在の日本人成人の炭水化物の割合はおよそ60%です。

- □ 1kg未満
- □ 1kg程度
- □ 5kg程度
- □ 10kg程度
- □ 20kg程度

＊答えは本文中にあります。

糖質制限ダイエットが人気です。

糖質とは食物繊維以外の炭水化物の総称で、消化・吸収され、体内でエネルギーになる炭水化物であると考えることができます。エネルギー源となる栄養素は、糖質、脂質、たんぱく質、アルコール（エタノール）の4種類だけですから、ほかの栄養素を変えずに、糖質だけを制限すれば確実に体重は減ります。問題は、糖質を減らした分のエネルギーを脂質やたんぱく質でとったときにも体重は減るか？です。

糖質制限ダイエットでやせるか？

糖質制限ダイエットは海外でも注目されています。しかし、日本と違うところは、その効果がかなり科学的な手続きを経て調べられていることです。代表的な19の無作為割付比較試験の結果を**図1**にまとめてみました出典1。肥満している成人を、低糖質食群と現時点で健康的だと考えられている食事をとる（対照食）群に無作為に分け、体重の変化を比べたものです。対照食群の体重の変化を横軸にとり、低糖質食群の体重の変化と対照食群の体重の変化の差を縦軸にとってみました。対照食群よりも低糖質食群のほうの体重の減少が大きければ値は負（マイナス）となります。全体的には、低糖質食群のほうが対照食群よりもやや体重減少が大きいようですが、ほとんどの研究でその差は2kgまでにとどまっていて、全体の平均値としてはその差は1kg未満でした。これが冒頭の質問の答えです。つまり、糖質制限の有無は体重の変化にほとんど無関係だったわけです。

糖質制限ダイエットでどのくらいやせる？

図1 糖質制限ダイエットの効果（19の研究のまとめ）

出典❶

肥満している成人を低糖質食群（1364人）と、現時点で健康的だと考えられている食事をとる（対照食）群（1406人）に無作為に分け、体重の変化を比べた代表的な19の研究のまとめ。現時点で健康的だと考えられている食事は、総エネルギー摂取量に占める糖質、脂質、たんぱく質の割合がそれぞれ、45～65%、25～35%、10～20%。低糖質食は糖質の割合が45%未満の食事とした。対象者はすべて18歳以上の肥満者（BMIが26kg/㎡以上）。平均の肥満度（ボディ・マス・インデックス；BMI［kg/㎡］）は報告されていないが、ダイエット前の平均BMIは、その報告があったすべての研究で、30以上だった。研究実施国は、アメリカ、イギリス、ノルウェー、オーストラリア。

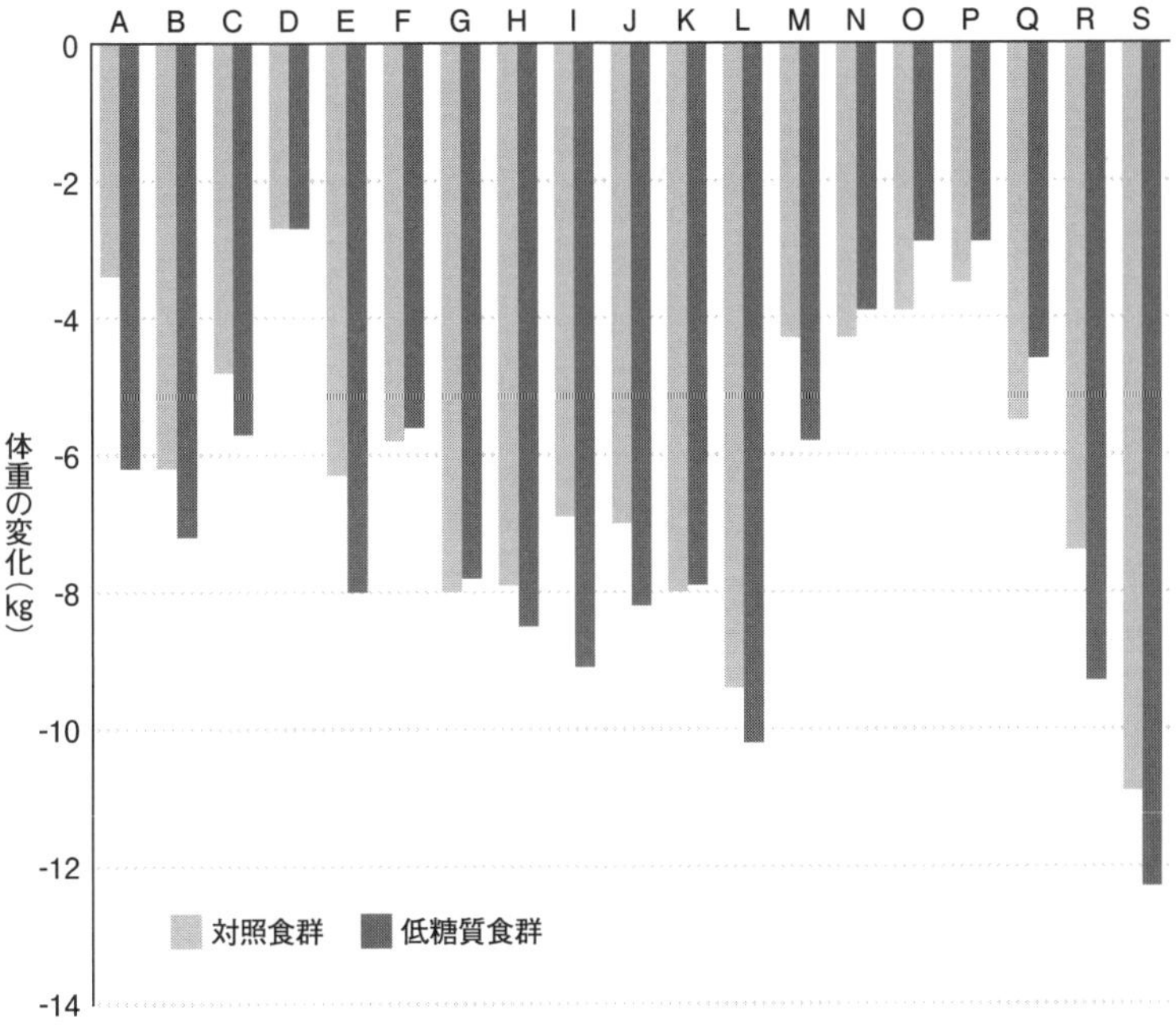

全体的には低糖質食群のほうが対照食群よりもわずかに体重減少が大きいようですが、目をみはるほどの効果ではありません。それよりも、すべての研究で、対照食群でも体重が減っていることに注目しましょう。

食べればほぼ同じ

図1のなかで最も規模が大きく、研究期間も長く、かつ、緻密な計画に基づいて実施されたアメリカの研究を例にあげて、もう少しくわしく見てみましょう出典②。この研究では、平均のBMIが33kg／m²という、かなりの肥満者811人を4つの群に分けて、2年間にわたって、**図2の下表**のような栄養素組成の食事を食べてもらいました。A群は脂質が少なく、1970（昭和45）年ごろの日本人の食習慣に似ています。B群はA群のたんぱく質を増やして、その分、糖質を減らした食事です。一方、C群は脂質が多く、典型的な欧米型です。D群はC群のたんぱく質を増やして、その分、糖質を減らした食事で、糖質制限ダイエットに最も近いものです。結果は、総エネルギー摂取量が同じならば、どの栄養素からエネルギー（カロリー）をとろうと体重変化にほとんど違いはないというあたりまえのものでした。

比べないとわからない

人は、体によい（と本人が信じている）ことを一つ始めると、体によいとわかっているほかのことも自発的に始める傾向があるようです。その典型例が、「体重計に乗るだけダイエット」でしょう。乗るだけでやせる魔法の体重計などありません。自分の体重を毎日確認することで、健康的な生活習慣を自然とみずからに促すという人間の習性を利用しています。**図1**の研究の対照食群の人たちも、ひそかに体重計に乗っていたかもしれません。でも、これは低糖質食群の人たちでも同じ

アメリカの研究をもう少しくわしく見てみましょう。

図2 糖質制限ダイエットの効果（規模が大きく研究期間の長いある研究から）

出典❷

BMIが平均33kg/m²の肥満者811人を無作為に4つの群に分け、2年間にわたって栄養素組成が異なる4種類の食事を食べてもらったアメリカの研究における体重の変化。表は、各群に割りつけられた人数と研究開始前における摂取量（平均値）、指示された食事の栄養素組成、研究開始から6か月後と2年後（研究終了時）における摂取量（平均値）。図は、2年間における体重の変化（kg）。平均と標準誤差。

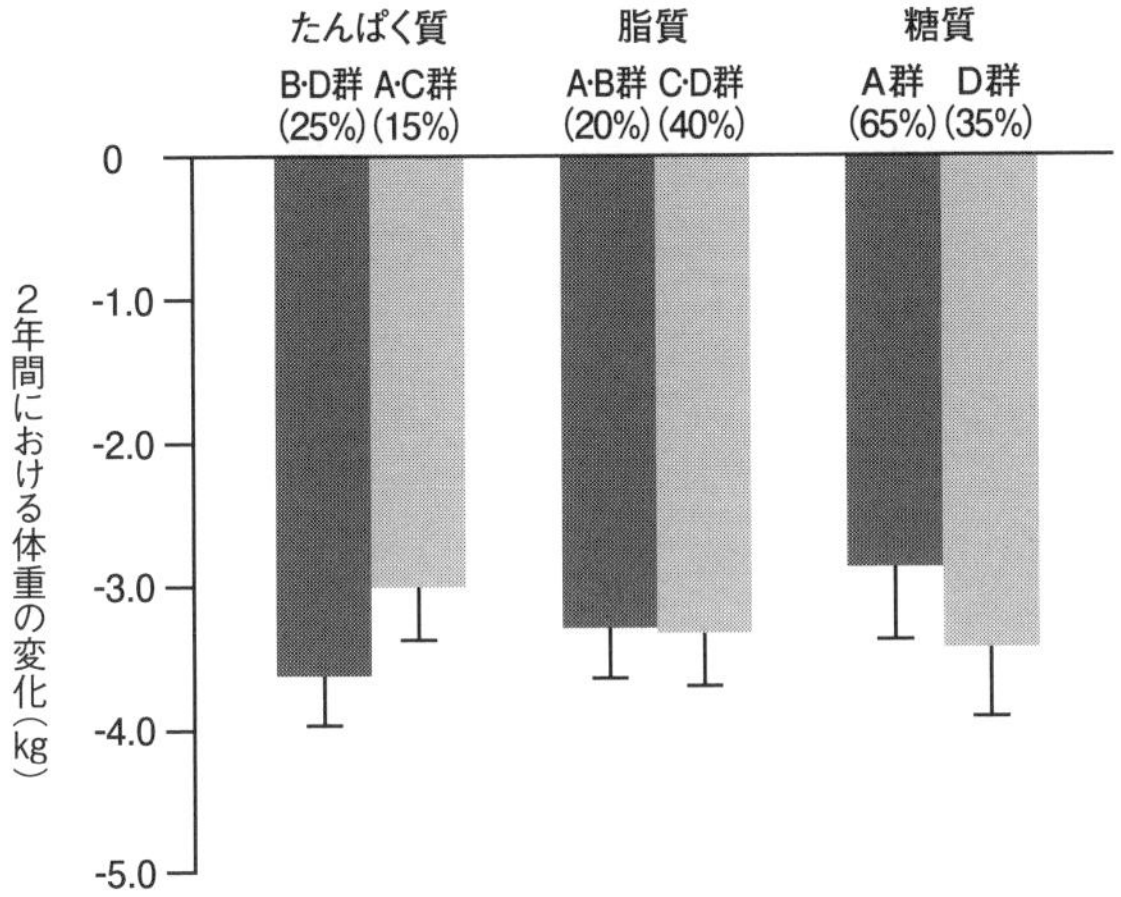

	人数（人）		エネルギー（kcal/日）	糖質	脂質	たんぱく質
				（総エネルギーに占める割合：%）		
A群	204	研究開始前*	2015	44	38	18
		計画	−750**	65	20	15
		6か月後***	1636	58	26	18
		2年後***	1531	53	27	20
B群	202	研究開始前*	1862	46	36	18
		計画	−750**	55	20	25
		6か月後***	1572	53	26	22
		2年後***	1560	51	28	21
C群	204	研究開始前*	2012	45	37	18
		計画	−750**	45	40	15
		6か月後***	1607	49	34	18
		2年後***	1521	49	33	20
D群	201	研究開始前*	1979	44	38	18
		計画	−750**	35	40	25
		6か月後***	1624	43	34	23
		2年後***	1413	43	35	21

* 対象者の半数（無作為に抽出）に対して5日間の食事記録法で調べた結果（平均値）。
** 1日当たり750kcalのエネルギーを当初のエネルギー摂取量から減らすこととした。
*** 連続しない3日間の食事について、24時間思い出し法を用いて調べた結果（平均値）。

たんぱく質、脂質、糖質の構成が異なっていても、体重変化に意味のある差は認められませんでした。

だったはずです。

したがって、食習慣を変えないグループ（群）を作り、ほかのすべては食習慣を変えるグループ（群）と同じにすれば、目的とする食事の効果を純粋に検討できることがわかります。または、別のダイエットを行なう群を設けて、結果を比較してもよいわけです。このようなグループ（群）を対照群と呼び、このような研究方法を比較試験と呼びます。

グループ分けはランダムに

でも、やせたい人たちを低糖質食群にして、やせる気のない人たちを対照食群にしたらどうなるでしょうか。後者は指示を守ってくれないかもしれません。一方、前者はこの機会にと運動も始めるかもしれません。こうなると、結果がどうであれ、低糖質食の効果はわかりません。この問題を回避する方法が無作為（ランダム）割付です。これは、研究参加者を好みにかかわらず無作為に複数の群に分ける方法です。

グループを知らせない

ところが、もしも好みでないほうの群に入れられてしまったらやる気をなくすおそれもあります。糖質制限ダイエットに興味を持っている人たちを低糖質食群と普通食群に分ければ、普通食群でこの問題が起こるでしょう。この場合、食事の差ではなくて、やる気の差を見ているにすぎません。

この問題を回避する方法が盲検化（ブラインド）です。どちらの群に入っているかを参加者に知らせず、わからないようにして行なう方法です。薬なら、見た目も味も同じ偽薬（プラセボ）を使えば可能です。しかし、食事では、ほとんどの場合、ばれてしまうでしょう。そのため、食事療法の効果を検討するためには、やる気や検討したいこと以外の生活習慣が各群でアンバランスにならないように、細心の注意を払う必要があります。食事の研究は薬の研究よりもむずかしいのです。

決まりが守られているかにも注意

コンプライアンス（遵守）とは、この種の研究では、指示がきちんと守られたか否かを意味します。

肥満傾向のオーストラリア人成人113人を、なにも指示しない（自由食）群、低糖質食群、低脂質食群、高不飽和脂肪酸食群の4つの群に無作為に分け、1年半にわたって指示どおりの食事をとるようにお願いしました（出典3）。自由食群以外の人たちには、研究開始時に食事計画書、レシピ、カギになる食品が配られました。そして、3か月ごとに3日間ずつ食事を記録するように指示されました。

図3は、低糖質食群と低脂質食群における糖質と脂質の摂取量の変化です。研究開始半年後には両群ともに、平均的なオーストラリア人の食べ方にずいぶん近づいています。

これでは、「結果はどうだったの？」と尋ねる意味はあまりなさそうです。結果を見る前に、コンプライアンスはどうだったかを確かめることのたいせつさを、この研究は教えてくれます。この

研究の結果を見るときの注意点は？

図3　糖質制限ダイエットの制限は守られているか　出典③

肥満を含め、循環器疾患の危険因子を二つ以上持っていたオーストラリア人成人 113 人をなにも指示しない（自由食）群、低糖質食群、低脂質食群、高不飽和脂肪酸食群の 4 つの群に無作為に分け、1 年半にわたって指示どおりの食事をとるように指示したときの、低糖質食群と低脂質食群における糖質と脂質の摂取量の変化。

横軸：研究開始からの月数。
縦軸：摂取量（平均値）。総エネルギー摂取量に占める割合（%）。

破線は、別の研究によるオーストラリア人成人の摂取量（平均値）の割合。
Lassale C, et al. J Hum Nutr Diet 2009; 22: 559-66 による。

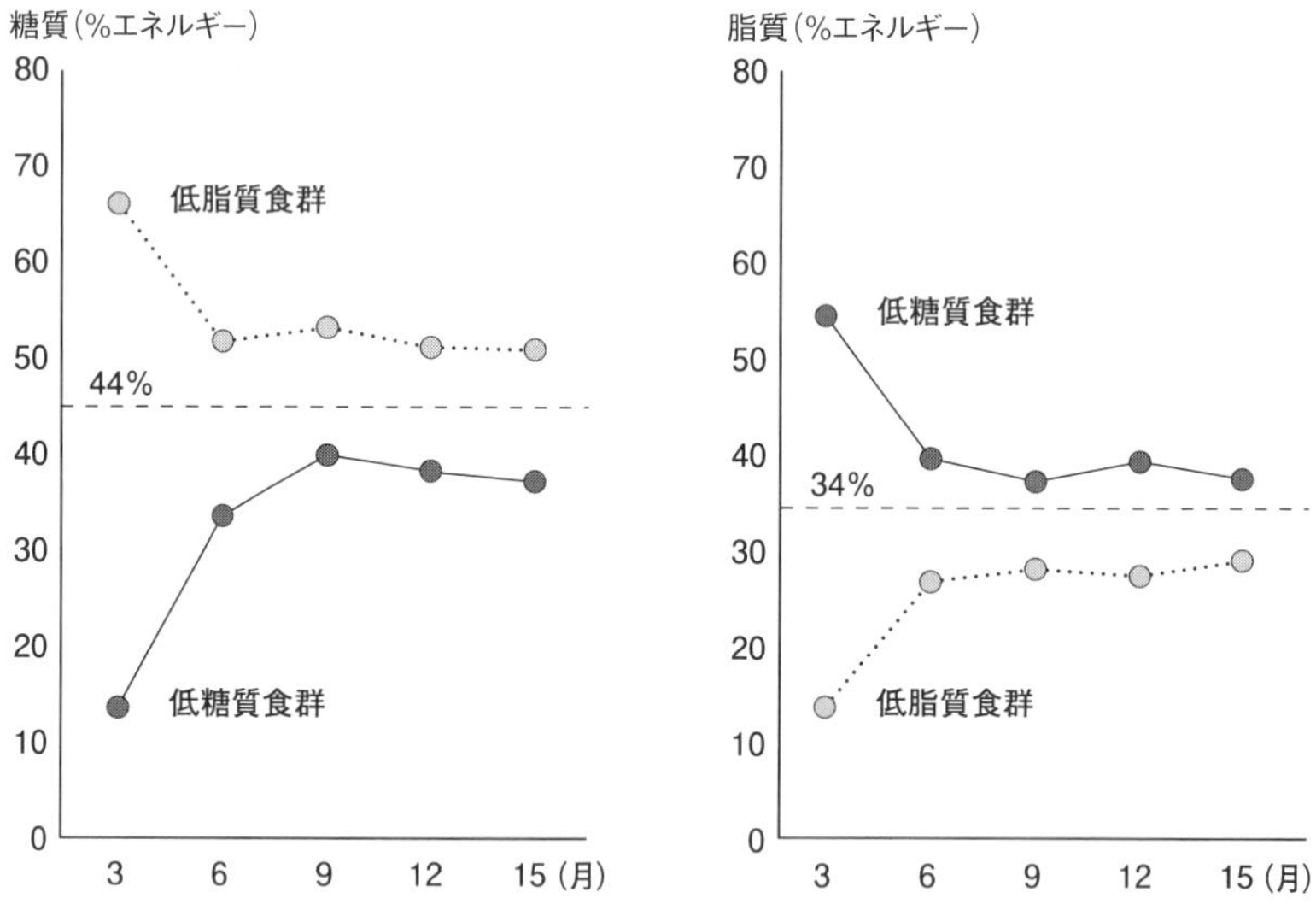

研究開始半年後には両群ともに、平均的なオーストラリア人の食べ方に向かって近づいています。指示された食事を長期間続けることや食習慣を大きく変えることがいかにむずかしいかを物語っています。

点でも、食事の研究は薬の研究よりもむずかしいのです。

この視点で**図2・下**の表をごらんください。介入期間（研究期間）中のD群における糖質摂取量は計画よりもかなり多く、脂質は逆に少なくなっています。脂質についてはC群でもほぼ同じ変化が観察されています。研究開始前に調べた習慣的な摂取量と比べてみると、D群とC群の人たちは特にそうでしたが、注意深く見ると、多少の差はあれ、A群やB群でももともと食べていた摂取量に近づけて食べていたことがわかります。研究結果を解釈する際には、注目している結果（ここでは体重の変化）だけでなく、コンプライアンスの考慮も欠かせないことがわかります。食事の研究は研究そのものがむずかしいだけでなく、その解釈にも細心の注意と高度な解釈能力が求められるのです。

盲信せずに利用したい

話を戻しましょう。いろいろな情報が飛び交っていますが、じつは、糖質制限ダイエットの効果を科学的に調べるのはとてもむずかしく、最終的な結論はまだ出ていません。現時点でいえるのは、やせるか否かの本質は、糖質を減らすか否かではなくて、エネルギー摂取量にあるということです。ちなみに、同じエネルギー（カロリー）量であれば、脂質（油や脂）が特に皮下脂肪や内臓脂肪に変わりやすいということもありません。

糖質制限ダイエットを始めるのなら、この機会に全体のエネルギー（カロリー）を少し控えてみてください。体が軽くなった気がしたら、ウォーキングにも挑戦しましょう。お風呂上がりの体重計が楽しみになって、いつのまにか、糖質たっぷりのショートケーキに手が伸びなくなっている自分に驚くかもしれません。

世の中に尽きることのない、〇〇ダイエット。盲信せずに、賢く科学的に利用したいものです。

結論

糖質を減らすか否かはダイエットの本質ではないようです。

体重の増減はエネルギー（カロリー）摂取量の問題であって、糖質か否かは本質ではないようです。しかも、食事療法の効果を科学的に調べるのはとてもむずかしく、さらに、その結果を正しく理解するには、比較試験、無作為割付、コンプライアンスといった専門用語の知識が必要です。「むずかしいのは嫌いだ」「簡単、お手軽にしたい」とはいわないでください。自分の体は使い捨ての試供品でもおもちゃでもないからです。

出典
① Naude CE, et al. Low Carbohydrate versus isoenergetic balanced diets for reducing weight and cardiovascular risk: a systematic review and meta-Analysis. PLoS One 2014; 9: e100652.
② Sacks FM, et al. Comparison of weight-loss diets with different compositions of fat, protein, and carbohydrates. N Engl J Med. 2009; 360: 859-73.
③ Lim SS, et al. Long-term effects of a low carbohydrate, low fat or high unsaturated fat diet compared to a no-intervention control. Nutr Metab Cardiovasc Dis 2010; 20: 599-607.

column

三大栄養素？　それとも　エネルギー産生栄養素？

たんぱく質、脂質、炭水化物はまとめて三大栄養素と呼ばれます。また、ビタミン類とミネラル類を含めて五大栄養素と呼ばれることもあります。ところが、大学レベルの人間栄養学や栄養疫学の教科書（世界各国で広く読まれている教科書）には三大栄養素も五大栄養素も載っていません。

基本的には栄養素はエネルギーを出すか（産生するか）否かで二つに分かれます。前者をマクロ栄養素、後者をミクロ栄養素と呼ぶことがあります。マクロ・ミクロの分け方は栄養素の大きさ（分子量）ではなくて摂取量に基づきます。例外もありますが、目安としては、前者は1日あたり1g以上で、後者は1g未満です。また、前者はエネルギーを産生するので、エネルギー産生栄養素と呼ぶこともあります。わが国における栄養に関する包括的なガイドラインである食事摂取基準では、三大栄養素とは呼んでおらず、エネルギー産生栄養素と呼んでいます。ちなみに、通常、栄養素には含めませんが、人が摂取している物質にアルコール（物質名はエタノール）があります。アルコールはエネルギーを産生しますから、前者、つまりマクロ栄養素に含めることになります。そして、後者、つまりミクロ栄養素はさらにビタミン類とミネラル類に分かれます。

三大栄養素、五大栄養素という用語は、栄養の基本を子どもたちに教えるのには適切な分類法だと思います。お酒も飲まないし。でも、栄養学の専門用語ではなさそうです。

意外に見過ごされがちな 賢い食物繊維のとり方とは？

問い

AからFのそれぞれの食べ方で
食物繊維がどれくらいとれるでしょうか。
1日あたりの摂取量（g）で考え、
多いものから順に並べてください。

毎日…

A　玄米ごはんを女性用茶わんで1杯（130g）食べる

B　胚芽米ごはんを女性用茶わんで2杯（260g）食べる

C　麦ごはんを女性用茶わんで2杯（260g）食べる
（配合率は大麦をおよそ15%とする）

D　白米ごはんを女性用茶わんで2杯（260g）食べる

E　きんぴらごぼうを
小鉢1杯（ごぼう20g※とにんじん13g※）食べる
※調理前の生の重量

F　ゆでキャベツサラダを1人前（75g）食べる

＊答えは267ページをごらんください。

食物繊維は不思議な栄養素です。正確にいえば栄養素ではありません。人は食物繊維を摂取しても消化も吸収もできないので、食物繊維が体のなかで代謝されることはありえません。栄養素には「生物が外界から摂取し代謝して……」という定義がありますから、この定義に従えば栄養素ではなくなってしまうのです。ところが、ほかの栄養素の吸収を阻害したり、吸収速度を遅くしたりすることによって私たちの健康に関与しています。たとえば、糖の吸収速度をゆるやかにすることで血糖値の上昇速度もゆるやかになり、食後高血糖を防ぐことができます。そのために、食物繊維には糖尿病の予防効果や治療効果が期待されています。

食物繊維による糖尿病の治療効果

糖尿病の食事療法において、「食物繊維を増やしたら病状は改善するか？」を検討した13の介入研究の結果を図１にまとめてみました 出典❶。対象者数は全体で６０５人、その平均年齢は62歳、糖尿病の罹病期間は平均９・２年間、そして、介入期間は最短が１か月半、最長が半年間でした。対照群（食物繊維の摂取量を変えなかった群）に比べた介入群（食物繊維の摂取量を増やした群）での治療効果がまとめられています。図の縦軸は両群間の食物繊維摂取量（１日あたりｇ）の差、横軸は血清中のヘモグロビンA1c（HbA1c）濃度（％）の変化の差です。HbA1cは糖尿病の状態を示す検査値の一つで、比較的長期間の状態が評価できます。

介入群は、対照群に比べて食物繊維を１日あたり15ｇほど多く食べていた研究が多いようです。

食物繊維を増やしたら糖尿病は改善するでしょうか。

図1 食物繊維摂取量の増加量と糖尿病の病状の改善との関連 出典❶

食物繊維の摂取量を増やしたときの糖尿病の改善効果を検討した介入研究のまとめ。対象研究数は 13、対象者数は 605 人、平均年齢は 62 歳、糖尿病の平均罹病期間は 9.2 年間、介入期間は最短が 1 か月半、最長が半年間。糖尿病の改善効果の指標には血清中のヘモグロビン A1c（HbA1c）濃度（%）が使われた。

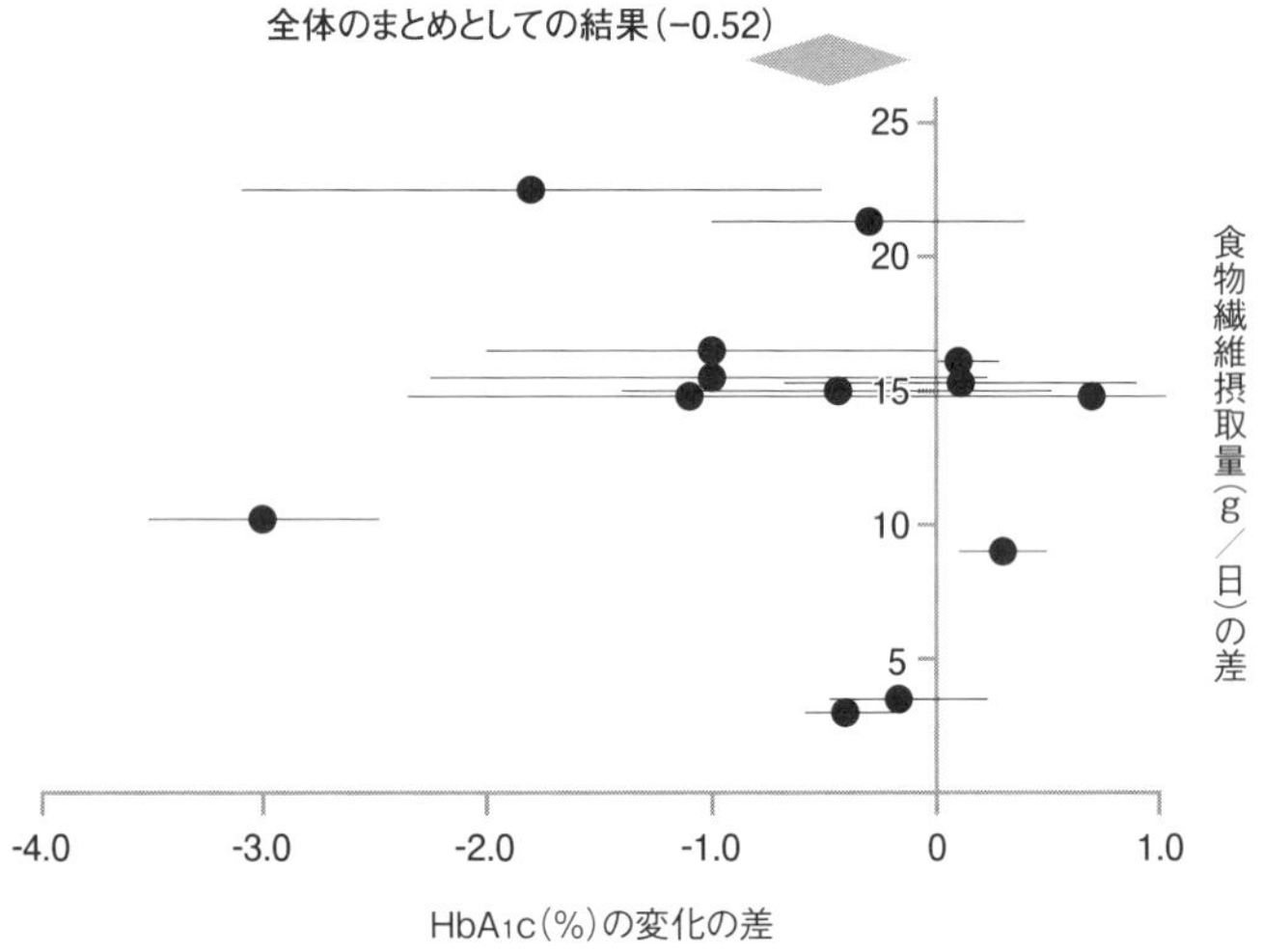

横軸：血清中 HbA1c 濃度（%）の変化の群間差（介入群－対照群）。HbA1c 濃度は低いほうがよいので、図の左側ほど改善の程度が大きかったことを示す。

縦軸：食物繊維摂取量（1 日あたり g）の群間差（介入群－対照群）。

●が一つの研究の結果。その左右の直線はその結果の 95% 信頼区間。図の上方にあるひし形は 13 の研究結果をまとめたもの。ひし形の中央（HbA1c 濃度が 0.52% 低下）が研究全体の結果。ひし形の横幅はその 95% 信頼区間。

＊ 95% 信頼区間については、本文中の図２の説明（264 ページ）をごらんください。

研究によって結果がかなりばらついている点を考慮しなくてはいけませんが、食物繊維の積極的な摂取は糖尿病のコントロールの一助になりうると考えられます。

食物繊維摂取量が多いほどHbA1cの低下（改善）が著しかったとまではいえませんが、全体の平均としては、HbA1cが0・52％程度改善しています。1日あたり15gとは、現在の日本人成人の平均摂取量とちょうど同じ量です。※対照群も介入群ももともとは平均的な摂取量の人と仮定すれば、介入群は摂取量を倍に増やしたことになります。研究によって結果がかなりばらついている点を考慮しなくてはいけませんが、食物繊維の積極的な摂取は糖尿病患者において食事療法の一助になりうるといえそうです。

糖との食べ合わせがカギ

食物繊維が糖の吸収速度をゆるやかにすることで血糖値の上昇速度を緩和し、糖尿病の改善に役立つのであれば、糖を食べたときに同時に食物繊維を食べることがたいせつなはずです。そして、食物繊維単独ではその効果があまり発揮されないかもしれないと考えられます。

のちほどくわしく見ていきますが、現在の日本人における食物繊維の三大摂取源は野菜、穀物、果物です。そして、血糖値を上げる原因となる「糖」を含んでいるのは穀物と果物（および芋類）で、一部の根菜を除けば野菜にはほとんど含まれません。さらに、われわれが摂取する糖の多くは果物からではなくて穀物からです。

食物繊維と糖の食べ合わせによる効果が糖尿病に与える影響については、健康な人たちで調べられています。

※平成30年（2018年）国民健康・栄養調査による。

摂取源によって異なる予防効果

健康な人たちの習慣的な食事を調べ、その後どの人が糖尿病にかかりやすかったかを調べた観察研究のなかで、食物繊維摂取量と糖尿病の発症率との関連を、その摂取源（穀物、果物、野菜）別に報告した9つの研究をまとめたものが図2です出典②。結果は一目瞭然で、穀物から摂取した食物繊維の量が多いと糖尿病の予防効果が見られますが、果物や野菜から摂取した食物繊維の量が多くても糖尿病の予防効果は見られませんでした。

ところで、この図だと野菜は糖尿病を増やすように見えるかもしれません。でも、この解釈は誤りです。観察によって得られた数字にはかならず測定誤差やゆらぎがあります。このような場合、正しくは、これらを考慮して、結果は一つの数値ではなく、範囲として表わすべきです。医学研究では、通常「95％の確率で本当の値が入ると考えられる範囲」を示し、これを95％信頼区間と呼んでいます。この図の野菜のリスクを表わす95％信頼区間は1・0をまたいでいます。したがって、リスクを上げる（糖尿病を増やす）ともリスクを下げる（糖尿病を予防する）ともいえないと解釈します。果物も同じです。穀物の95％信頼区間だけが1・0よりも下側にあります。したがって、穀物由来の食物繊維だけが糖尿病を予防し、果物や野菜からの食物繊維は糖尿病を予防するとはいえない（増やすともいえない）ようだ、となります。

食物繊維の摂取源別に見るとどうでしょうか。

図2 摂取源別食物繊維摂取量と糖尿病発症との関連　出典❷

健康な人たちの習慣的な食事を調べ、その後どの人が糖尿病にかかりやすかったかを調べた観察研究のなかで、食物繊維摂取量と糖尿病の発症率との関連をその摂取源（穀物、果物、野菜）別に報告した９つの研究をまとめた結果。
穀物、果物、野菜の各（　　）内の数字は、左が研究数、右が摂取量が多かった人たちと少なかった人たちの食物繊維摂取量の差。

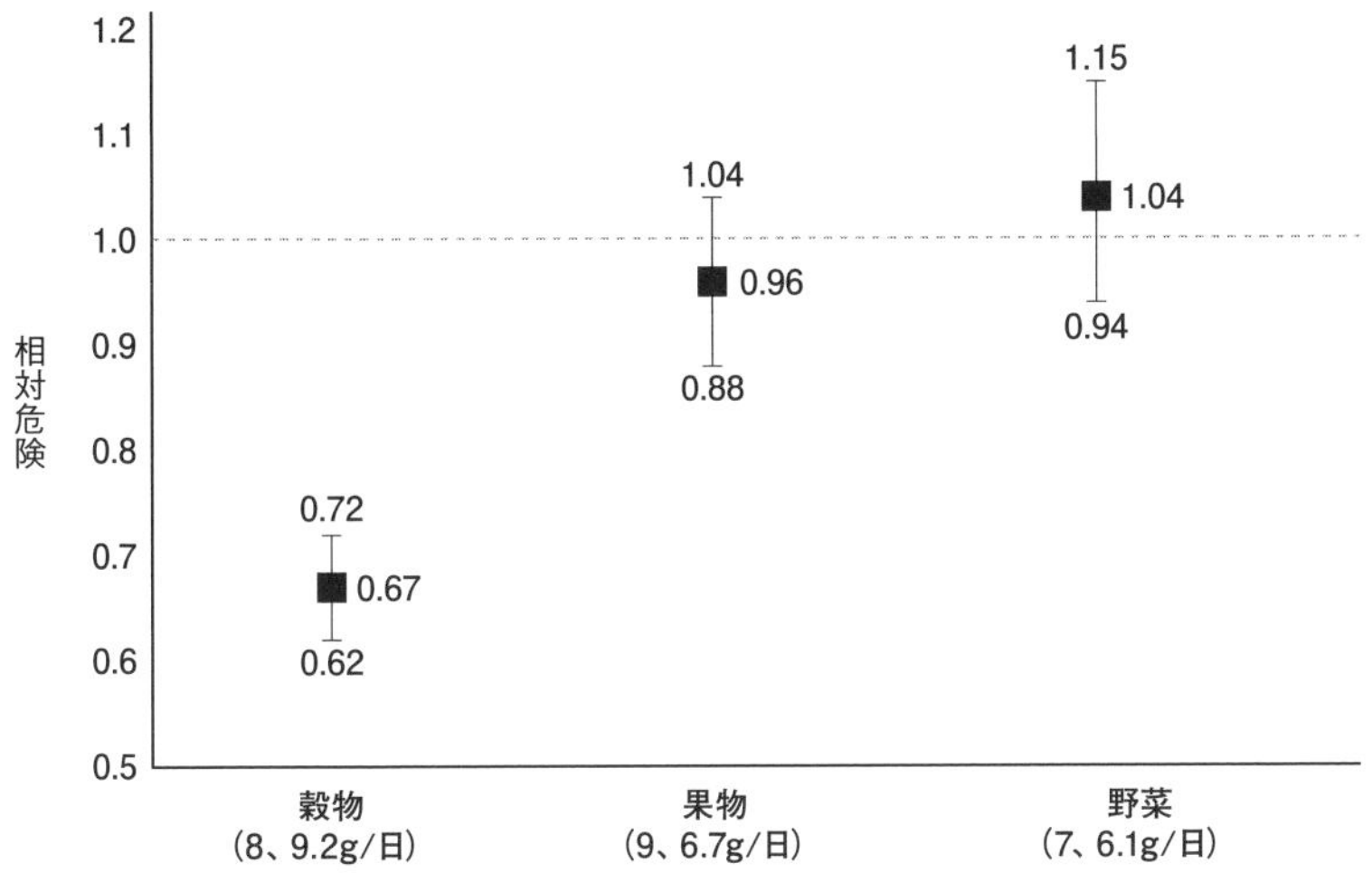

縦軸：摂取量が少なかった人たちからの糖尿病の発症率に対する、摂取量が多かった人たちからの糖尿病の発症率の比（相対危険）。直線の上端から下端までがその95％信頼区間。

糖尿病の予防効果が認められたのは穀物から摂取した食物繊維だけで、果物や野菜から摂取した食物繊維では認められませんでした。

食物繊維が豊富な食品といえば？

「食物繊維が足りない。食物繊維をもっととりたい」と聞いたら、「野菜が足りない。野菜をもっととらなくては……」と考える人が多いのではないでしょうか。私たち日本人は、なにからおもに食物繊維をとってきたのか、国民健康・栄養調査（旧・国民栄養調査）の報告書を用いて、1952年から2018年までの推移を見たのが**図3**です 出典❸。この調査で食物繊維の摂取量が報告されるようになったのは2003年からのことで、98年までは推定値です。そのため、やや正確さに欠けるかもしれませんが、戦後から70年ごろにかけて食物繊維総摂取量は減っています。その後、横ばいになり、2000年の推定値から2003年の測定値に変わったところでさらに少し減って、その後は最近までほぼ横ばいが続いています。そして、この間の減少はもっぱら穀物由来の食物繊維が減少したためであり、野菜と果物に由来する食物繊維の摂取量は変わらないか、むしろわずかに増えています。

賢い食物繊維のとり方は？

「主食からもっと食物繊維をとっていただきたい」と申し上げると、ほとんどの人が「玄米でしょ？」と答えます。そして、なぜか、玄米が大好きだという人ととんでもないといった顔をする人に分かれます。糖尿病は、その予防もその治療（管理）も特効薬に頼るべきものではありません。おいしくて長いおつき合いができそうな方法を、260ページの問いの答え（左記）を見なが

では、私たちはおもにどんな食品から食物繊維をとってきたのでしょうか。

図3 日本人の食物繊維摂取量の推移

出典❸ならびに国民健康・栄養調査報告

国民栄養調査および国民健康・栄養調査の報告書を用いた、1952（昭和27）年から2018（平成30）年までの日本人の平均食物繊維摂取量（総量ならびにおもな摂取源別）の推移。1952年から98年までは推定値。99年から2002年までは報告なし。03年から18年までは報告された値。

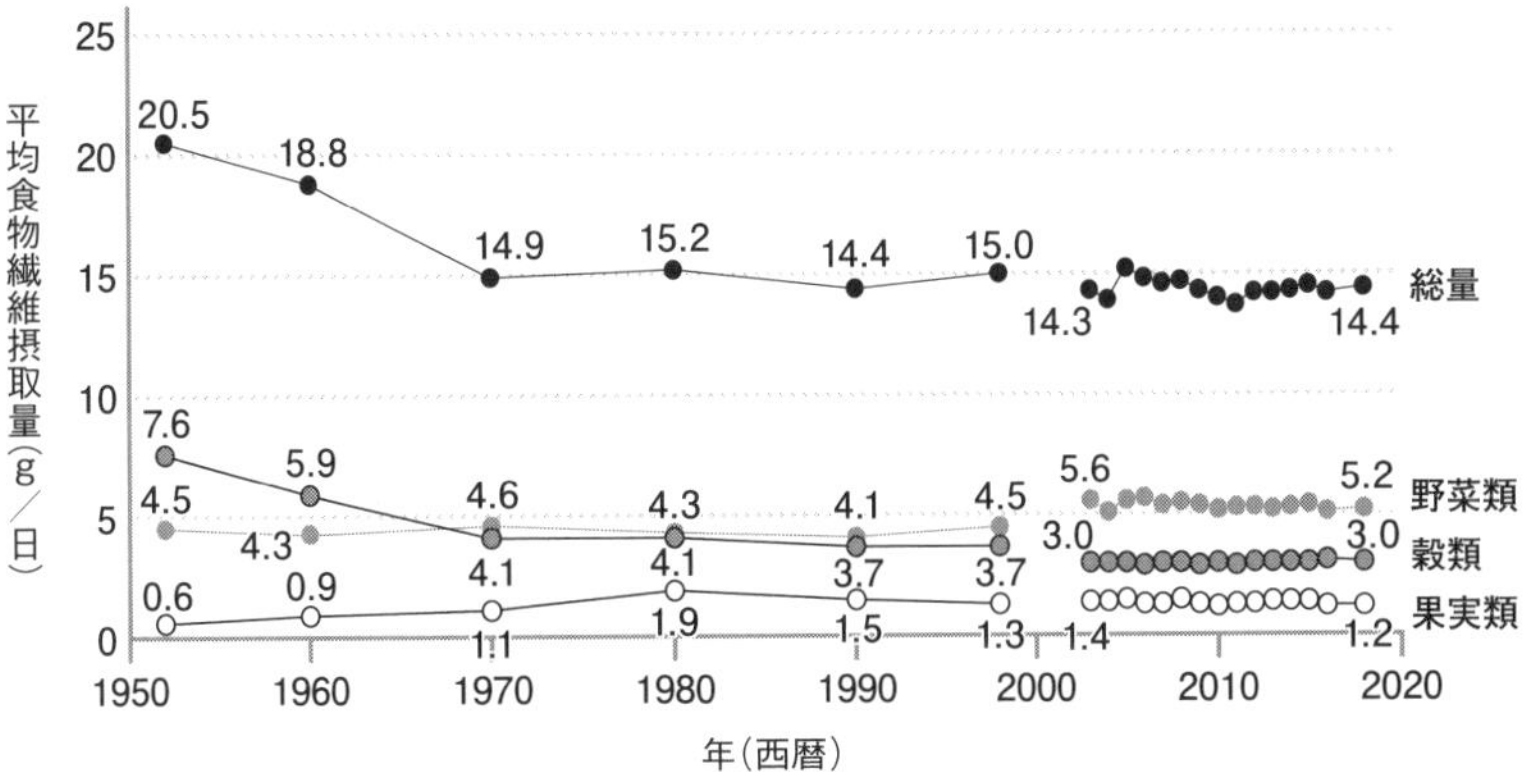

戦後から1970年ごろにかけて減り、その後、横ばいになり、2003年の測定値に変わったところでさらに少し減り、その後は横ばいが続いています。そして、この間の減少は穀物由来の食物繊維が減少したためであり、野菜と果物に由来する食物繊維の摂取量は変わらないかわずかに増えています。

260ページの問題の答え：多いものから順に　C＞A＞B≒E≒F＞D

食　品	食品構成ならびに構成重量比	摂取量（g） 食品	摂取量（g） 食物繊維
A ▶ 玄米ごはん	（こめ［水稲穀粒］玄米）：（水）＝0.47:0.53	130	1.8
B ▶ 胚芽米ごはん	（こめ［水稲穀粒］はいが精米）：（水）＝0.47:0.53	260	1.6
C ▶ 麦ごはん	（こめ［水稲穀粒］精白米 うるち米）：（おおむぎ 七分つき押麦）：（水）＝0.40：0.07：0.53	260	2.4
D ▶ 白米ごはん	（こめ［水稲穀粒］精白米 うるち米）：（水）＝0.47：0.53	260	0.6
E ▶ きんぴらごぼう	（ごぼう 根 生）：（にんじん 根 皮むき 生）＝0.61：0.39	33	1.5
F ▶ ゆでキャベツサラダ	（キャベツ 結球葉 ゆで）	75	1.5

日本食品標準成分表2015年版（七訂）を用いて計算した。

ら考えてみてください。

ところで、穀物からの食物繊維が有効な理由を考えればおわかりのように、食物繊維の効果はその種類や構造の違いによるのではなく、主食である穀物といっしょに食べるか否かというところにあるようです。糖尿病の予防や食事療法のコツは、穀物全体を避けることでも、食物繊維だけを単品としてたくさんとることでもないことがここからおわかりでしょう。反対に、野菜を副菜として主食といっしょに食べるのは期待できそうです。賢い食物繊維のとり方は、主食と副菜という食事の基本構造のなかに食物繊維が入った食品をどのように組み合わせていくかにあると思います。

結論

穀物からの食物繊維が適していそうです。

糖尿病の予防や食事療法に食物繊維は有効なようです。しかし、それは穀物からの食物繊維に限られそうです。その理由は、食物繊維の種類や構造の違いではなく、主食である穀物といっしょに食べるか否かというところにあるようです。したがって、糖尿病の予防や食事療法には、穀物全体を避けるのでも、食物繊維だけを単品としてたくさんとるのでもなく、食物繊維が豊富な穀物を選び、できれば、副菜(野菜)がたっぷりの食事も心がけたい、ということになります。

出典
① Silva FM, et al. Fiber intake and glycemic control in patients with type 2 diabetes mellitus: a systematic review with meta-analysis of randomized controlled trials. Nutr Rev 2013; 71: 790-801.
② Schulze MB, et al. Fiber and magnesium intake and incidence of type 2 diabetes: a prospective study and meta-analysis. Arch Intern Med 2007; 167: 956-65.
③ Nakaji S, et al. Trends in dietary fiber intake in Japan over the last century. Eur J Nutr 2002; 41: 222-7.

高たんぱく質食の功罪を整理します

問い

人には適度なエネルギー(カロリー)と糖が必要です。
表のなかの血糖値の影響「上げるか?」の部分には、
↑(上げる)、→(上げない・あまり上げない)の
どちらかを、「エネルギーになるか?」の部分には、
○(なる)、×(ならない・あまりならない)を
入れてください。

栄養素		血糖値を上げるか?	エネルギー(カロリー)になるか?
炭水化物	蔗糖		
	果糖		
	でんぷん		
	食物繊維		
たんぱく質			
脂質			
アルコール			
カルシウムなどのミネラル			
ビタミンCなどのビタミン			

*答えは259ページにあります。

食べ物を食べると、血液のなかの糖分の濃度（血糖値）が上がります。食べ物が消化・吸収されると、血糖値は速やかに上がり始めます。続いて、筋肉や脳などそれぞれの臓器はエネルギー源として使うために血液中の糖をとり込みます。そして、およそ2時間で血糖値は元の値に戻ります。健康な人の典型的な例を**図1**に示しました出典①。元の値に戻るだけであってゼロになるのではなく、食後2時間以内を除けば、血糖値はほぼ一定の値に保たれています。この調節をしているのが、インスリンに代表される血糖調節ホルモンです。インスリンの量が減ってしまったり、効きが悪くなったりすると、血糖値が上がったままになってしまいます。これが糖尿病です。

では、「血糖値が上がりにくい食べ物」、また逆に、「血糖値が上がりやすい食べ物」はなんでしょうか？

なにを食べたら血糖値は上がるのか

血糖値を上げる中心は、栄養素でいえば、糖です。糖とは炭水化物の食物繊維以外の成分のこと。たんぱく質や脂質も一部は糖に変わって血糖値の上昇に関与しますが、この場合の上昇はおだやかで、しかもわずかです。

糖の基本構造には、ブドウ糖（グルコース）、果糖（フルクトース）、ガラクトースなど4種類があり、単糖類と呼ばれます。これらのうちどれか2個がつながると蔗糖や乳糖になり、二糖類と呼ばれます。単糖類がたくさんつながると多糖類になります。この代表例がでんぷんです。

食べ物を食べると血糖値はどのように変化するでしょうか。

図1 健康な人が食事をとったときの血糖値の変化の例

出典❶

11 人の健康な若い人が、白米ごはん 200g、煮た大豆 50g、じゃが芋 60g、ブロッコリー 40g、しょうゆ 6g、水 200mL の食事をとった場合。全員が同じように噛んで 18 分以内に食べ終わるように指示された。11 人の平均値。

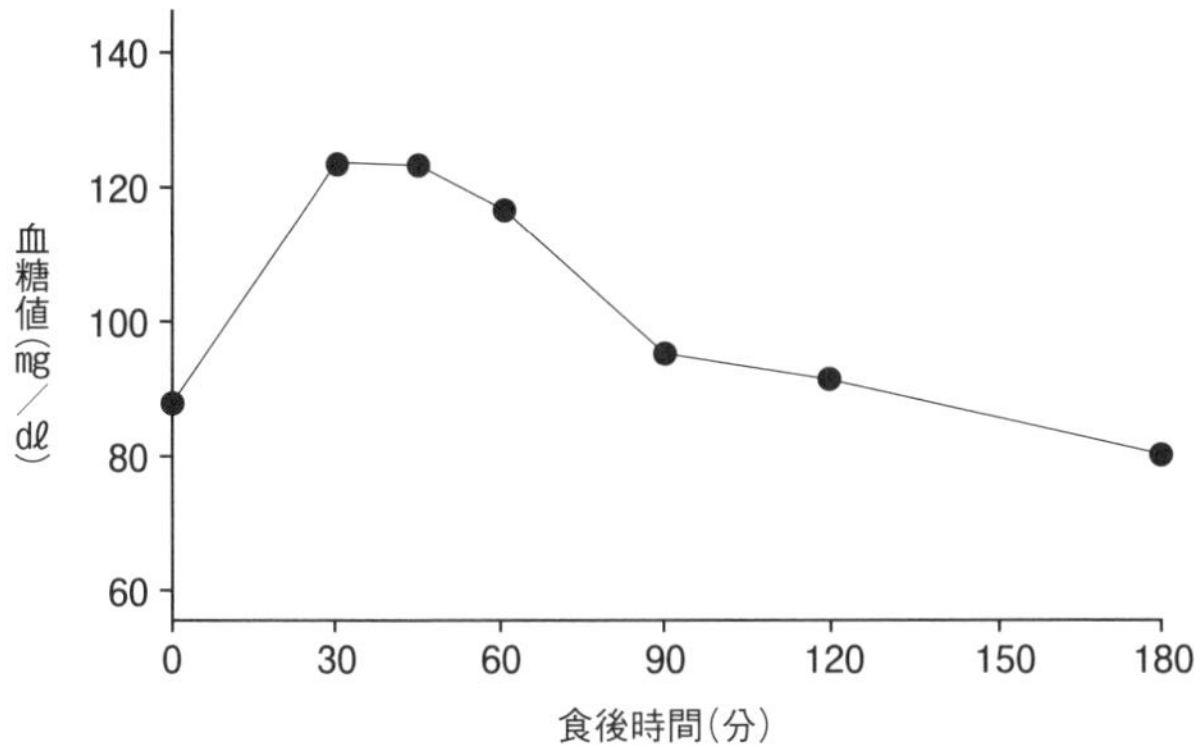

食後、食べ物が消化・吸収されると血糖値が速やかに上がり、2時間ほどで元の値に戻ります。食後2時間を除けば、健康な人の血糖値はほぼ一定の値に保たれています。

269ページの表の答え

注）実際はもっと複雑でこんなに単純ではありません。

栄養素		血糖値を上げるか？	エネルギー（カロリー）になるか？
炭水化物	蔗糖	↑	○
	果糖	↑	○
	でんぷん	↑	○
	食物繊維	→	×※
たんぱく質		→	○
脂質		→	○
アルコール		→	○
カルシウムなどのミネラル		→	×
ビタミンCなどのビタミン		→	×

※食物繊維は種類によってはエネルギーになるものもありますが、全体としては「非常に小さい」と考えてよいでしょう。

どれもみな糖ですから、血糖値は上がります。でも、甘いのは単糖類と二糖類だけで、多糖類は甘くありません。ですから、人工甘味料を除けば「甘いもの＝血糖値が上がる」とはいえますが、「甘くないもの＝血糖値は上がらない」とはかならずしもいえないわけです。ちなみに、アルコールは糖ではありません。したがって、血糖値にはあまり影響しません。２６９ページの問題の答えを**図1**の右下に添えておきます。

ハイ・プロテイン・ダイエット

糖尿病の人は、糖の摂取量に注意すればよいわけです。でも、体にはエネルギーが必要ですから、その分はほかの栄養素、つまり、脂質とたんぱく質で補わなければなりません。すなわち、ごはんなどの主食＝×、肉や魚などの主菜＝◯、となります。

ところが、主菜、特にお肉には飽和脂肪酸が豊富です。これは動脈硬化の原因になり、心筋梗塞などの循環器疾患を増やしてしまいます。**図2**のように、糖尿病の人は糖尿病でない人よりも3倍以上も心筋梗塞の危険性が高いので出典❷、糖尿病の人は健康な人よりもさらに飽和脂肪酸を避けたいわけです。

結局、炭水化物＝×、飽和脂肪酸を含む脂質＝×、となり、たんぱく質と飽和脂肪酸を含まない（不飽和脂肪酸でできた）脂質が残ります。このなかでたんぱく質に注目したのが、高たんぱく質食（ハイ・プロテイン・ダイエット）です。炭水化物が少ないことから、低炭水化物食（ロー・カーボ・ダイエット）に分類されることもあります。

糖尿病の人は心筋梗塞に かかりやすいことがわかっています。

図２ 糖尿病の有無別に見た心筋梗塞による死亡数

出典❷

40 歳から 77 歳の合計 7381 人のアメリカ人を９年間追跡して、その間の心筋梗塞による死亡数を研究開始時の糖尿病の有無別に比べたもの。それぞれの群における 1000 人あたりで見た９年間の合計死亡数。

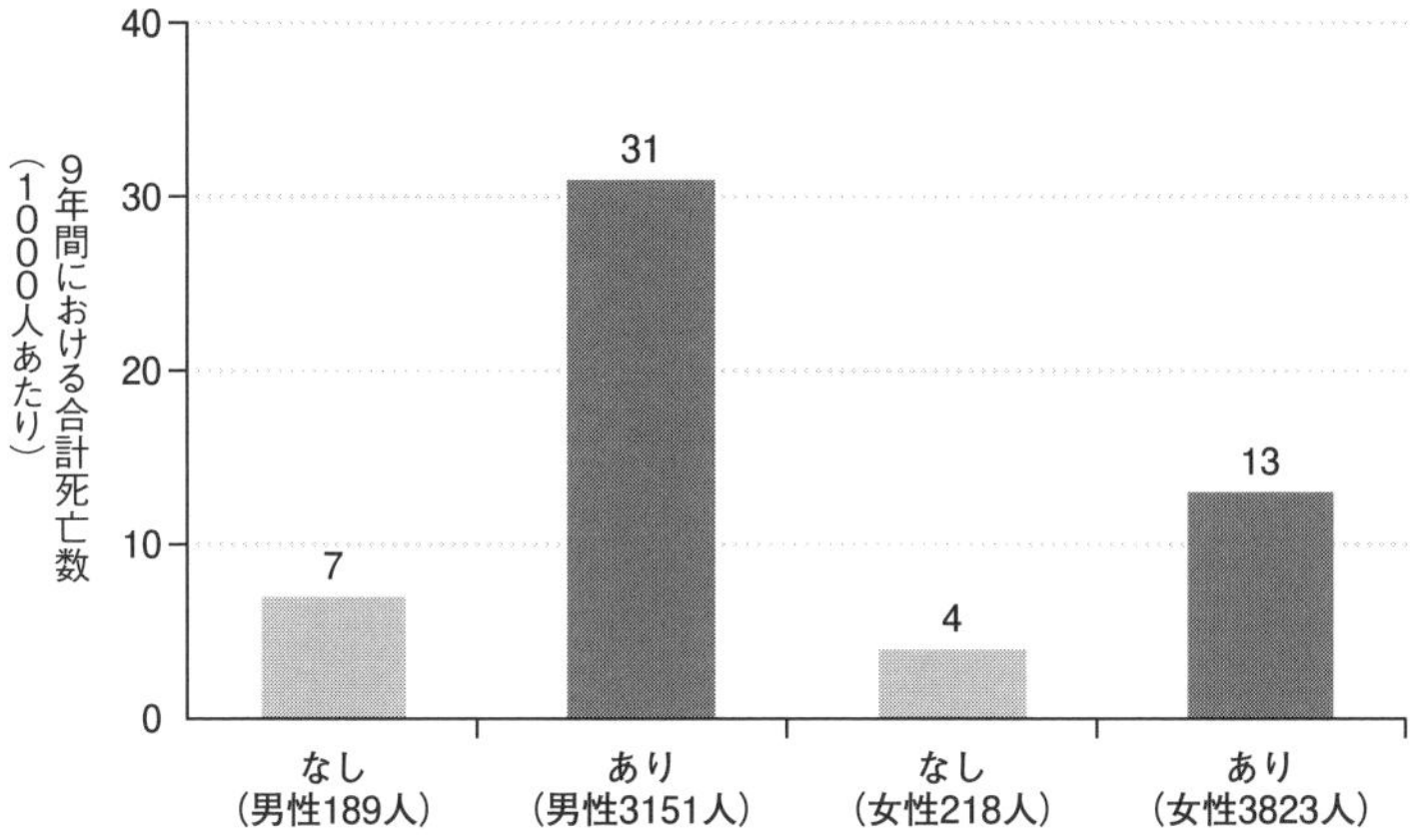

糖尿病を持っていた人の心筋梗塞による死亡率は、糖尿病を持っていなかった人に比べて、３倍以上も高かったことがわかります。糖尿病を持っていた人は、年齢がやや高く、血圧も肥満度もやや高い傾向がありました。そのために、糖尿病を持っていた人のほうが心筋梗塞による死亡率が高かったのだろうとも考えられます。しかし、これらの影響を統計学的にとり除いても、糖尿病を持っていた人の死亡率は糖尿病を持っていなかった人に比べて２倍から３倍も高いという結果でした。

腎臓が心配

たんぱく質に入っていて、炭水化物にも脂質にも入っていない元素があります。窒素です。窒素は体で使われた後、腎臓で濾されて尿のなかに捨てられます。ところが、糖尿病が引き起こす問題の一つに、腎臓が血液を濾過して尿を作る機能を少しずつ落としてしまうという合併症（糖尿病性腎症）があります。もしも、糖尿病の人でたくさんの窒素が腎臓に来たら、しかも、そんな状態が何年も続いたらどうなるでしょうか？　糖尿病性腎症が進むと、最後には腎臓がまったく働かなくなります。こうなると、機械を使って血液をきれいにしなければなりません。人工透析です。ここまでの話から、「高たんぱく質食→腎機能の低下」が予想されます。

図3は、糖尿病の人ではありませんが、たんぱく質の摂取量とその後11年間の腎機能の変化との関連を調べた研究の結果です（出典3）。少しわかりにくいですが、腎機能がすでに少し落ちていた人たちでは、たんぱく質をたくさん摂取していた人のほうで、その後さらに腎機能が下がりやすい傾向が認められました。一方、腎機能が正常だった人のその後の腎機能の低下には、たんぱく質の摂取量は関連していませんでした。しかし、たんぱく質の摂取量を正確に調べるのが意外にむずかしいこと、脂質や炭水化物の摂取量に比べるとたんぱく質摂取量の個人差が小さいことなどの理由から、このような研究はとてもむずかしく、研究数はそれほど多くはありません。そして、その結果はかならずしも一致しておらず、**図3**の場合も例外ではありません。理論的には充分にありえることですが、まだ推定の域を出ていないというべきでしょう。

たんぱく質の摂取量と腎機能との関係は？

図３ たんぱく質の摂取量とその後11年間の腎機能の変化との関連を調べた結果

出典❸

11 年の間に腎機能が２割以上落ちてしまった人の割合を、研究開始時の腎機能が正常だった群と、すでに腎機能が少し落ちていた群で比べたもの。たんぱく質摂取量が最も少なかった群において腎機能が２割以上落ちてしまった人の割合に対する相対的な割合として表わした。

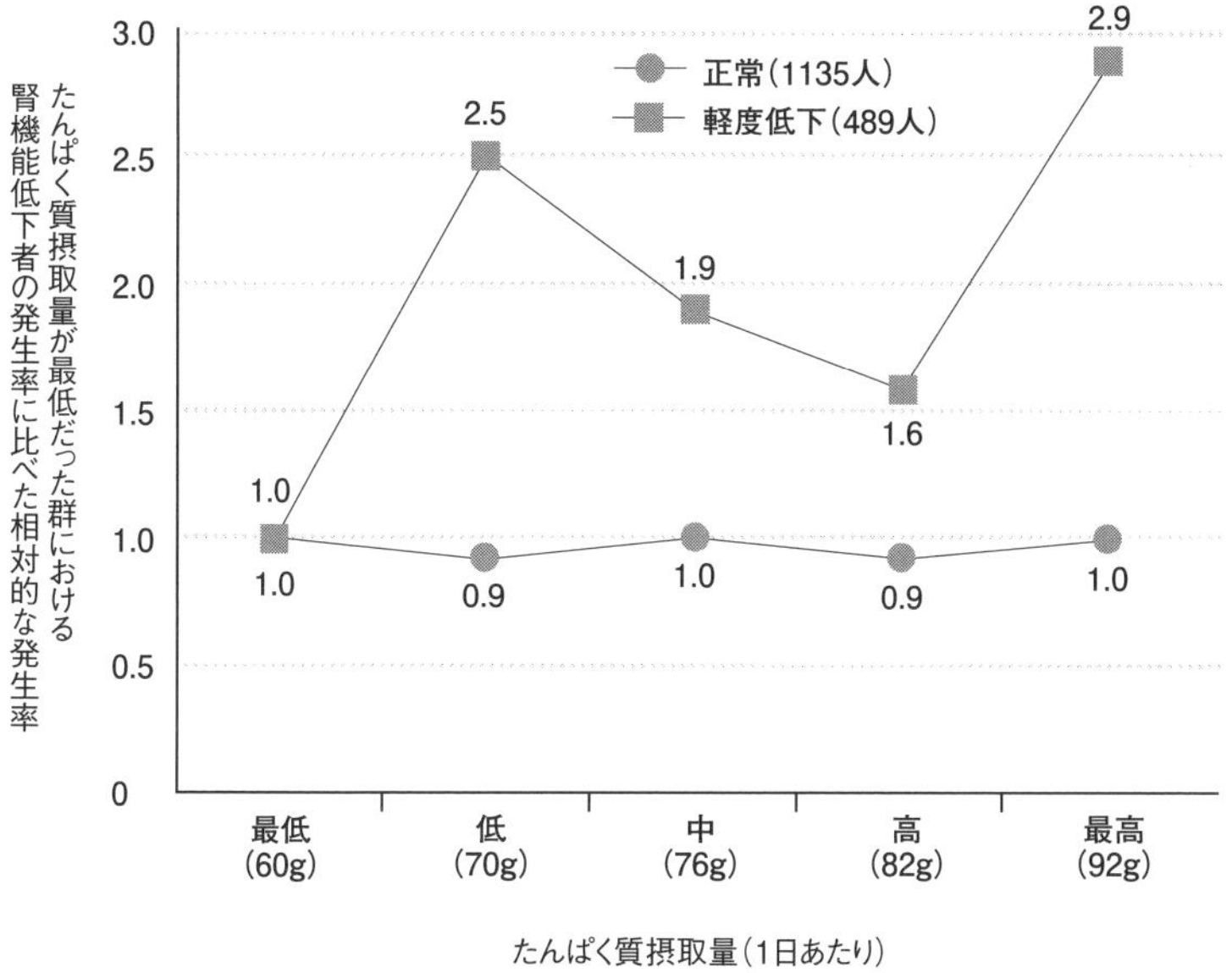

腎機能は加齢とともに少しずつ落ちていくのが普通です。少しわかりにくいですが、腎機能がすでに少し落ちていた人たちでは、たんぱく質をたくさん摂取していた人のほうでその後さらに機能低下を示した人が多い傾向がありました。一方、腎機能が正常だった人のその後の腎機能の低下には、たんぱく質の摂取量は関連がありませんでした。

低血糖発作も心配

ところで、糖尿病の人は血糖値を調節する能力が弱くなっているわけですから、食べた糖の量がそのまま血糖値に反映されてしまいます。逆にいえば、糖を避けすぎると、血糖値が下がりすぎる危険もあるわけです。体が糖を必要としているときにそれに見合う量の糖を食べてあげないと、急に血糖値が下がってしまうことがあります。低血糖発作です。脳は血糖値が低くなると働けませんから、意識を失って倒れてしまうことすらあります。「血糖値をつねに高すぎず低すぎずに保つこと」、これが血糖管理の基本です。

自分に適したバランスを探そう

糖尿病の人に、「ハイ・プロテイン・ダイエット」はおすすめできるでしょうか？　高血糖を避けるという意味ではおすすめといえますが、「低血糖発作と10年後の腎臓のことを配慮すると考えもの」となります。

糖尿病の人にとって、理想的なたんぱく質と脂質と炭水化物の比はどれくらいなのか？　精力的な研究にもかかわらず、まだよくわかっていないそうです。そして、それは人によってかなり異なるのかもしれないとも考えられています。糖尿病の人に今の時点ですすめられるのは、医師と管理栄養士の監督のもとで、少しずつ食事を変えてみて、自分に適した「比」を探し出すことです。「比」だけではなく、主食の種類、食べる速さや食事の回数など細かい注意が必要です。自己判断や自己流はいけません。「成功談のまね」や「いま流行の〇〇法」も禁物です。長い目で見れば命にかかわる大問題だからです。まだ糖尿病ではないけれど、糖尿病が気になるかたは、健診などの機会を利用して、早めに医師・管理栄養士に相談するようにしてください。

結論

目の前の高血糖対策にとらわれすぎて生涯の合併症予防をおろそかにしてはならない。

糖尿病の怖さは目の前の高血糖よりも、長い年月をかけてじわじわと忍び寄ってくる合併症にあります。健康な人に比べて心筋梗塞や脳卒中といった循環器疾患にかなりかかりやすいということに加えて、目が不自由になる（網膜症）、腎臓が働かなくなる（腎症）、足などの皮膚感覚が鈍くなり切断にも至る（神経症）という三大合併症があります。もう一つ怖いのが低血糖発作です。意識不明に陥ることもあり、放置すればたいへんな事態になります。糖尿病は、「血糖値を下げればそれでよい」といった単純なものではなく、じつはとても複雑な病気なのです。

出典

① Taniguchi A, et al. Natto and viscous vegetables in a Japanese style meal suppress postprandial glucose and insulin responses. Asia Pac J Clin Nutr 2008; 17 : 663-8.
② Kleinman JC, et al. Mortality among diabetics in a national sample. Am J Epidemiol 1988; 128 : 389-401.
③ Knight EL, et al. The impact of protein intake on re-nal function decline in women with normal renal func-tion or mild renal insufficiency. Ann Intern Med 2003; 138 : 460-7.

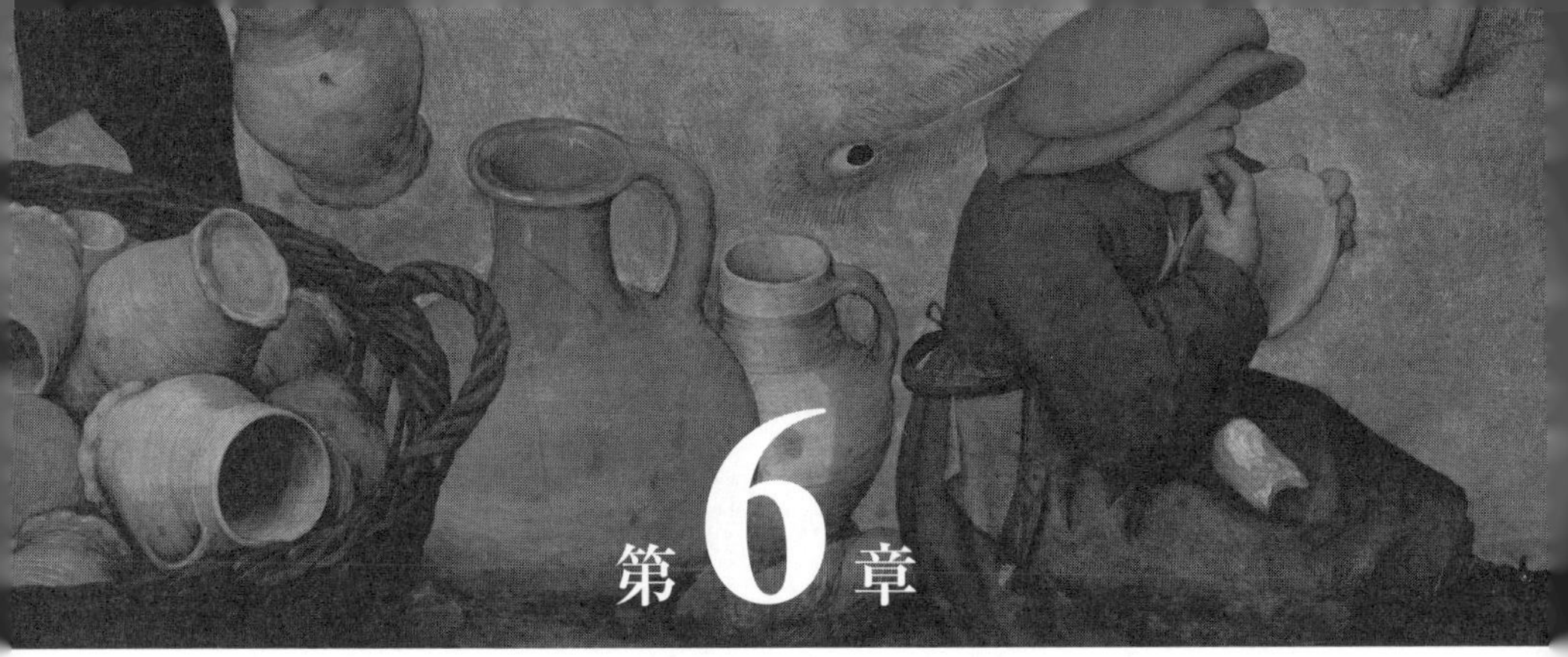

第6章

あなた自身が試される！

「栄養健康リテラシー」の時代

フェロー諸島（デンマーク自治領）伝統捕鯨と水銀汚染

〝食物連鎖〟と切っても切れない現象に
〝生物濃縮〟があります。
その代表的な問題の一つが水銀汚染。
食卓に並べられる魚を中心に
健康への影響が懸念されています。
私たちは消費者として
どのような姿勢を持てばよいのでしょうか。
飛び交う情報に翻弄されないために
〝科学情報〟の受けとめ方について考えます。

鯨好きは日本人だけではない

捕鯨を行ない、好んで鯨を食べるのは日本人だけではない。インドネシアの東のはずれにあるレンバタ島はマッコウクジラの伝統漁で有名だし、アイスランド南東の北大西洋に浮かぶフェロー諸島はゴンドウクジラの伝統捕鯨で知られている。

フェロー諸島は、イギリスの北、ノルウェーの西に位置する人口わずか5万人ほどの荒涼とした島だ。民族学、言語学的にはアイスランド人に近いが、デンマークの自治領である。フェローと

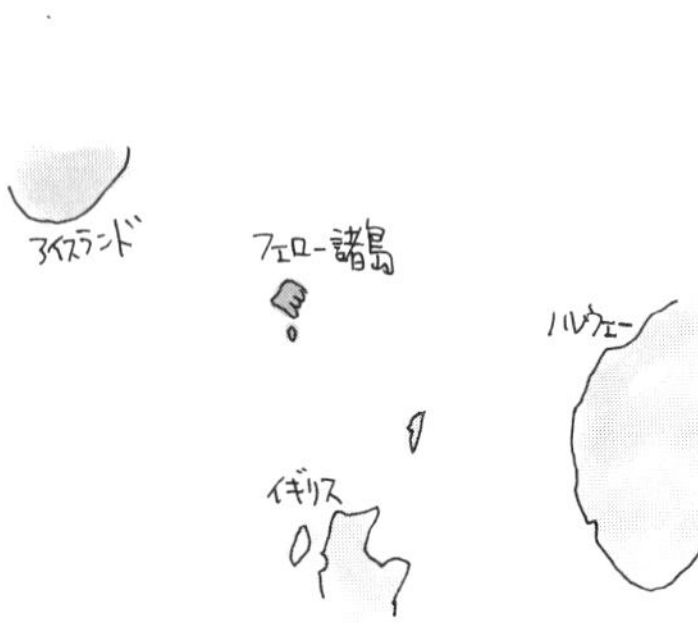

は、土地の言葉で羊を意味し、10万頭くらいの羊がいるという。現在の産業の中心は漁業で、じつは日本にも、サケや白身魚の冷凍フライといったものが輸入されているらしい。

フェロー諸島で行なわれている捕鯨は非商業捕鯨で、伝統的な方法にのっとって行なわれ、住民が協力しながら決められた頭数を捕獲し、分け合って食べるという。もちろん鯨を好んで食べる人ばかりではないだろうが、4日に1回くらいの頻度で食べていたという記録もある。鯨好きといわれる日本人でもこんなに頻繁に食べる人はいないだろうから、フェロー諸島の人々はかなりの鯨好きだといえる。ちなみに彼らは魚も好きだが、魚を食べるのは3日に1回くらいらしいから、こちらは日本人のほうが上手だ。

食物連鎖と生物濃縮

鯨は海の食物連鎖の最上位にいる。植物性プランクトンは動物性プランクトンに食べられ、動物性プランクトンは小さな魚の餌になり、小さな魚は大きな魚の餌になる。この「食べる・食べられる」の関係こそが食物連鎖であり、その最後に存在するのが、鯨などの大型水生哺乳類やマグロなどの大型魚類だ。

ところで、食べ物を食べることによって、有害物質が体内にたまってしまうことがある。水銀はその代表的な物質の一つで、なかでも問題となるのはメチル水銀だ。こうした有害物質は、食物連鎖の過程で濃縮されていくので、食物連鎖の上位にいる生物ほど体内に入る濃度が高くなる。これが生物濃縮と呼ばれるものだ。

ぼくが初めてフェロー諸島の位置を知ったのは、食べ物から摂取される水銀の健康被害、特に子どもの神経や知能の発達への悪影響のことを耳にしたときだった。

イラクの水銀入りパン

水銀による健康障害の代表例には熊本県や新潟県の水俣病があるが、人為的なあやまちによって起こった水銀問題にはイラクの例もある。

1972年、アメリカからイラクに輸入された種麦を食べた住民に水銀中毒が起こり、全土で6000人以上の入院患者と400人以上の死者が出た。種麦は、麦を栽培するときにまく種なので、カビの発生を防ぐためにメチル水銀で処理されていた。本来食用ではないのだが、これを使って自家製のパンを焼いてしまったがために惨事は起こった。

被害者をていねいに調べた研究により、推定水銀摂取量と神経障害の発生率や死亡率との関連が報告されている（**図1**）出典1。このデータは、ごく微量の水銀がさまざまな神経障害を引き起こし、最悪の場合、死に至らしめることを如実に表わしている。

熊本県、新潟県、そしてイラクで起こった悲劇は、明らかに人災だ。理論的には原因の除去は可能だったはずだが、汚染源を一つに特定できず、それを除去できない場合、そして、その食品がたいせつな栄養素の摂取源となっている場合には、問題は複雑になる。

図1　イラクの水銀中毒患者における各種神経障害発生率、死亡率と推定メチル水銀摂取量の関係　出典❶

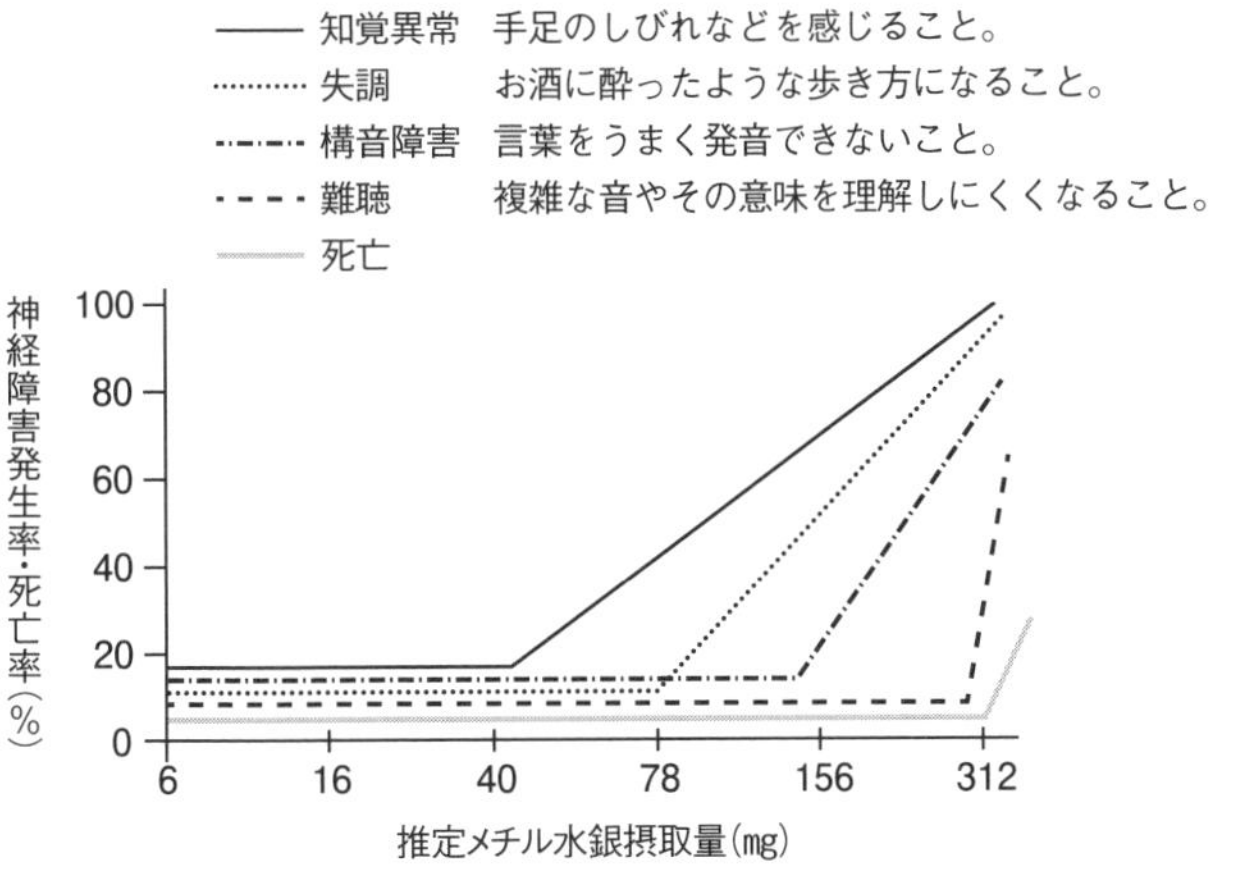

図2　「水銀汚染に関する魚摂取についての政府勧告」の公表前後における魚摂取頻度の変化（2235人の妊娠女性を対象としたアメリカの調査）　出典❸

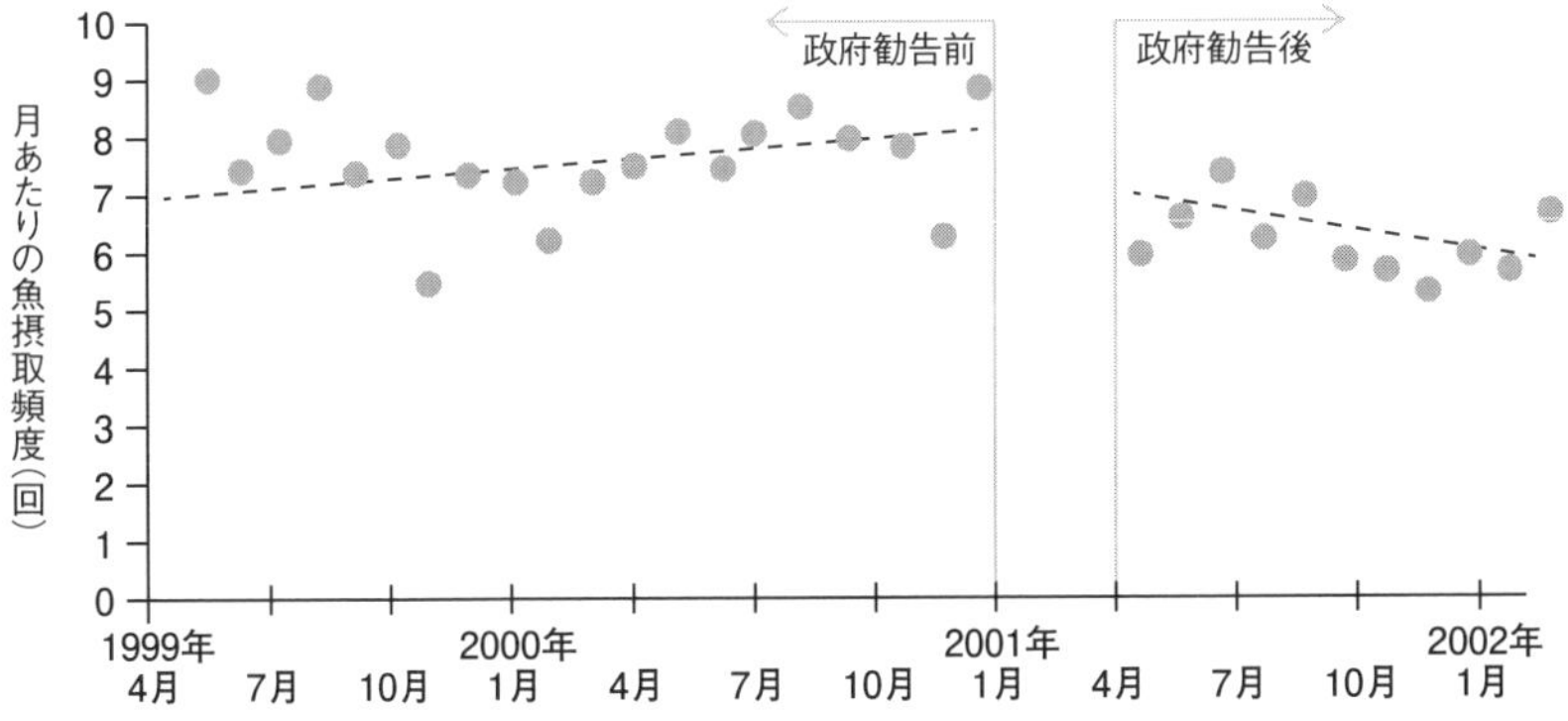

1999年4月〜2000年12月を政府勧告公表前、2001年4月〜2002年2月を公表後とし、その前後で魚摂取頻度の違いを調べた。

フェロー諸島とセーシェル共和国の調査

水俣病では、子どもにたくさんの患者が発生した。これは、妊娠中の女性の体内に入った水銀が胎盤を通って胎児の脳にたまったためだった。では、どのくらいまでの水銀量だったら、妊娠中の女性が摂取しても子どもに影響が出ないのだろうか。

この問題を明らかにするために、１９８６年、フェロー諸島で研究が始まった。２年にわたって、登録された１０２２組の母子について、出産時のへその緒の血液（臍帯血）で水銀濃度が測られ、生まれた子どもたちの成長に合わせてさまざまな神経機能の試験が定期的に行なわれた。その後に発表されたレポートのなかには、母親の臍帯血の水銀濃度と子どもたちが14歳になったときの神経機能との関連も含まれている出典❷。

フェロー諸島の人々にとって、水銀の主たる摂取源は鯨であり、食べる量も例外的に多かったので、「はたしてこの研究結果を世界中の人たちに用いてもよいのだろうか」という疑問が投げかけられた。そこで、鯨ではなく、普通の魚を摂取している地域での調査も必要になった。

インド洋西部、アフリカ大陸に比較的近いところに、インド洋の真珠ともいわれるセーシェル共和国がある。ヨーロッパ人の間ではリゾートアイランドとして知られているが、日本人とのつながりはマグロのほうが深いだろう。セーシェル共和国の日本への輸出額のうち、なんと9割以上をマグロが占めている。

１９８９年、首都ビクトリアのあるマヘ島で、７７９組の母子を対象に、フェロー諸島と同じような研究が始まった。この研究では、水銀摂取の指標として、妊娠期間の母親の髪の毛に含まれる水銀濃度が調べられた。こちらもくわしい検査が何回も行なわれ、妊娠期間の母親の毛髪中の水銀濃度と、子どもが11歳になったときの神経機能との関連が報告されている。

政府の対応と国民の反応

フェロー諸島とセーシェル共和国の研究は現在も続けられているが、継続的に出される結果を受けて、世界各国で「妊娠中の女性が食べてもよい魚介類の量の基準」が発表されている。

日本では、2005年に食品安全委員会によって、体重1kgあたり、1週間にメチル水銀として2・0μgまでという数値が出され、水銀濃度の高い魚を中心に魚の摂取頻度の目安が公表された。研究結果の解釈や食習慣などの違いから、数値は国によって少しずつ異なるが、現在多くの国々で基準が定められている。

ところが、アメリカから困った事態が報告された。アメリカ政府が魚の摂取量の基準を公表したところ、水銀濃度が高い魚だけでなく、魚全体の摂取頻度が減ってしまったというのである（**図2**）出典③。政府や専門家が危惧していた過剰反応が、現実のものとなってしまったのだ。日本でも、水銀濃度の高い魚の例としてあげられたキンメダイにマスコミの注目が集中した。いうまでもなく、キンメダイにだけ水銀が入っているわけではないし、キンメダイだけを避ければ安全というわけでもない。

水銀汚染に見る科学リテラシー

日本は四方を海に囲まれ、海の幸に恵まれている。暖流も寒流も流れ、近海の魚も遠洋の魚も食卓にのせることができる。水銀濃度が高い数種類の魚だけを立て続けに食べない限り、人体への危険には達しない。必要なのは、消費者側の正しい知識とおちついた判断力である。

先のフェロー諸島での検査では、子ども1人になんと4時間もかけるそうだ。さらに、デンマークに移住した子どもは移住先で検査を受けていると聞く。このように、科学者は、世界の人たちの健康と幸福を願いながら、地道な研究を続けている。

しかし、問題は、たとえ科学者が貴重な事実を発見したとしても、社会に正しく伝わらなかったら意味がないということだ。そこで問われるのが、情報を受けとる側、つまり一般の人々における「科学情報の理解能力」である。これは科学リテラシーと呼ばれる。

たとえば、特定の魚を必要以上に怖がったり、すべての魚を避けたりする行動は、「科学リテラシーの低さ」の表われではないだろうか。

魚の水銀汚染の原因の一つは、人間が使う水銀の量が増え、その廃棄量が増えたことだ。つまり、この問題は、水銀を使って生活しているわれわれ全員に責任がある。この事実に気づき、「では、水銀の少ない製品を選んで使おう」、このように考えられたら、科学リテラシーの高い人である。

ところで、水銀濃度の高い魚の一つにホンマグロ（クロマグロ）がある。値段のほうも少々お高い。体への影響を考えると、毎日は食べないほうがよいらしいが、幸い、ぼくの科学リテラシー、ではなく、ぼくの財布がそれを許してくれないから心配は無用である。

後日談

水俣病の悲しい歴史を持ち、魚好きでは世界一を誇る日本でも２０１１年から研究が始まった。水銀を含む重金属による汚染が子どもたちの健康に及ぼす影響を調べるために、およそ10万人の妊婦さんにお願いをして、出産時の臍帯血の重金属濃度などを測り、その後、生まれてくる赤ちゃんの成長の様子を13年間にわたって調べる出典④。「なにを食べたらいいの？」「なにが危ないの？」に正しく答えてくれる科学情報はそうたやすく得られるものではない。そのために、たくさんの研究チームがたくさんの協力者を得て、世界中で地道な研究が今も進められている。

出典

① Bakir F, et al. Methylmercury poisoning in Iraq. Science 1973; 181: 230-41.

② 村田勝敬、嶽石美和子. 胎児性メチル水銀暴露の小児発達影響と臨海濃度―セイシェルおよびフェロー諸島の研究を中心に―日衛誌 2005; 60: 4-14.

③ Oken E, et al. Decline in fish consumption among pregnant women after a national mercury advisory. Obstet Gynecol 2003; 102: 346-51.

④ Kawamoto T, et al. Rationale and study design of the Japan environment and children's study (JECS). BMC Public Health 2014; 14: 25.

エネルギー必要量は なぜ少なめに信じられてきたのか？

問い

普通に生活している健康な成人（20 ～ 69歳、身体活動レベルは2付近［オフィスワーカーや家庭の主婦など、多くの人が当てはまる、中程度の活動量です］）の1日あたりのエネルギー必要量（体重1kgあたりのキロカロリー）として、正しいと思われるものを下から選んでください。
エネルギー必要量とは、現在の体重を維持するのに必要なエネルギー摂取量のことです。

1日あたり必要なエネルギー量（体重1kgあたり）は…

- □ ① 15 ～ 25 kcal
- □ ② 20 ～ 30 kcal
- □ ③ 25 ～ 35 kcal
- □ ④ 30 ～ 40 kcal
- □ ⑤ 35 ～ 45 kcal

＊答えは本文中にあります。

スマートフォン（スマホアプリ）はすっかり私たちの生活の一部になりました。歩数計機能も充実。食事をパチリとやればカロリーを出してくれるアプリも登場しています。そのしくみは別の機会にして、今回は、1日に食べるべき（食べてもよい）エネルギー（カロリー）量、すなわち、エネルギー必要量について考えてみます。この数字をまちがえるとたとえ写真パチリでカロリーがわかったとしても、誤った食事管理（エネルギー管理）になってしまうからです。

冒頭の質問、あなたは何番が正しいと思いますか？　インターネットでも検索してみましたが、最も多かったのは③でした。そして、とても気になったのが、情報の出どころがほとんど書かれていないことでした。

正解は30～40kcal

第3章1「人は食べたものを忘れる動物である」（137ページ）で紹介したように、人のエネルギー必要量を最も正確に測定する方法は二重標識水法です。二重標識水とは重水の一種で、重水素と重酸素が結合した水の安定同位体です。これを少しだけ飲み、尿へ排泄される重水素と重酸素の量を測れば、そこからエネルギー消費量が計算できます。通常、初日と2週間後の2回、尿を採取すると、この間に消費したエネルギー量がわかります。その間体重が変わらなければ、消費量は摂取量に等しく、それは必要量そのものです。完全に安全ですし採尿も簡単ですが、残念なことに測定費が高く、一般的に使うわけにはいきません。

それでも、エネルギー必要量は国民の健康を保つうえでとてもたいせつな情報ですから、世界中で測定され、その結果が論文として発表されています。図1は、その結果を研究ごとに図示したものです出典❶。対象者が健康な人たちであることやあまり特別な運動や激しい肉体労働をしていないこと、さらに、成人では肥満度（BMI）が18・5以上30未満であること、開発途上国で行なわれた研究ではないことといった細かい条件も設けて論文が選ばれています。正解は一目瞭然、④の30～40kcalです。

おもしろいのは、選択肢③の「25～35kcal」という結果を示した研究が一つも存在しないことです。では、インターネットはどこからこの数字を捻出（創作？）したのか？　そして、なぜ、大勢の人が世に存在しない数字を信じる気持ちになったのでしょうか。

人は食べたものを忘れる

そこで、「人は食べたものを忘れる動物である」の結論「人は食べたものを1割から2割ほど忘れます」から、この不思議に迫ってみたいと思います。

この現象について世界中で行なわれた研究のまとめを図2で見てみます出典❶。これは、二重標識水法で消費エネルギー量を測り、同時に、食事記録法などで食事アセスメントを行ない、食品成分表を使ってエネルギー摂取量を計算して、その比を調べた81の研究をまとめたものです。たいせつなことが三つわかります。

(A)「第三者が観察」を例外として、すべての食事アセスメント法がエネルギー摂取量を過小に見

ズバリ、エネルギー必要量はどのくらいか見てみましょう。

図1 年齢別に見たエネルギー消費量

出典❶

研究ごとの集団平均値（またはそれに相当すると判断された値）。
二重標識水法を用いて一定期間（2週間程度）における
エネルギー消費量を測定した139の研究のまとめ。
体重の変化はほとんどない状態で測定しているため、
測定されたエネルギー消費量はほぼそのままエネルギー必要量と見なせる。

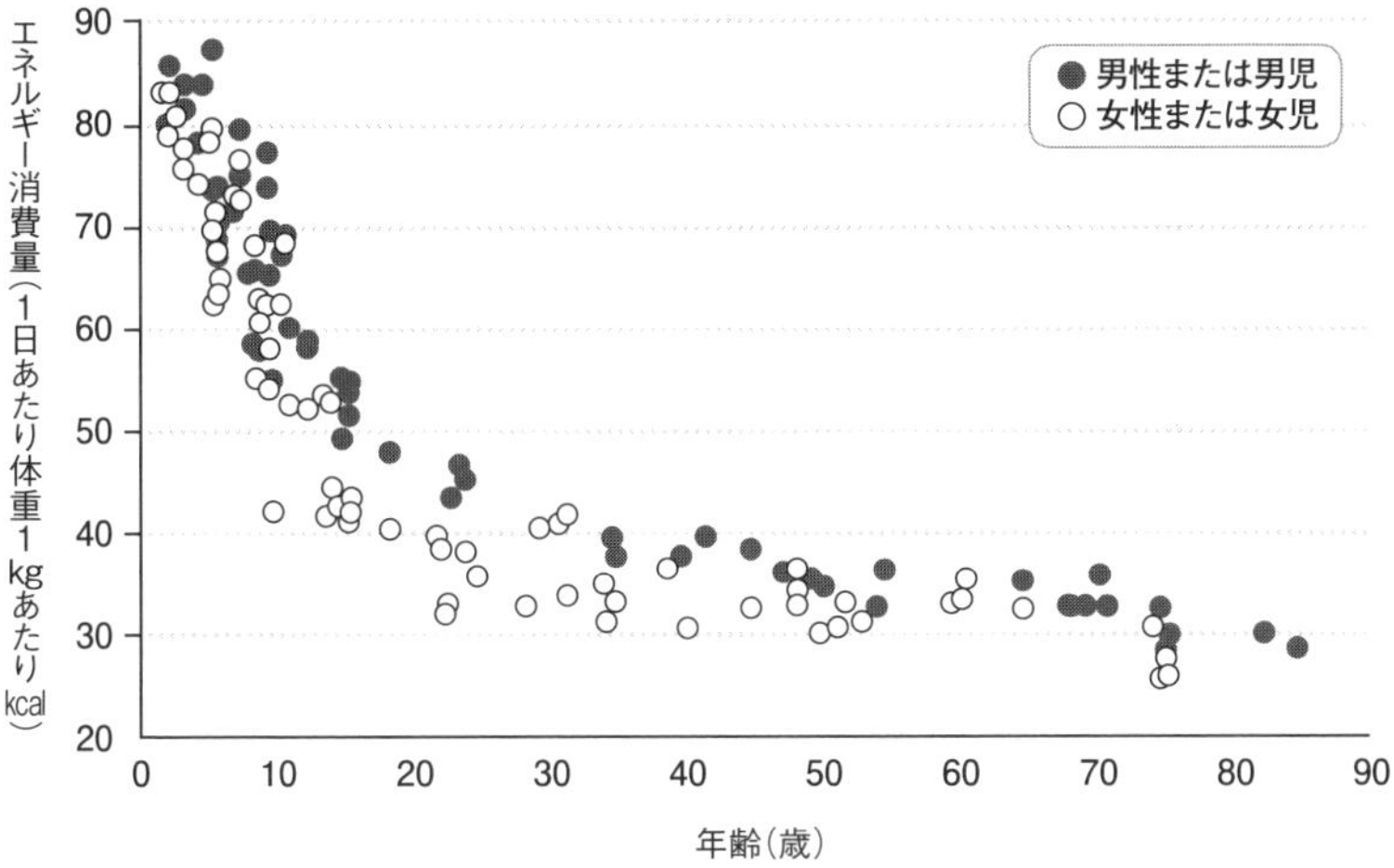

20歳から69歳では男女ともに、1日あたり体重1kgあたり30から40kcalの間という結果の研究がほとんど。若年成人で40を上まわった研究が少しありますが、30を下まわった研究はありませんでした。

なぜ実際より少なめの値が信じられてきたのでしょうか。

図2 食事アセスメントの過小申告

出典❶

健康な人を対象として食事アセスメントによって得られたエネルギー摂取量と二重標識水法によって測定された総エネルギー消費量を評価した81の研究におけるBMI（kg/m²）とエネルギー摂取量／総エネルギー消費量比（%）の関連。

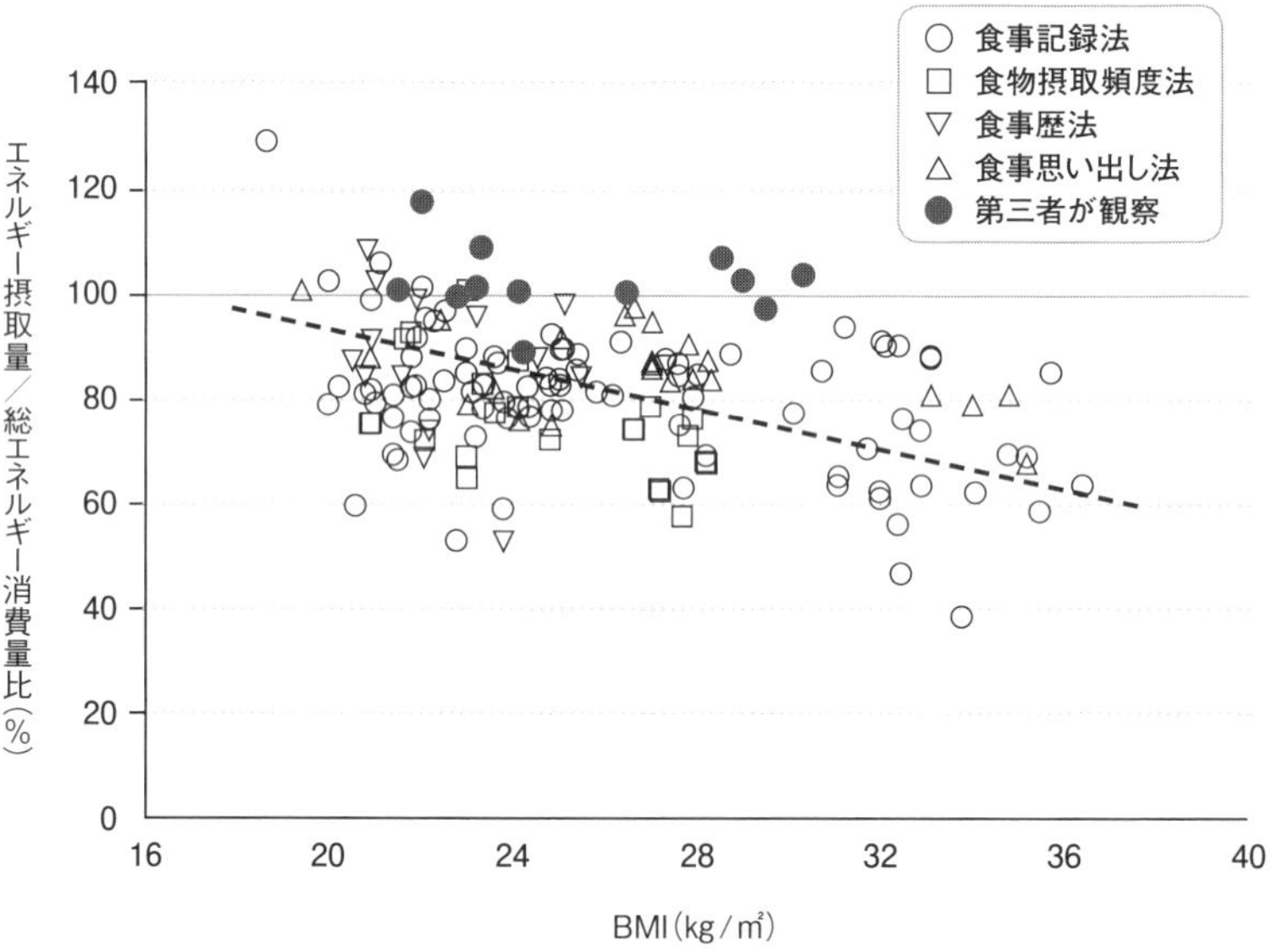

日本人成人の標準的な体格であるBMI23程度の人の場合、エネルギー摂取量を15%くらい過小に見積もる（申告する）ことがわかります。ほかにも、太っている人ほどさらに過小に見積もっていることや、第三者が観察した場合だけ過小見積もりが起こっていなかったことなど、この図には興味深い事実がたくさん詰まっています。

積もる（過小申告と呼ばれています）

(B)　日本人成人の標準的な体格であるＢＭＩ23程度の人の場合、15％くらい過小に見積もる

(C)　肥満傾向が強くなるにつれてさらに過小に見積もる

(B)の数値を見てなにか気づきませんか？　選択肢③の数値〈25〜35〉が15％過小に見積もられたものと考えると、本当の数値は、〈25÷0.85〉＝29、〈35÷0.85〉＝41となって、回答④にほぼ一致するのです。推論でしかありませんが、ひょっとすると、選択肢③をインターネットに流した人たちは、二重標識水法による正確なエネルギー消費量測定法の存在と、「人は食べたものを少し忘れる」という事実を知らなかったのではないでしょうか。

奇妙なシナリオ

ある病院の栄養指導室におけるシナリオです。医師も管理栄養士も患者さんも過小申告を知らない架空の世界です。病気によってはエネルギー必要量が変わるものもありますが、生活習慣病で外来を受診する患者さんだと健康な人と比べてそれほど大きな違いはないと考えてよいでしょう※1。患者さんの身長を１６５㎝、体重を60㎏とします（ほぼぼくの体格なので、ぼくと仮定します）。医師と管理栄養士は、選択肢③にしたがって、エネルギー摂取量を60×30（たとえば25と35の中間を使って）＝１日あたり１８００kcalとするよう指示を出します。ぼくはそれにしたがって１８００kcal食べようとします。ぼくのＢＭＩは〈60÷1.65÷1.65〉＝22ですから、最もありそう

※1　個々には、かかりつけの病院（医院）の医師または管理栄養士にお尋ねください。

な過小申告率は**図2**から15％で、〈1800÷0.85〉＝2118kcal食べてしまうことになります。ぼくが認識している摂取量はもちろん1800kcalです。しばらくすると、管理栄養士から「食事記録をつけてみましょう」という指示が出ます。食事記録をつけて栄養価計算をすれば、〈2118×0.85〉＝1800kcalとなります。ところで、正解は④ですから、ぼくが本来食べるべきエネルギー量は60×35（たとえば30と40の中間を使って）＝1日あたり2100kcal程度です。つまり、管理栄養士も医師も食べるべきエネルギー量の指示をまちがっていたにもかかわらず、結果としては正しく食べられているのです。このシナリオは、食べたものを過小に見積もるという現象が逆方向に2回起こるところがミソです。奇妙ですが幸せな世界です。

でも、肥満ぎみの人の場合には、どの程度減量すべきかを考慮しなくてはなりませんから、このシナリオは成立しません。ほかにもたくさんの情報が必要になります。病院の管理栄養士はさまざまな情報を駆使して、患者さんの食事管理や指導にあたっているということを知っていただければ幸いです。

正しい情報が広まらない

厚生労働省から出されている「食事摂取基準（2020年版）」では、性・年齢区分、身体活動レベル別に、1日に食べるべきエネルギー量として推定エネルギー必要量が、1日あたりのキロカロリーとして定められています。これを日本人の代表的な体重（食事摂取基準では参照体重と呼ばれます）で割ると、「36～41kcal」となり、正答④も超えてむしろ選択肢⑤に近くなります。

もう一度、**図1**に戻ります。この図では開発途上国は除かれていますから、多くは欧米諸国のデータと推測されます。すると、日本人よりも太った人たちが多いはずです。エネルギー必要量は体脂肪で低く、筋肉と内臓で高いことが知られていますから、欧米人よりも肥満傾向が低い日本人では、体脂肪に比べて筋肉と内臓が相対的に多く、日本人の平均値は**図1**の平均値よりも高いはずです。健康な日本人成人（20歳から59歳）150人のエネルギー消費量を二重標識水法で測った結果は**図3**が示すように36から41の範囲で出典②、**図1**の結果よりやや高めになっています。これは「食事摂取基準」の数値とも合います。

「食事摂取基準」は日本人の栄養における最も基本となるガイドラインです。基本が広まらず、出どころ不明の情報のほうが広まってしまった背景には、この一事にとどまらない根深い問題の存在があると思われます。

出典を確かめよう

情報の氾濫とよくいわれます。でも、正しい情報はむしろ不足していて、使ってはいけない情報が大勢を占め、こちらのほうが、増殖力も感染力も強いのではないでしょうか。その中心が、参考にした資料や論文（出典と呼びます）を明記していない情報です。そして、真偽を確認しないまま、いわゆる「コピ・ペ※2」によって量産され、拡散する情報です。

エネルギー必要量はなぜ少なめに信じられてきたのか？　栄養や食べ物と健康に関する情報では、

※2　コピー・アンド・ペーストの略（コンピューター用語）。ここでは、元の意味よりも広く、内容を充分に吟味せずに書き写す行為全体を指している。

日本人のエネルギー消費量がどのくらいか考えてみましょう。

図3 健康な日本人成人のエネルギー消費量 出典❷

健康な日本人20歳から59歳の150人のエネルギー消費量を
二重標識水法で測った結果（平均値）。

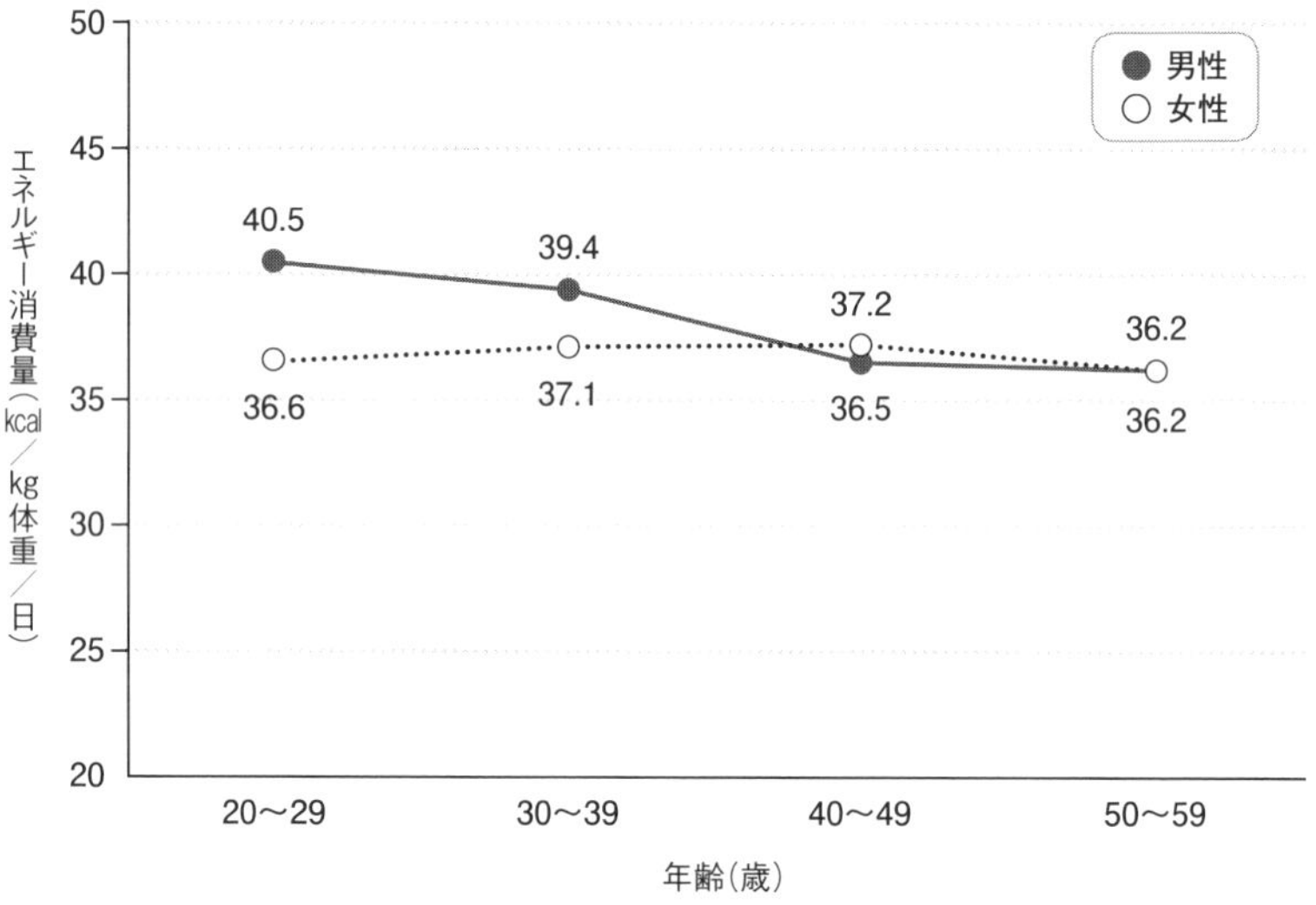

健康な成人のエネルギー消費量は、1日あたりそして体重1kgあたり36kcalから41kcalの範囲、つまり、冒頭の問いの正答④と選択肢⑤の間です。

その書き手の側も読み手の側も出典を明記するという習慣にうとかったことが一因だと思います。私たちの健康はおもちゃでも使い捨ての試供品でもありません。出典不要の娯楽情報と出典必須の健康を支える情報を厳密に分けて使う社会にしなくてはいけません。

結論

エネルギー必要量が少なめに信じられてきたのは…

　エネルギー必要量は１日あたり体重１kgあたり５kcal程度か、またはそれ以上、少なめに信じられてきたようです。推論の域を出ませんが、①最初の情報が（科学的にではなく）感覚的・経験的・恣意的に作られてしまい、②その確からしさが確認されないままに、③どんどんコピ・ペされて広がったのではないか、と考えられます。しかし、これはエネルギー必要量に限ったことではなく、栄養健康情報に広く存在する深刻な問題ではないでしょうか。

〔注記〕『科学的根拠に基づく糖尿病診療ガイドライン２０１９』（南江堂）によると、目標体重を算出するために使う「身体活動と病態によるエネルギー係数（kcal／kg）」を、「①軽い労作（大部分が座位の静的活動）：25～30、②普通の労作（座位中心だが通勤・家事、軽い運動を含む）：30～35、③重い労作（力仕事、活発な運動習慣がある）：35～」としていて、冒頭の問いの選択肢③と選択肢④の中間的な立場をとっています。なお、これらの数値が研究結果よりも低いことに触れていて、さまざまな観点からの研究が必要であり、今後の課題と書かれています。

出典
① 厚生労働省　食事摂取基準策定検討会報告書　日本人の食事摂取基準（２０２０年版）　1-1. エネルギー　2019: 51-105.（個々の論文の概要は次の報告書を参照されたい：佐々木敏　二重標識水法を用いてエネルギー消費量を測定した主な研究の概要　乳児・小児・成人・高齢者。p.513-9）
② Ishikawa-Takata K, et al. Physical activity level in healthy free-living Japanese estimated by doubly labelled water method and International Physical Activity Questionnaire. Eur J Clin Nutr 2008; 62: 885-91.

2 栄養健康情報と利益相反

研究費の出所は研究結果に影響する？

問い

どんな食べ物にも健康によい面だけでなく、
注意したいところや知っておきたい点もあります。
以下のAとBにふさわしい文章を入れてください。

食品	おすすめしたい点	注意したい点 知っておきたい点
牛乳（普通乳）やチーズ、ヨーグルト	カルシウムが豊富	A
シラス干し（ちりめんじゃこ）やその他の小魚		B

＊答えは本文中にあります。

２０１３年、降圧剤（高血圧の人の血圧を下げる薬）の一つであるディオバン（成分名はバルサルタン）の効果を患者さんで調べた大学の研究に不審な点があったとして、関係する一連の論文が撤回されるという事件が起こりました。ディオバンは、日本国内のすべての医療用医薬品（処方薬）の売り上げトップ３に入る大ヒット商品でした。ディオバンを開発した企業の従業員がデータを扱うチームに入っていて、企業にとって有利な方向にデータが改ざんされた可能性が指摘されました。多額の研究費が企業から大学側に渡っていたことも明るみに出ました。

薬の世界だけの問題か？

この騒動を耳にしたとき、食べ物の世界にもあるかも、と思いました。農薬混入の隠ぺいといった話ではなくて、「〇〇にはダイエット効果がある」といった健康効果をうたう文句のことです。でも、今回問題にしたいのは、「〇〇で太ることはない、だから安心」という言い方のほうです。

薬に比べたら食べ物はすぐに命を左右するわけではありません。しかし、食べ物は病気の人だけでなく健康な人もみんなが食べます。しかも一生食べ続けます。したがって、「影響力＝国民全員×一生」となります。一方、薬は、「影響力＝患者だけ×服用中だけ」です。これが、食べ物は一人一人への短期間の影響力は小さくても、国家全体、社会全体の健康への影響力は薬よりも大きいと考えられるゆえんです。

WHO、砂糖摂取量の推奨量を半減

2015年、世界保健機関（WHO）は、砂糖の摂取量に関する新たなガイドラインを発表しました。それまでの「1人1日あたり総エネルギー摂取量の10％以下」に、できれば、「さらに5％以下にすることを推奨する」という一文を加えました（**図1**）出典1。これは、肥満に対する世界戦略をさらに強化させるのがねらいです。

しかし、たとえばアメリカ人の成人では現在の摂取量を半分以下に、子どもたちでは3分の1にすることをすすめるものであり、かなり強気の数値であることは明らかです。また、メキシコとフランスの議会では甘味炭酸飲料を対象とした課税制度が承認されています。俗称「ソーダ税」で、アメリカでも検討されているそうです。このような動きに対して、関連業界は「科学的根拠やその実益は乏しい」と反論し、世界レベルの論争がくり広げられています。

ガイドラインはエビデンスで作られる

ガイドラインはエビデンスに基づいて作られます。ここでいうエビデンスとは、動物や細胞の実験ではなくて、疫学研究のことです。しかも一つだけでは足りず、二つでもまだ充分とはいえません。疫学研究の結果は、対象者の特性や地域性、測定の方法（砂糖摂取量の調べ方など）などによって少しずつ異なるからで、これは人間を扱う科学の宿命です。そこで、できる限りたくさんの報告（論文）を探し出し、研究の行なわれ方が正しいか否か（結果が魅力的か否かではなく）を

WHOは砂糖の摂取量の新たなガイドラインを発表しました。

図1 WHOが推奨する砂糖の摂取量

出典❶

世界保健機関（WHO）が提案した砂糖の推奨摂取量とアメリカ人の砂糖摂取量（平均値。2～19歳は2005～08年、成人は05～10年のアメリカの国民健康・栄養調査の結果に基づく）。

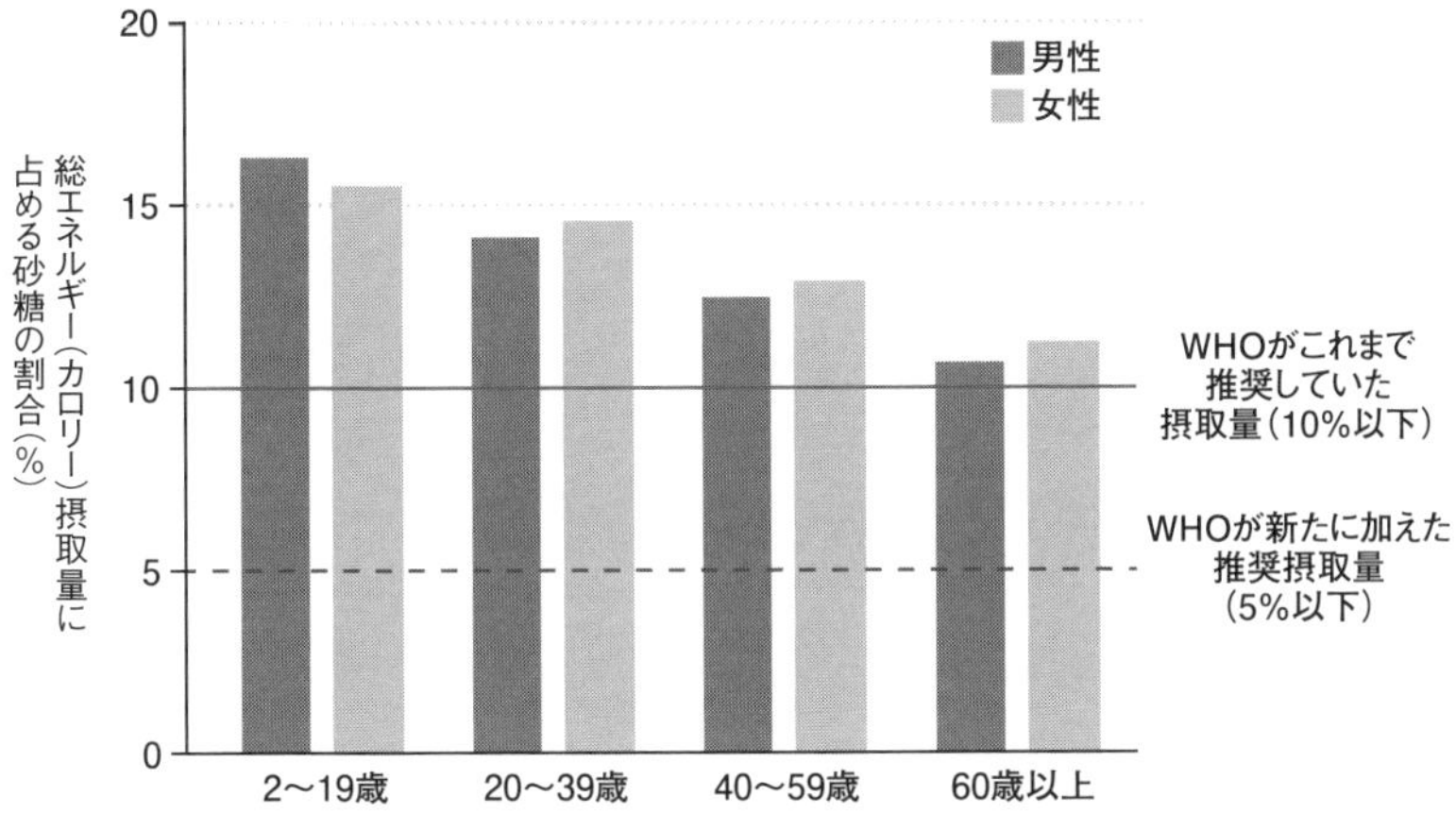

アメリカ人を例にとれば、成人では現在の摂取量を半分以下に、子どもたちでは3分の1にすることをすすめるものであり、とてもきびしい制限であることがわかります。なお、残念ながら、日本人がどれくらいの砂糖を摂取しているかについての研究は乏しく、その実態はほとんどわかっていません。これには、日本の「食品成分表」には砂糖含有量に関するデータが最近まで充分に存在しなかったことも障害となっています。

チェックし、正しい研究方法が用いられていた論文だけに絞り、一覧表を作ります。これを系統的レビューと呼びます。

また、「砂糖の摂取量を1日あたり10g減らすと体重は1年間に何kg減ったか」といった数値をそれぞれの論文から抽出して、その平均値を計算する場合を、特にメタ・アナリシスと呼びます。系統的レビューやメタ・アナリシスは、一つの疑問（たとえば、甘味飲料は体重を増加させるか）について、世界中の研究、しかもそのなかの信頼度の高い研究を網羅的に集め、中立的な視点で結論をくだしてくれるので、ガイドライン作りのよりどころとされます。ところが、そのよりどころにも落とし穴の存在が浮上してきました。

メタ・アナリシスもお金に揺れる？

この疑問に対しては、数多くの研究がすでにあります。**表1**は甘味飲料摂取と体重増加に関する疫学研究をまとめた20のメタ・アナリシスの結果を一覧にしたものです出典❷。とり扱った報告（論文）もその数もメタ・アナリシスごとに異なります。そのため、最終的な結論はかならずしも一致するわけではありません。そこで、この分野に精通した専門家と大学院生、合計11人にお願いして、メタ・アナリシスの結論部分を読んでもらい、「甘味飲料摂取と体重増加の間にはまったく因果関係がないと読める」を0点、「完全に因果関係があると読める」を5点として採点してもらいました（**表1**の右端）。

ところで、研究には研究費が必要です。自分で調査を行なうのではないメタ・アナリシスでも、

甘味飲料の摂取量と体重増加の関係を見てみると…？

表1　甘味飲料摂取と体重増加に関する疫学研究〜その1〜

出典❷

甘味飲料摂取と体重増加に関する疫学研究をまとめた20のメタ・アナリシスの結果と研究費の出所の関連。

この研究に用いられた20のメタ・アナリシスの概要

とり扱った報告（論文）数もメタ・アナリシスごとに異なる。

報告(論文)番号	報告(論文)掲載年(西暦)	対象者の特性(世代) 小児	青年	成人	とり扱った報告(論文)数	食品企業から得た研究費で行なわれたか	報告(論文)の結論に対して外部有識者が与えた点数(点)
1	2013	○		○	32	いいえ	4.58
2	2013	○		○	18	いいえ	2.10
3	2013	○		○	19	いいえ	4.78
4	2011		○	○	12	いいえ	2.09
5	2011	○	○		9	いいえ	4.27
6	2010		○	○	61	いいえ	4.41
7	2010		○	○	11	はい	3.09
8	2009		○	○	9	いいえ	3.14
9	2009		○	○	19	いいえ	3.27
10	2009			○	20	いいえ	3.18
11	2008	○	○		10	はい	0.73
12	2008		○	○	44	はい	1.85
13	2008	○	○		19	いいえ	3.86
14	2008		○	○	30	いいえ	2.23
15	2008	○	○		6	いいえ	3.45
16	2007		○	○	39	いいえ	3.85
17	2007		○	○	8	はい	1.45
18	2006		○	○	30	いいえ	4.09
19	2006		○	○	23	いいえ	2.73
20	2006		○	○	16	いいえ	2.18

研究費の出所との関係は…？

この分野に精通した専門家と大学院生11人にお願いしてこれらのメタ・アナリシスの結論部分を読んでもらい、その印象を「甘味飲料摂取と体重増加の間にはまったく因果関係がない」を0点、「完全に因果関係がある」を5点として採点してもらった結果を研究費の出所（企業か否か）別に示したもの。研究費が企業以外から出ていた場合の平均は3.39点、企業からの場合は1.78点であった。

甘味飲料の摂取と体重増加の間に…

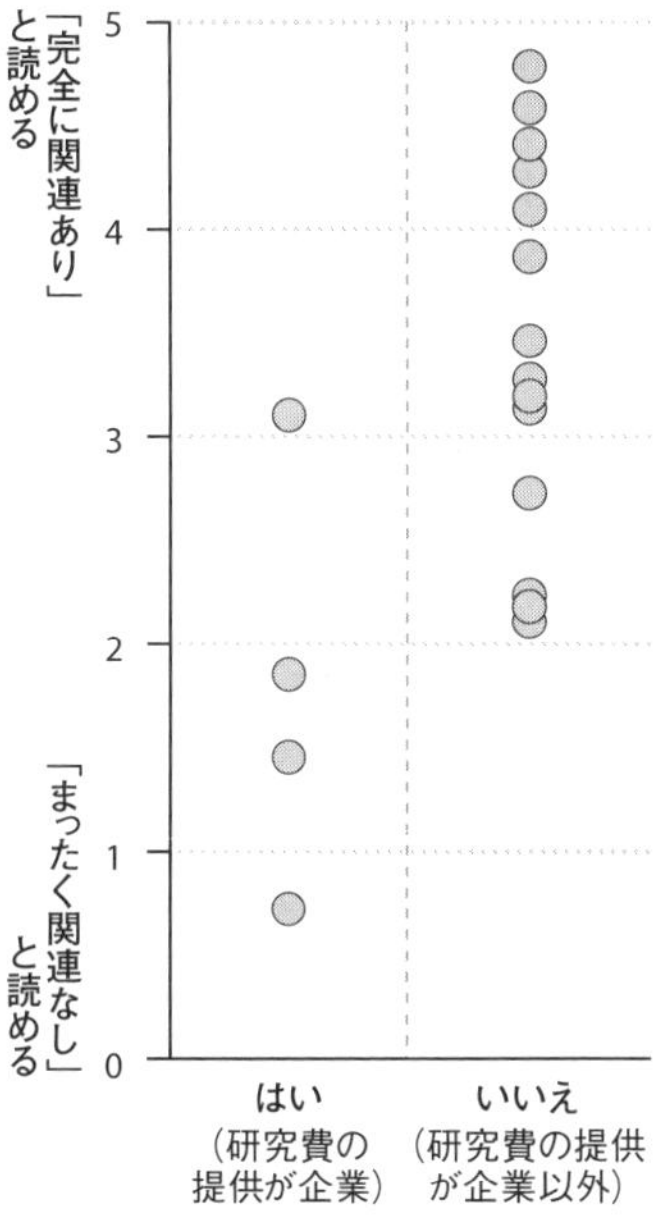

研究費の提供元が企業以外の場合は「甘味飲料と体重増加に因果関係あり」のほうに寄っていたのに比べて、企業からの場合は逆に「甘味飲料と体重増加に因果関係なし」のほうに寄っていました。

論文の請求・印刷費用や、それを整理する人たちのお給料などが必要です。研究費は、文部科学省など公的な機関が提供するものと、その研究課題に関連する企業が提供するものに大別されます。そこで、研究費の出所別に、論文の結論から受けた印象を比べてみたのが**表1右側の図**です。研究費の提供元が企業以外の場合の平均は3・39点と、全体として「因果関係あり」のほうに寄っていたのに比べて、企業からの場合は1・78点と、逆に「因果関係なし」のほうに寄っていました。

同じ疑問について別の研究グループが行ない、ほぼ同じ結論に至った研究がもう一つあります。こちらは、18のメタ・アナリシスの結果を研究費の出所別に比べています（**表2**）出典3。企業からの研究費で行なわれた研究の8割が「甘味飲料の摂取と体重増加の間に正の関連はない」と結論していたのに比べて、企業からの研究費に頼らなかった研究ではその8割が「正の関連がある」と結論していました。研究手法が科学的かつ中立的であるはずの系統的レビューやメタ・アナリシスですら、お金に揺れるおそれのあることがわかります。

これは「利益相反」と呼ばれる問題の典型例です。

利益相反とはなにか？

利益相反とは耳慣れないことばかもしれませんが、いま、社会で大きな問題になっています。広くは、「一方の利益になると同時に他方の不利益になる行為」と考えられているようですが、これではわかりにくいので、もう少し具体的に考えてみます。研究は中立・公平に行なわれ、中立・公平に発表されなくてはなりません。それが大学や研究所で働く研究者の仕事です。その大学や研究

別の研究グループがまとめた結果も見てみましょう。

表2　甘味飲料摂取と体重増加に関する疫学研究〜その2〜　出典❸

甘味飲料摂取と体重増加に関する疫学研究をまとめた18のメタ・アナリシスの結果を研究費の出所別に集計したもの。数字はメタ・アナリシスの数（論文数）。

企業からの研究費で行なわれた研究か	甘味飲料の摂取と体重増加の間に…	
	正の関連がある	正の関連はない
はい	1	5
いいえ	10	2

企業からの研究費で行なわれた研究の8割が「甘味飲料の摂取と体重増加の間に正の関連はない」と結論したのに比べて、企業からの研究費に頼らなかった研究では逆にその8割が「正の関連がある」と結論していました。

所に研究資金を提供する企業があったとします。そして、その研究資金によってなされた研究結果がその企業にとって好ましくないものになってしまったとします。その場合、資金提供主のことを考慮して、大学が研究結果を（資金提供主に有利に働くように）ゆがめて発表してしまう場合が考えられます。この場合、資金提供主には利益が生じますが、大学には不利益が生じます。また、研究結果を活用する側の社会も不利益を被ります。これが利益相反です。資金提供主が私企業ではなく、国家や公的団体であっても、この恐れは完全には払拭できません。国家や公的団体にも「思惑《おもわく》」がありうるからです。

利益相反は、科学研究に資金やその他のなんらかの支援が必要な場合、かならず起こりうる問題です。

きれいごとだけの情報には要注意

むずかしいことを書きましたが、結論はとても単純です。情報を受けとる側が選ぶ目を養いたいということです。

さて、冒頭の問題はわかりましたか？　どんな食べ物にも健康によい面とよくない面がありまス。そこまでではなくても、注意したい点や知っておきたい点があります。代表的な答えとして、A（牛乳やチーズ、ヨーグルト）＝飽和脂肪酸が多い、B（シラス干しやその他の小魚）＝食塩が多い、をあげておきます。なにごとも、よい面だけを伝える情報は少し割り引いて読むことをおすすめします。

和食の砂糖はだいじょうぶ

和食や中華料理の味つけに砂糖は欠かせません。「甘さ控えめ」のお菓子も日本人らしい繊細な好みです。ＷＨＯの新ガイドラインは、このような食習慣まで制限するほど極端なものではありません。ときどき楽しむショートケーキやコーヒーや紅茶に入れる砂糖にまで口出しするものでもありません。情報を正しく選ぶ目と、それを生活に生かす力があれば、おいしくて健康的な食生活が楽しめます。

結論

どの食べ物をどのように食べるべきか、あなたはどの情報源を頼りにしていますか？

自分たちの商品を有利に売りたいと考える一部の企業は、研究者も巻き込み、自前の論理を展開しようとすることもあるようです。毎日、そして、一生食べる食べ物のこと、企業のためにではなく、自分の健康のために、中立な立場の情報源から情報を得るように心がけましょう。

出典
① World Health Organization. Guideline: sugars intake for adults and children. 2015: 1-49
② Massougbodji J, et al. Reviews examining sugar-sweetened beverages and body weight: correlates of their quality and conclusions. Am J Clin Nutr 2014; 99:1096-104.
③ Bes-Rastrollo M, et al. Financial conflicts of interest and reporting bias regarding the association between sugar-sweetened beverages and weight gain: a systematic review of systematic reviews. PLoS Med 2013; 10: e1001578.

情報バイアスという落とし穴

問い

次の仮想のお話を読んで、病気を増やしてしまった原因となった人たちを下からすべて選んでください。また、その理由も考えてください。

> ある食品(A)がある病気の予防になるという研究結果が世間の注目を集めました。このニュースは食品(A)を販売していた企業の広告などで積極的に使われ、雑誌や本、テレビなどでも盛んにとり上げられ、うわさはうわさを呼び、雑誌や本の売り上げもテレビ番組の視聴率も上がりました。その結果、全国でたくさんの人が食品(A)を食べました。その後、食品(A)のこの病気への予防効果はそれほど大きなものではないことがわかりました。ですから、食品(A)を食べたことでこの病気を予防できた人は少ししかいませんでした。ところで、別の食品(B)にこの病気の予防効果があることはすでに明らかになっていました。でも、世間の耳目が食品(A)に集中しすぎたために、たいせつなほうの食品(B)のことは忘れられ、結果として、この病気は増えてしまいました。

- □ 食品(A)の研究を行なって結果を発表した研究者
- □ 食品(A)を販売していた企業や喧伝したマスコミなど
- □ この病気が気になっていた人たち

＊答えは本文中にあります。

本書は、「科学性の高い研究の成果に基づいた信頼できる栄養健康情報」が売りです。レストランにもおいしい・まずいがあります。研究の結果も同じです。ですから、本書では、たくさんの研究結果のなかから信頼できるものを厳選してお伝えするように努めています。少しむずかしくなりますが、今回は、その舞台裏を紹介しながら、情報バイアスとその怖さについて考えてみることにします。

PubMedで検索

インターネットやスマートフォンの普及で、「検索」はすでに生活の一部になっています。たとえば、「週末に行きたいレストラン」を検索するなら、お店の情報を網羅したデータベースにアクセスします。世界中の医学や栄養学研究の結果、つまり、研究論文の情報をまとめたデータベースが、アメリカの国立医学図書館によって運営されているPubMed《パブメド》です。3000万以上の論文の情報が収載され、ネット上でだれでも自由に検索できるようになっています。検索方法にはちょっとした約束事や文法がありますが、レストランを検索する感覚で、世界中の研究のなかから読みたい論文を探し出すことができます。通常は研究者が使うものなので、一般の人の目に触れる機会はほとんどありませんが、ちょっとしたお遊びをやってみましょう。

ブルーベリーと目の健康

「ブルーベリーは目の健康によいか」を例にします。PubMedは英語を使い、検索にはキーワードが必要なので、目＝eye、視力＝vision、ブルーベリー＝blueberry、アントシアニン＝anthocyanin（効能を発揮するとされる物質）あたりを考えました。アントシアニンの類似物質（anthocyanosides）も含めましょう。すると、（eye OR vision）AND（blueberry OR anthocyanin OR anthocyanosides）という検索式になります。さらに、アントシアニンを摂取する人たちと摂取しない人たちで効果を比較した研究（介入研究の一種で比較試験と呼ばれます）を選択できるように、AND controlledもつけましょう。実験用のネズミに効いても意味がないので、NOT（mouse OR mice OR rat）も加えましょう。PubMedが優れているのは、このように、AND、OR、（　）、NOTを使えば、複雑な検索が簡単にできる点です。その結果、20の論文が抽出されました。そのときの画面の一部が**図1**です。

研究を比較検討する

この20の論文を全部読んでみたところ、今回の条件を満たす研究は9つで、ほかは今までの研究の紹介など直接の参考にはならないものでした。ここでたいせつなのは、「アントシアニンは効く！」という研究でも、「アントシアニンは効かない！」という研究でもなく、アントシアニンが目の機能に及ぼす効果を信頼できる方法で調べた研究を選んでいる（効くか効かないかはこの時点

「ブルーベリーは目の健康によいか」をPubMedで検索してみましょう。

図1 PubMedの検索結果画面の一部

https://pubmed.ncbi.nlm.nih.gov/ で「ブルーベリーは目の健康によいか」について検索。
検索式は本文を参照。アクセス日：2020年4月21日

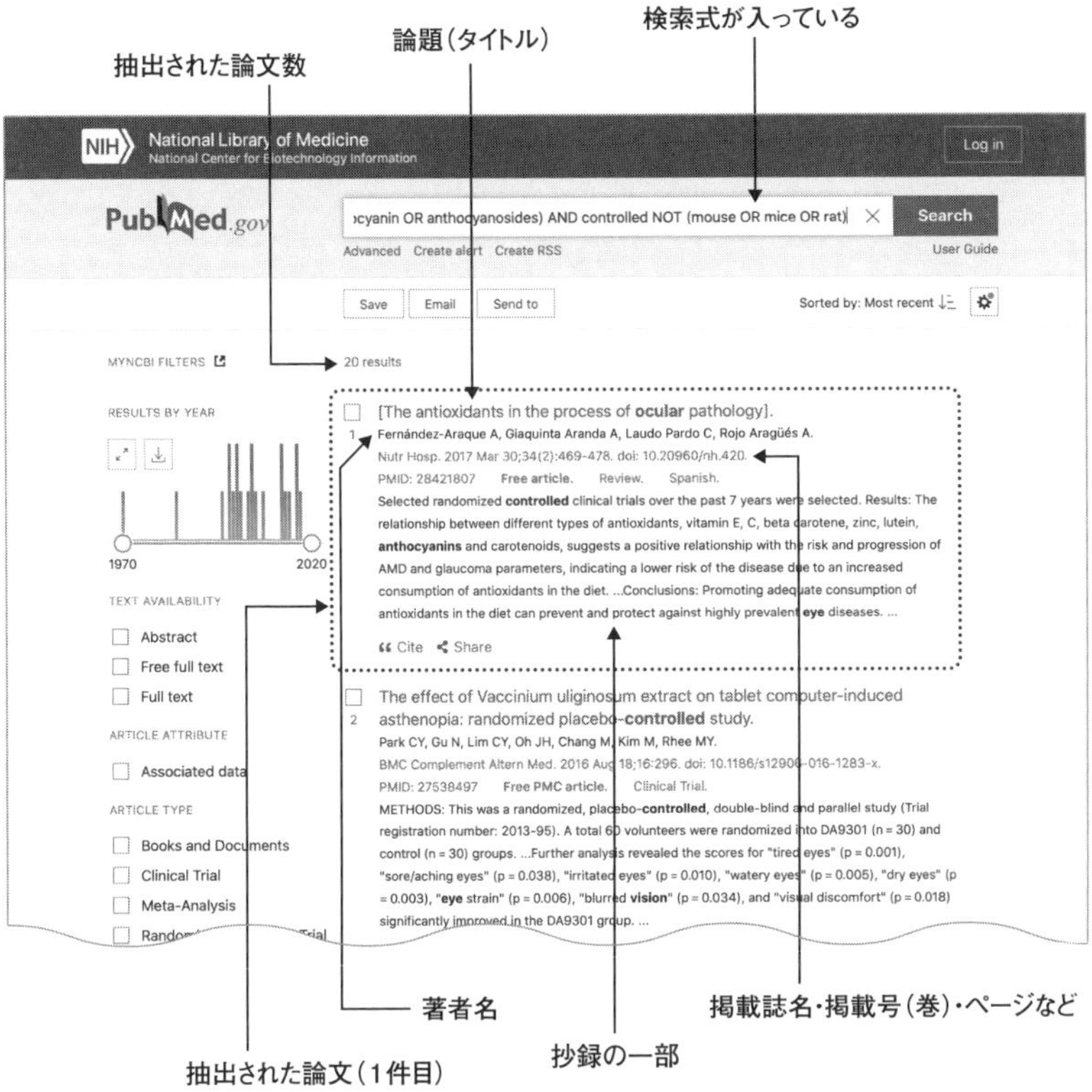

> 検索の結果、抽出された論文の情報が画面中央に縦に並んでいます。論題（タイトル）をクリックすると、論文の要約が読めるしくみになっています。論文全体については、無料で読めるもの、有料で読めるもの、それ以外とさまざまです。

では問わない）点です。９つの研究の概要をまとめてみると（**表**）出典❶〜❾、次の４つのことがわかりました。

①研究によって対象者の人数や特徴が異なること
②研究によってアントシアニンなどの摂取量や摂取期間、摂取方法が異なること
③研究によって目の機能の検査方法が異なること
④研究によって結果が異なること

「ブルーベリーは目の健康によいの？」と尋ねられたら、あなたはどのように答えますか？９つの研究のうち、３つで効く、４つで効かない、１つで最大用量のときだけ効く、そのほかが１つという結果になっています。もう少し細かく読めば、２００５年と12年の２つの研究は比較的に人数も多くて摂取期間も長く、ていねいに行なわれたように思われますが、これらで「効く」となっているので、「効く」かもしれないとも考えられます。その一方で、これらは近視や緑内障の人たちが対象だったので、それ以外の人たちにも効くかどうかはわかりません。ぼくなら「まだよくわからない」と答えるでしょう。

発表バイアス

皆さんが今まで信じていたことと同じだったでしょうか。新聞広告や雑誌、本、テレビ、ネットから伝わってくる印象とは、ずいぶん違うなとぼくは感じました。人の手を介して情報が伝わっていくうちに、一定方向に情報がずれてしまう現象を、「情報バイアス」と呼びます。「バイアス」

検索した結果をまとめてみました。

表 「ブルーベリーは目の健康によいか」の論文のまとめ　出典❶〜❾

PubMedで「ブルーベリーは目の健康によいか」について研究した論文を検索。その結果得られた20の論文から直接に参考になる9つの論文を選び、内容の概略を示した。

	対象者		試験方法				アントシアニンなどの摂取方法		眼機能の検査	
著者 発表年	人数	特徴	対照群	無作為割付	二重盲検	交差試験	期間	群数（量［mg／日］またはmg／回）	方法	結果（統計学的に有意な差または変化の有無）
Huang, 2016	43	ドライアイ症候群の患者（平均60歳）	あり	あり	あり	なし	8週間	2群（1日あたり0, 48）	ドライアイの程度を測る2種類の検査	結果が複雑
Park, 2016	50	健康な男女（22〜64歳）	あり	あり	あり	なし	4週間	2群（1日あたり0, 4.6）	眼精疲労に関する質問票への回答	2群間で差あり
Kalt, 2014	72	健康な男女（35〜65歳）	あり	不明	あり	あり	3週間	3群（1日あたり0, 7.11, 271）	暗順応	3群間で差なし
									暗闇での視力	3群間で差なし
	59	健康な男女（35〜65歳）	あり	不明	あり	あり	12週間	2群（1日あたり0, 346）	暗順応	2群間で差なし
									暗闇での視力	2群間で差なし
Ohguro, 2012	38	緑内障	あり	あり	あり	なし	毎日1回を2年間	2群（0, 50）	緑内障の臨床検査	2群間で差あり
Lee, 2005	60	近視	あり	あり	あり	あり	2日に1回を28日間	2群（0, 43）	暗闇での視力・その他の自覚症状	2群間で差あり
Nakaishi, 2000	12	健康な若年〜中年男女	あり	あり	あり	あり	1回	4群（0, 12.5, 25, 50）	摂取2時間後における暗順応	最大用量群でのみ摂取の前後で変化あり
Muth, 2000	15	視力良好な若年男性	あり	あり	あり	あり	21日間を2回	2群（0, 40）	暗闇での視力	2群間で差なし
Zadok, 1999	18	視力良好な若年男性	あり	あり	あり	あり	4日間を3回	3群（0, 12, 24）	服用期間における暗順応	3群間で差なし
Levy, 1998	16	視力良好な若年男性	あり	あり	あり	あり	1回	4群（0, 12, 24, 36）	摂取0, 4, 8, 24時間後における暗順応	4群間で差なし

研究結果を見る前に、対象者（研究に参加した人）の人数や特徴、研究の方法、食品や栄養素の摂取方法や摂取量、健康状態の測定方法など、たくさんの要因についてていねいに確認して、その信頼度をチェックしなくてはいけないということがわかります。

とはゆがみのことです。

情報バイアスにはたくさんの種類がありますが、研究者の間で問題になっているのが発表バイアスです。これは、研究者自身や研究資金提供者にとってつごうのよい結果が出た研究が、そうでなかった研究よりも論文にされやすいという現象です。少ない対象者数であらっぽく測ってちょっとやってみたら幸運にもうれしい結果が出た……という研究(?)ほど発表されやすいわけです。一方で、結果が芳しくなかった研究はなかったことにされてしまいます。**図2**はその典型例です 出典⑩。「魚介類に多いn－3系脂肪酸(EPAやDHA)はうつ状態の改善や予防に有効か」を調べた35の比較試験です。信頼度の低い研究ほど「強く効く」という結論になる傾向がある様子がよくわかります。

これは漏斗《ろうと》型プロット(または漏斗プロット)と呼ばれる図で、発表バイアスの有無やその程度を調べるために用いられています。具体的には、横軸に効果の大きさをとり、縦軸に研究の信頼度(質のよしあし)をとったものです。研究の信頼度(質のよしあし)には、結果のばらつきを表わす指標である「結果の標準誤差(標準偏差を対象者数の平方根で割った値)の逆数」が使われます。

だれが情報バイアスを生み出すのか?

でも、研究結果が世の中に広まっていく過程のほうで、もっと困った情報バイアスが生じます。

つまり……、

情報バイアス（この場合は発表バイアス）の典型によって「強く効く」とされる例を見てみましょう。

図2 n-3系脂肪酸（EPAやDHA）はうつ状態の改善や予防に有効か

出典⑩

「n-3 系脂肪酸（EPA や DHA）はうつ状態の改善や予防に有効か」を調べた 35 の比較試験のまとめ。結果と研究の信頼度との関連を示す図（一つの●は一つの研究を表わす）。一つの研究で複数の摂取量を使って検討したものがあるため、●は 38 個ある。研究の信頼度は、対象者が多いかまたは測定精度が高い研究ほど高くなるように計算されている。

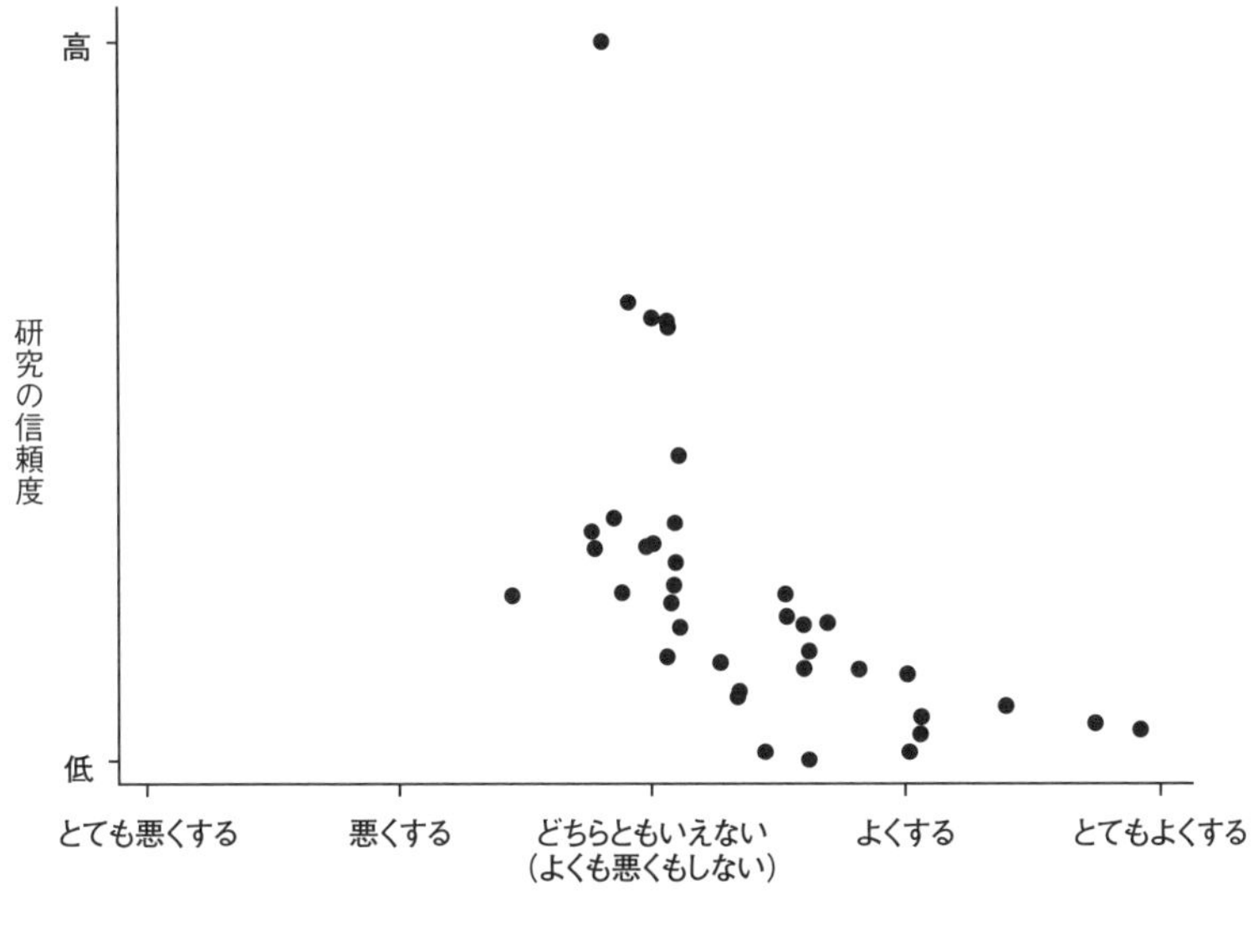

図の●は、うつ状態を改善したり予防したりする程度が大きいほど右側に、逆に、うつ状態を悪化させたりうつ状態を起こさせたりする程度が大きいほど左側にくるようになっています。信頼度の低い研究ほど「強く効く」という結論になる傾向がある様子がよくわかります。

①研究者は、自分の学説を主張するために、「効く」という結果が出た研究結果を好んで紹介する
②その食品やサプリメントを扱っている人たちは、商売のために、「効く」という結果が出た研究結果を好んで紹介する
③世間では、「効かない」という話よりも「効く」という話のほうが興味を持たれやすい（例：本が売れる）

……などなど。

ここで、とてもたいせつなことに気づきます。研究者（情報の生産者）、売り手・マスコミ（情報の伝達者）、読者・視聴者（情報の利用者）、みんなが情報バイアスを生み出し、広めているということです。情報バイアスをなくすのはむずかしいでしょうが、それぞれがそれぞれの立場で情報バイアスの存在に注意し、その発生源や伝達者にならないように注意しなければなりません。私たちの健康を支える食べ物の情報ですから、真剣にとり組まなくてはならない社会問題であるとぼくは思います。

ところで、「ブルーベリーは目の健康によいか」は、PubMedを紹介するためのお遊びでした。専門家が真剣に検索するときは、もっと慎重かつ徹底的な検索と論文読解を行ないます。ＥＢＮの舞台裏の苦労をご理解いただけたら幸いです。

結論

情報バイアスの責任は各立場の人すべてにあります。

残念ながら、研究結果がゆがんで世の中に伝えられてしまう場合があります。マスコミなど情報を流す側の責任が問われがちですが、その責任は、情報の作り手（研究者）、情報の伝え手（企業・販売者・マスコミなど）、そして、情報の使い手（一般の人）など、すべての人にあります。それぞれ、意図的にゆがめているのではないかもしれませんが、私たちの健康を支える食べ物のことですから、真剣にとり組まなくてはならない社会問題の一つであると思います。

出典

① Huang JY, et al. A randomized, double-blind, placebo-controlled study of oral antioxidant supplement therapy in patients with dry eye syndrome. Clin Ophthalmol 2016; 10: 813-20.
② Park CY, et al. The effect of Vaccinium uliginosum extract on tablet computer-induced asthenopia: randomized placebo-controlled study. BMC Complement Altern Med 2016; 16: 296.
③ Kalt W, et al. Blueberry effects on dark vision and recovery after photobleaching: placebo-controlled crossover studies. J Agric Food Chem 2014; 62: 11180-9.
④ Ohguro H, et al. Two-year randomized, placebo-controlled study of black currant anthocyanins on visual field in glaucoma. Ophthalmologica 2012; 228: 26-35.
⑤ Lee J, et al. Purified high-dose anthocyanoside oligomer administration improves nocturnal vision and clinical symptoms in myopia subjects. Br J Nutr 2005; 93: 895-9.
⑥ Nakaishi H, et al. Effects of black current anthocyanoside intake on dark adaptation and VDT work-induced transient refractive alteration in healthy humans. Altern Med Rev 2000; 5: 553-62.
⑦ Muth ER, et al. The effect of bilberry nutritional supplementation on night visual acuity and contrast sensitivity. Altern Med Rev 2000; 5: 164-73.
⑧ Zadok D, et al. The effect of anthocyanosides in a multiple oral dose on night vision. Eye 1999; 13: 734-6.
⑨ Levy Y, et al. The effect of anthocyanosides on night vision. Eye 1998; 12: 967-9.
⑩ Appleton KM, et al. Updated systematic review and meta-analysis of the effects of n-3 long-chain polyunsaturated fatty acids on depressed mood. Am J Clin Nutr 2010; 91: 757-70.

著書多数？　それとも　論文多数？

有名な研究者や専門家を評する言葉に「著書多数」があります。はたしてそうでしょうか？

自然科学（いわゆる理系）と人文科学（いわゆる文系）ではやや事情が異なりますが、自然科学では研究成果は学術論文として発表されます。そして、関連する論文を集めて一般向けの指針や本が作られます。「論文が先、本が後」です。

米国国立医学図書館が運営している医学論文検索サイト、PubMed《パブメド》の登場で論文の検索や利用がとても簡単になりました。世界各国で発表された2000万以上の医学研究（栄養学も含まれます）の成果（論文）を瞬時に検索でき、研究成果の概要がその場で（しかも無料で）読めるからです。

インターネットから〝PubMed〟のサイトに入れば、専門家でなくても登録不要、無料でだれでも使えます。残念ながら英語ですが、日本語で使い方を教えてくれるサイトもあります。

でも、世の中の医学研究がすべてPubMedで見つかるわけではありません。怪しげな研究の混入をできるだけ避けるために、PubMedの側が審査をして、掲載の可否を決めています。この審査は論文ごとではなく、医学雑誌を単位として行なわれます。この審査をパスした医学雑誌に載っている論文だけがPubMedに収載されます。その審査基準は複雑ですが、一つに、査読（ピアレビュー）制度を採用している雑誌であることがあります。査読制度とは、論文の掲載にあたって、その論文の執筆に関わっていない人でその論文が扱っている内容に精通している専門家数人が客観的にその論文内容の信憑性を評価し、その雑誌への掲載の可否を判断する審査システムです。

一般向けの書籍には査読制度は適用されません（この本にも適用されていません）。そこで、この

column

図 PubMedを使って有名な人の論文を検索する方法（例）

① インターネットで PubMed のサイトに入る。
https://pubmed.ncbi.nlm.nih.gov/

② 検索ボックスに次の検索式を入力して、検索ボタンを押す。
(dietary OR intake OR consumption) AND “Sasaki S”

・これは食品や栄養素の摂取に関する研究（摂取量や摂取頻度となにかの病気との関連を調べた研究も含む）を対象にして調べる場合。

・Sasaki S のところに調べたい人の氏名をこのように入れる。
ただし、Sasaki Satoshi も Sasaki Satoru も同じになることに注意する。

・検索式の作り方については、PubMed の使い方に関するサイトや書籍をごらんください。

③ 表示された論文候補の論題（論文のタイトル）や抄録を読んで、その論文が検索したい人、本人のものか、同姓の他人のものかを一つずつ判別する。

本では科学性と信憑性をできるだけ担保するために、できるだけPubMedに掲載されている論文を使い、その出所（書誌情報）を記載するようにしました。「せめてものまじめさ」とご理解ください。

専門家とは、著書が多い人ではなく、PubMedに掲載された論文が多い人です。その検索方法は一つではないため、むずかしいですが、典型的な検索方法（検索式）を図で紹介しておきます。ぜひ、一度試してみてください。

一方、論文は多ければ多いほどよいというものではありません。新たな発見は少なくとも、広い知識と深い見識を持ち、教育能力に優れた人はいるからです。でも、専門家を名乗っているのにPubMedに名前が「まったくない」人が書いた本は危ないかもしれません。なお、専門家とは名乗らず、専門家から情報を集めてそれをまとめて本にする、いわゆるライターはこの方法では評価できませんし、評価すべきではありません。

玉ねぎと減塩
高血圧対策で優先すべきはどちらか？

問い

アメリカ合衆国国立医学図書館による世界の医学研究の論文をまとめたデータベース「PubMed《パブメド》」には、3000万以上の医学研究論文が収載され、日々更新されています。そこで、PubMedにアクセスして、(玉ねぎに含まれる有効成分とされる) ケルセチン、食塩、カリウム、野菜、果物と、血圧(または高血圧)についてヒトを対象として行なわれた研究の論文がそれぞれいくつあるか調べてみました。ほかの数字を参考にして、ケルセチンの部分を考えてみてください。

ヒトを対象とした研究の論文数は？		
物質、栄養素、食品群の名前	検索に用いた単語(X)	論文数（「XかつYかつPしかしQでない」から検索されたもの）
ケルセチン	quercetin	?
食塩	(salt または sodium)	26356
カリウム	potassium	10618
野菜	vegetable	2755
果物	fruits	2950

Y = (“blood pressure” または hypertension)
P = (men または women または subjects または partici-pants または patients または adults または children または adolescents または boys または girls または elderly または “years old”)
Q = (rat または rats または mouse または mice)

＊検索日は2020年3月17日。
＊答えは328ページにあります。

玉ねぎは健康によいそうです。ケルセチンとシクロアリインが豊富だからだそうです。

インターネット上の情報によると、ケルセチンの健康効果は、高血圧、糖尿病、がん、脳卒中、心筋梗塞、動脈硬化の予防と幅広く、数多くのサイトでとり上げられています。さらには、花粉症にアレルギー症状、胃弱、食欲不振、かぜ、扁桃炎、下痢、便秘、出血、痛風、筋肉疲労、精力減退、精神不安、不眠症、神経痛、虫下し、やけど、虫刺されにも効くとか。いくらなんでもそこまではと思いますが、いかがでしょうか？

ケルセチンは研究されている

そこで、科学的に行なわれた研究がどれくらいあるかを知るために、世界中の医学研究の論文をまとめたデータベース（PubMed）にアクセスして、ケルセチン（quercetin）で検索してみました。すると、なんと1万8834もの研究論文があることがわかりました。このデータベースに登録されていない研究論文もあるので、ケルセチンに関する医学研究は数万に上ると考えてよさそうです。

ところで、高血圧、脳卒中、心筋梗塞、動脈硬化は、すべて血管、特に動脈の病気です。そのなかで高血圧はほかの三つの病気の原因にもなるため、血管の健康を考えるうえで最も注意したい病気です。そこで、「血圧または高血圧」を扱った論文に絞って検索し直したところ、363になりました。

ケルセチン研究を見てみると…

この363の研究論文のなかで、論文の題目にケルセチンと血圧または高血圧という単語が入っていた論文は31編でした。総説（これまでの研究の紹介）や、ケルセチンを血管内などに注射した研究は除き、さらにケルセチンの摂取量が報告されていた研究に絞ると、実験動物の一種であるラット※1を使った実験が12、ヒト※2がケルセチンを摂取して血圧の変化を調べた研究が8つでした。**図1**は、これら合計20の研究における摂取量を研究ごとに示したものです。感覚的にわかりやすいように、そのケルセチンを玉ねぎから摂取するとしたら玉ねぎを何個食べることになるかで示してあります。研究によってずいぶんばらつきがありますが、1日あたりの玉ねぎ摂取量はラットの研究では平均69個、ヒトの研究では9個でした。

動物実験とヒト研究

医学研究は、扱う対象によって大きく三つに分かれます。細胞を使う研究、実験動物を使う研究（動物実験）、ヒトを対象とする研究（ヒト研究）です。今回は触れませんが、先ほどの1万8834の論文のなかには、細胞を使った研究も含まれています。たいせつなのは、互いに異なる役割を担っているということと、細胞→実験動物→ヒトの順序で研究は進むということです。

※1　ここでは実験用に作られた大型のネズミのこと。体重は成獣で300g程度。小型のネズミはマウスと呼ぶ。
※2　医学研究では、人も生物の一種であると考えて、漢字の「人」よりもカタカナの「ヒト」を使うことが多いようです。少し違和感があるかもしれませんが、ここでもカタカナにしてみました。

ケルセチン研究の内容を見てみましょう。

図1 「ケルセチン」と「血圧または高血圧」が題目に含まれ、ケルセチンの摂取量が報告されていた20の論文におけるケルセチンの摂取量

PubMedのデータベースにアクセスして、検索式（＊）を用いて「ケルセチン」と「血圧または高血圧」を扱った論文を抽出し、そのなかから該当する論文を選んでケルセチンの摂取量についてまとめたもの。＊ quercetin かつ（“blood pressure” または hypertension）

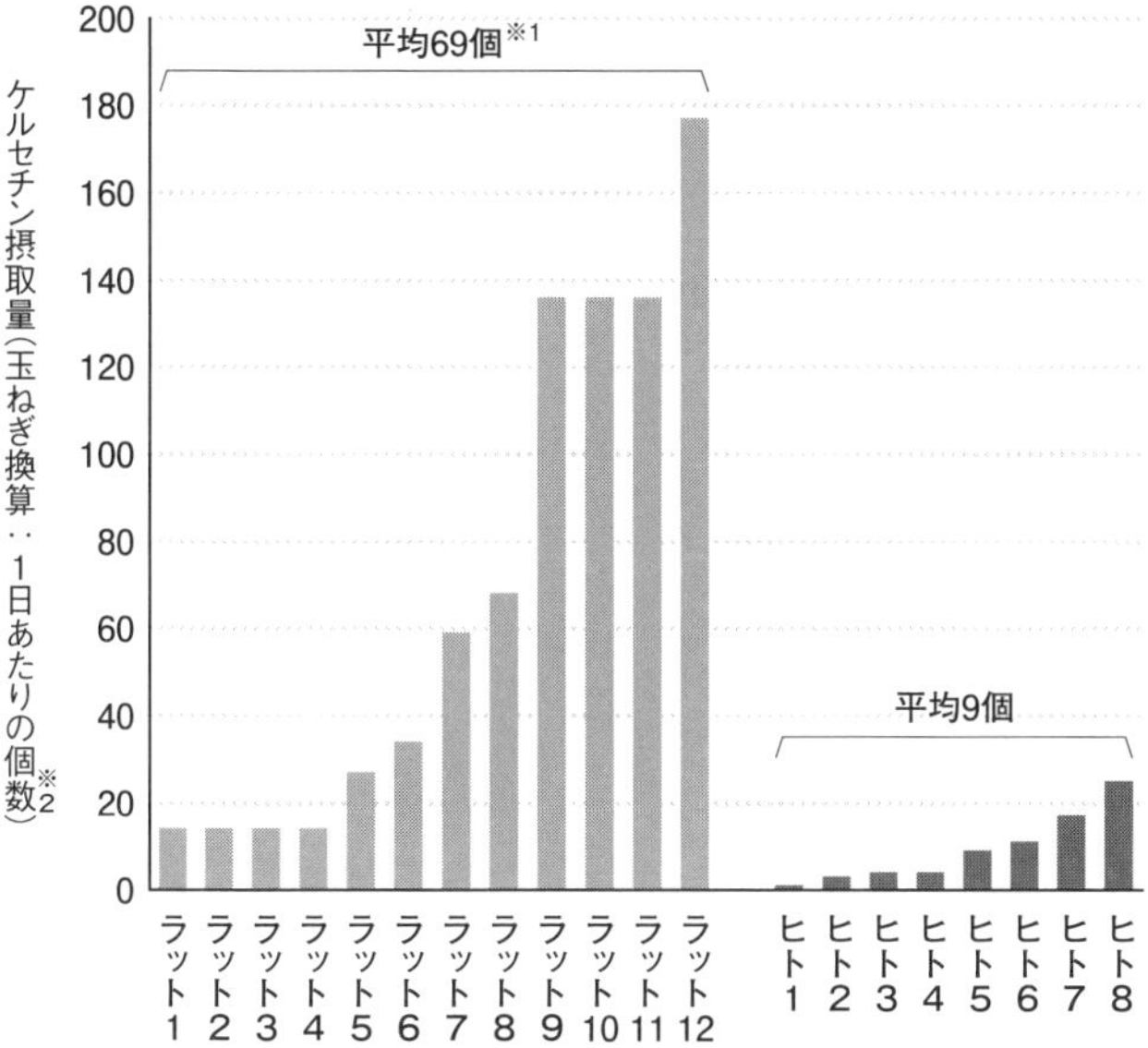

文献情報

ラット1～12、順に、Mol Cell Biochem 2005; 270: 147-55. Naunyn Schmiedebergs Arch Pharmacol 2010; 382: 293-301. PLoS One 2014; 9: e114492. Atherosclerosis 2018; 270: 146-53. Molecules 2020; 25: 187. Nutrients 2020; 12: 213. Food Res Int 2017; 100（Pt 1）: 579-85. Biol Trace Elem Res 2017; 175: 347-59. J Biomed Res 2012; 26: 98-102. Exp Cell Res 2015; 339: 122-34. Biofactors 2018; 44: 465-79. J Cardiovasc Pharmacol 2006; 47: 531-41. ヒト1～8、順に、Eur J Nutr 2017; 56: 1347-57. J Nutr 2010; 140: 278-84. Br J Nutr 2015; 114: 1263-77. Eur J Nutr 2017; 56: 2265-75. Am J Clin Nutr 2016; 104: 97-103. Int J Prev Med 2014; 5: 293-301. J Nutr 2007; 137: 2405-11. Nutr Res 2012; 32: 557-64.

※1 ラットの場合はヒト（体重60kgと仮定）に換算した値。　※2 アメリカ合衆国農務省の「食品成分表」を参考にして、玉ねぎ100gに含まれるケルセチンを22㎎として算出。玉ねぎ1個を200gとして計算した。

実験動物の一種であるラット（クマネズミ）を使った動物実験が12、ヒト研究が8つでした。1日あたりのケルセチンの摂取量は、玉ねぎに換算すると、動物実験では平均69個、ヒト研究では平均9個でした。

細胞を使う研究は、なぜそうなるのかの理屈（メカニズムと呼びます）を調べるために行ないます。生物は細胞でできていますから、細胞のなかで起こる物質の変化や細胞のなかにある核や遺伝子の変化を観察すれば、なにが起こっているのか、なぜそれが起こるのかの理屈がわかります。

次に、実験動物を使って臓器の変化などを観察します。たとえば、血管も臓器の一つであり、血圧は血管の機能の一つです。細胞では血圧は測れませんが、実験動物なら測れます。さらに、実験が終わったら（かわいそうですが）動物を殺して、臓器の変化を顕微鏡で観察したりもします。

実験動物を使う研究によって、ある物質の摂取がヒトの健康にまちがいなく役立ち、しかも、その摂取量も現実的なものであり、副作用も起こらないことがわかったら、ヒト研究に移ります。ヒト研究は、メカニズムを明らかにするためではなく、「どれくらい摂取すれば目的とする効果が得られるのか」を明らかにするために行ないます。

このように、細胞ならびに実験動物を用いる研究とヒト研究とでは、目的も役割も異なっています。前者は「なぜ」を解くために行ない、後者は「どれくらい（量）」を知るために行ないます。「どれくらい（量）」とは、どれくらい摂取したらどのくらい健康によいか、ということです。

細胞を使う研究や動物実験は不可欠ですが、「では○○を食べよう」にはつながりません。○○がなぜよいのかはわかりますが、○○をどれだけ食べたらよいかがわからないからです。

ヒト研究の結果を見よう

たとえば、**図2**は、**図1**のなかの「ヒト2」の研究です出典❶。この研究では、ドイツ人93人を

ケルセチンに、ヒトでの血圧への効果はあるでしょうか。

図2 ケルセチンの摂取と血圧との関連

出典❶

ケルセチン150mgが入っているカプセルを毎日１回、６週間続けて摂取したときと、ケルセチンが入っていないカプセル（偽薬）を同じく６週間続けて摂取したときの収縮期血圧の変化の平均値（mmHg）を比べた結果。

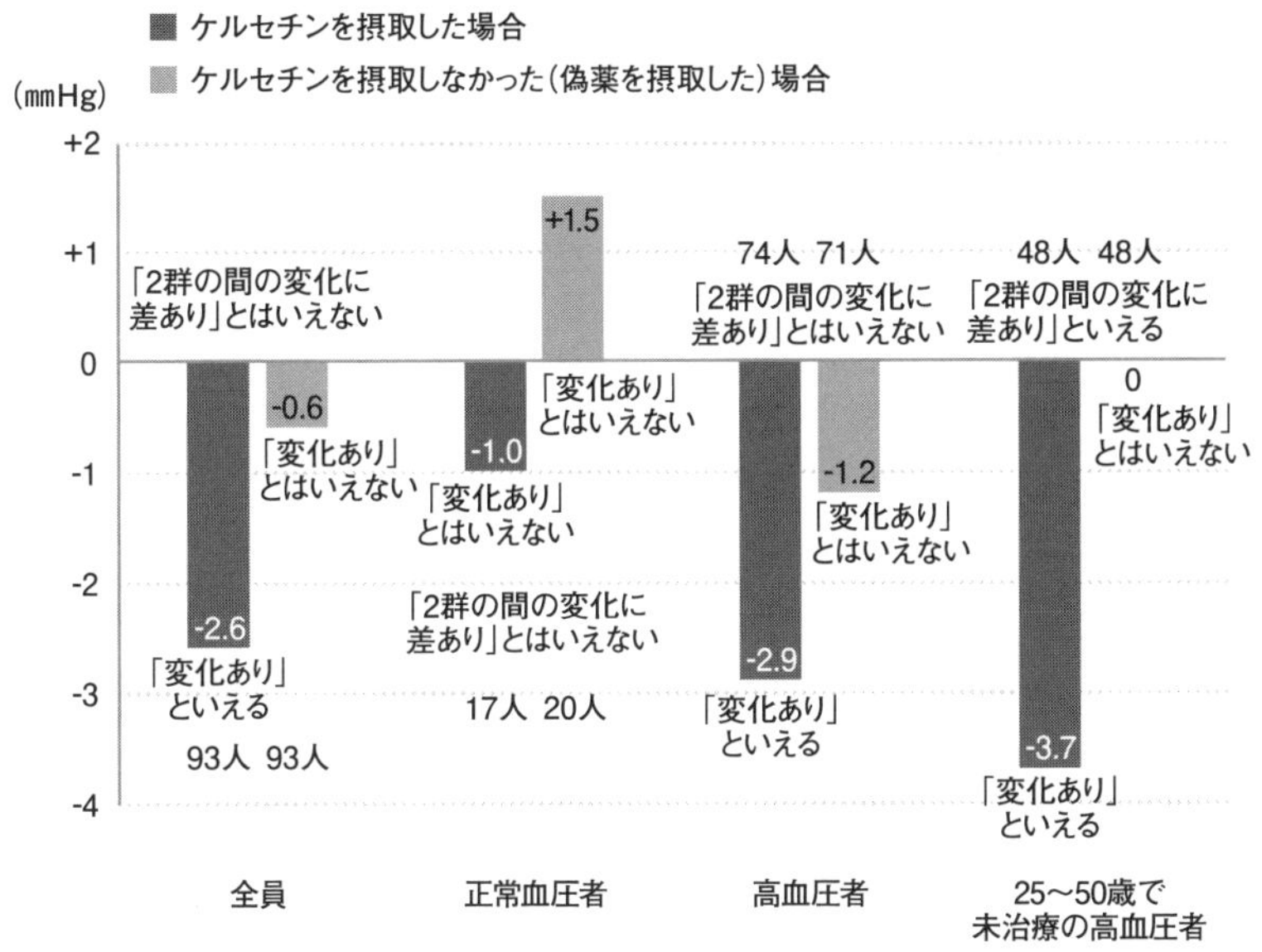

全体としてはケルセチンによって血圧が下がるとはいえませんでしたが、血圧が高くかつ治療を受けていない25～50歳の48人をそのなかからとり出して集計すると血圧の低下が認められ、その低下量は約4mmHgでした。ケルセチンの摂取量は、玉ねぎにして１日あたり３個ほどでした。

対象として、ケルセチンを摂取する6週間と摂取しない6週間を設けて、それぞれの前後で血圧を測りました。全体としては、ケルセチンによって血圧が下がるとはいえないという結果です。でも、血圧が高くかつ治療を受けていない25～50歳の48人をとり出して集計すると、収縮期血圧の低下が認められ、その低下量は約4㎜Hgでした。

同様の研究がアメリカにもあります。**図1**の「ヒト7」の研究です出典②。この研究は、血圧が少し高めの群と高血圧の群の二つに分けて効果を比較しました。血圧が少し高めの群ではケルセチンは血圧に影響しませんでしたが、高血圧群では収縮期血圧が7㎜Hgだけ下がりました。しかし、ケルセチンを摂取しなかった期間でも3㎜Hg下がっていたので、実質的な低下量は4㎜Hgでした。

これら二つの研究から、高血圧の人がケルセチンを1日あたり150㎎以上、玉ねぎにして3個以上を1か月以上食べ続けると、収縮期血圧が4㎜Hg程度下がりそうだとわかります。かなりの玉ねぎが必要ですが、高血圧の人の血圧を少し下げてくれる可能性がありそうです。

一方、**図1**のなかの「ヒト6」の研究は、関節性リューマチの患者さん51人を対象としてイランで行なわれた無作為割付比較試験です出典③。ケルセチンが入ったカプセルとなにも入っていないカプセル（偽薬）を8週間にわたって飲んでもらったところ、試験の開始前も終了後も、血圧（収縮期血圧、拡張期血圧ともに）には両群で意味のある違いは認められませんでした。

ところで、これら3つの研究も含め、合計7つのヒトを対象とした研究の結果をまとめたメタ・アナリシスは、「降圧効果が得られるのはケルセチンとして1日あたり500㎎（玉ねぎとして9個）以上食べたときにおそらく限られる。」と述べています出典④。

問題は、食べ物による血圧管理全体のなかで、これらヒトを対象とした研究が占める価値です。

エビデンスは論文の蓄積による

そこで、もう一度PubMedにアクセスして、食塩と血圧または高血圧でヒト研究を検索してみたら、2万6356の論文が見つかりました。一方、ケルセチンは76でした（**図3**の右下）。これが冒頭の問いの答えでした。この結果は、単純にいえば、世界中の研究者は、ケルセチンよりも食塩との関係を347倍も重視していることを示しています。時代による推移も見えるようにして、この違いを**図3**にしてみました。正しくは、研究ごとに、研究方法や研究結果をていねいに読みとかなくてはいけませんが、かなり差し引いて見積もっても、ケルセチンを摂取することの100倍以上、減塩について真剣にとり組むべきだといえるでしょう。また、高血圧の予防や食事療法に有用な栄養素としてカリウムがあります（第2章5「日本人のカリウム摂取の特徴」〈120ページ〉をごらんください）。ケルセチンよりもはるか以前に発見されています。同じ方法で検索してみたら、1万618の論文の存在がわかりました。こちらはケルセチンの論文数の140倍です。また、**図3**からは、野菜や果物に注目した研究論文が増加している様子もわかります。

今回は血圧に限って調べました。ご紹介できませんでしたが、脳卒中、心筋梗塞、動脈硬化も含めて、血管の健康全体まで広げてもほぼ同じ傾向になります。

ぼくの不安は、「じつはケルセチンは高血圧をはじめとする血管の健康に効かないかもしれない」ではありません。そうではなくて、このような目新しい物質の登場によって、それよりもはる

ほかにはどんな食べ物や成分で研究されているでしょうか。

図3 食品（成分）と血圧との関連を扱った論文数の推移

ヒトを対象とした研究で、ケルセチン、食塩、カリウム、野菜、果物と血圧や高血圧との関連を扱った研究論文の数の推移。

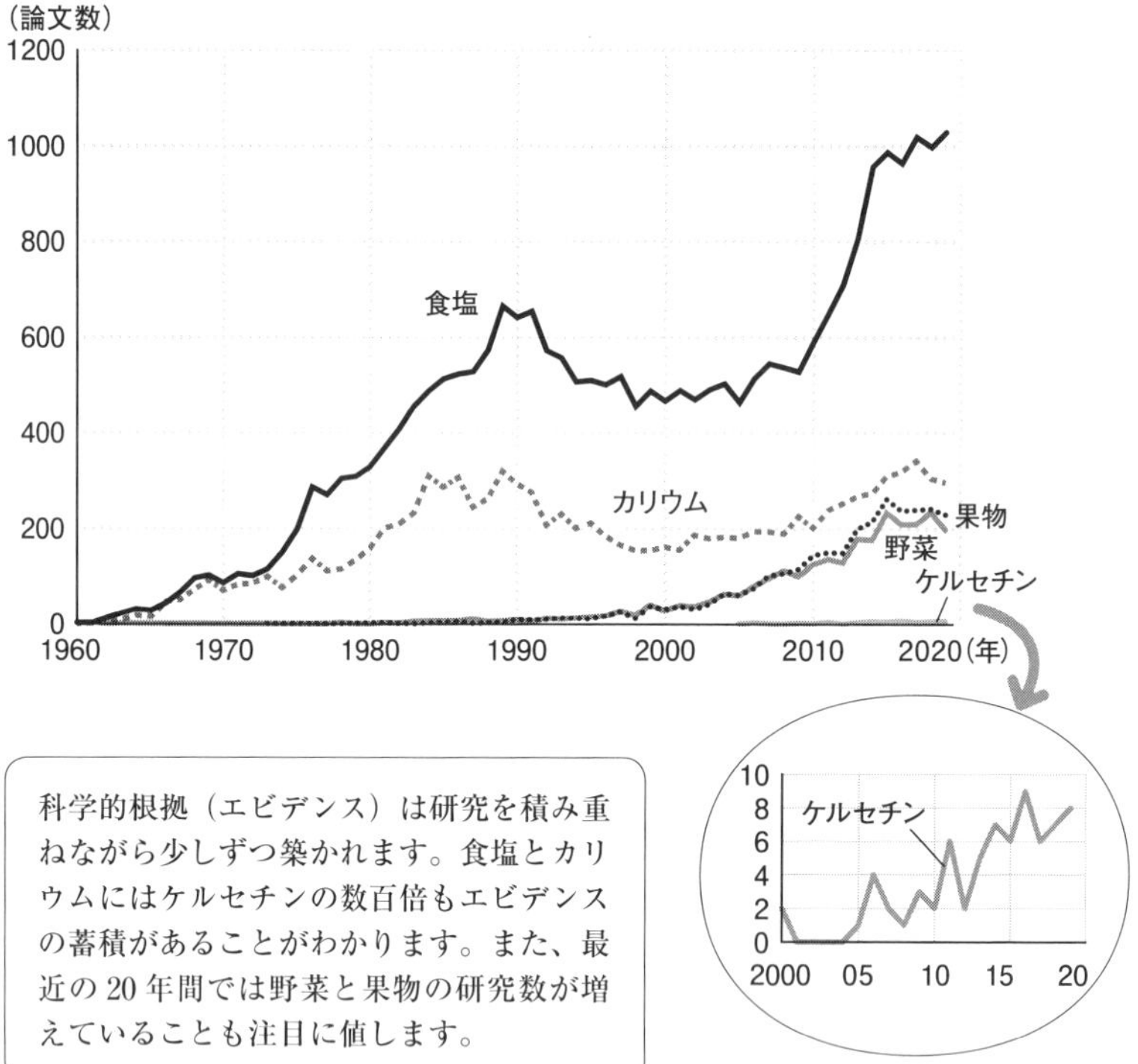

科学的根拠（エビデンス）は研究を積み重ねながら少しずつ築かれます。食塩とカリウムにはケルセチンの数百倍もエビデンスの蓄積があることがわかります。また、最近の20年間では野菜と果物の研究数が増えていることも注目に値します。

320ページの質問の答え

物質、栄養素、食品群の名前	論文数
ケルセチン	76
食塩	26356
カリウム	10618
野菜	2755
果物	2950

かにしっかりとしたエビデンスのある栄養素や食べ物が世間から忘れられてしまったり、軽んじられてしまうことです。これは、すべての食べ物、すべての病気にいえることです。私たちの健康を守ってくれるのは、最新の数編の論文ではなく（まして1編の論文ではなく）、たくさんの研究論文によって築かれた、おちついた揺るぎない情報だと思います。

流行りに動じず、玉ねぎに偏りすぎず、野菜と果物をもっと食べよう、それ以上に、減塩にもっと真剣にとり組もう……冒頭の質問と図3は、とてもたいせつなことを私たちに教えてくれています。

結論

どんな研究がどれくらい積み重ねられているかをふまえて情報をとり入れよう

医学研究は扱う対象によって、細胞を使う研究、動物実験、ヒト研究に分かれます。細胞を使う研究と動物実験は「なぜ」を解くために、ヒト研究は「どれくらい」を知るために行ないます。ですから、私たちにとって直接に参考になるのはヒト研究のほうです。さらに、私たちの健康を守ってくれるのは、ヒト研究のなかでも、最新の数編の論文ではなくて、多くの研究者の努力によって行なわれたたくさんの研究によって築かれたおちついた情報です。

出典
① Egert S, et al. Quercetin reduces systolic blood pressure and plasma oxidised low-density lipoprotein concentrations in overweight subjects with a high-cardiovascular disease risk phenotype: a double-blinded, placebo-controlled cross-over study. Br J Nutr 2009; 102: 1065-74.
② Edwards RL, et al. Quercetin reduces blood pressure in hypertensive subjects. J Nutr 2007; 137: 2405-11.
③ Javadi F, et al. The effect of quercetin on plasma oxidative status, C-reactive protein and blood pressure in women with rheumatoid arthritis. Int J Prev Med 2014; 5: 293-301.
④ Serban MC, et al. Effects of quercetin on blood pressure: A systematic review and meta-analysis of randomized controlled trials. J Am Heart Assoc 2016; 5: e002713.

疫学・栄養疫学とはなにか？

本書を読み進むなかで、わからない言葉（専門用語）やわかりにくい考え方が出てきたら、このページを開いてその言葉の周辺を読んでみてください。

医学や栄養学の研究と聞いたとき、どのような風景を想像しますか？　白衣をまとった研究者が実験室のなかで実験動物（マウスやラットといったネズミたち）に注射をしているか、細胞か遺伝子が入った試験管になにかの薬品を注意深く入れているか、顕微鏡でなにかをのぞいている姿ではないでしょうか。実験室のなかで行なうこのような研究を、実験研究と呼びます。でも、医学や栄養学の研究にはもう一つたいせつな研究方法があります。疫学研究です。

疫学研究とはなにか？

ここからはしばらく、**図1**を横目でごらんいただきながらお読みください。

疫学研究は、実験室のなかの実験動物や試験管のなかの細胞ではなく、実際に社会のなかで生き、暮らしている人間を材料にします。材料といっても、いやがる人を捕まえてきて実験室に放り込むわけではありません。そうではなく、たとえば、それぞれの人が日常生活のなかで自主的に食

図1　疫学研究の基本的な分類と役割

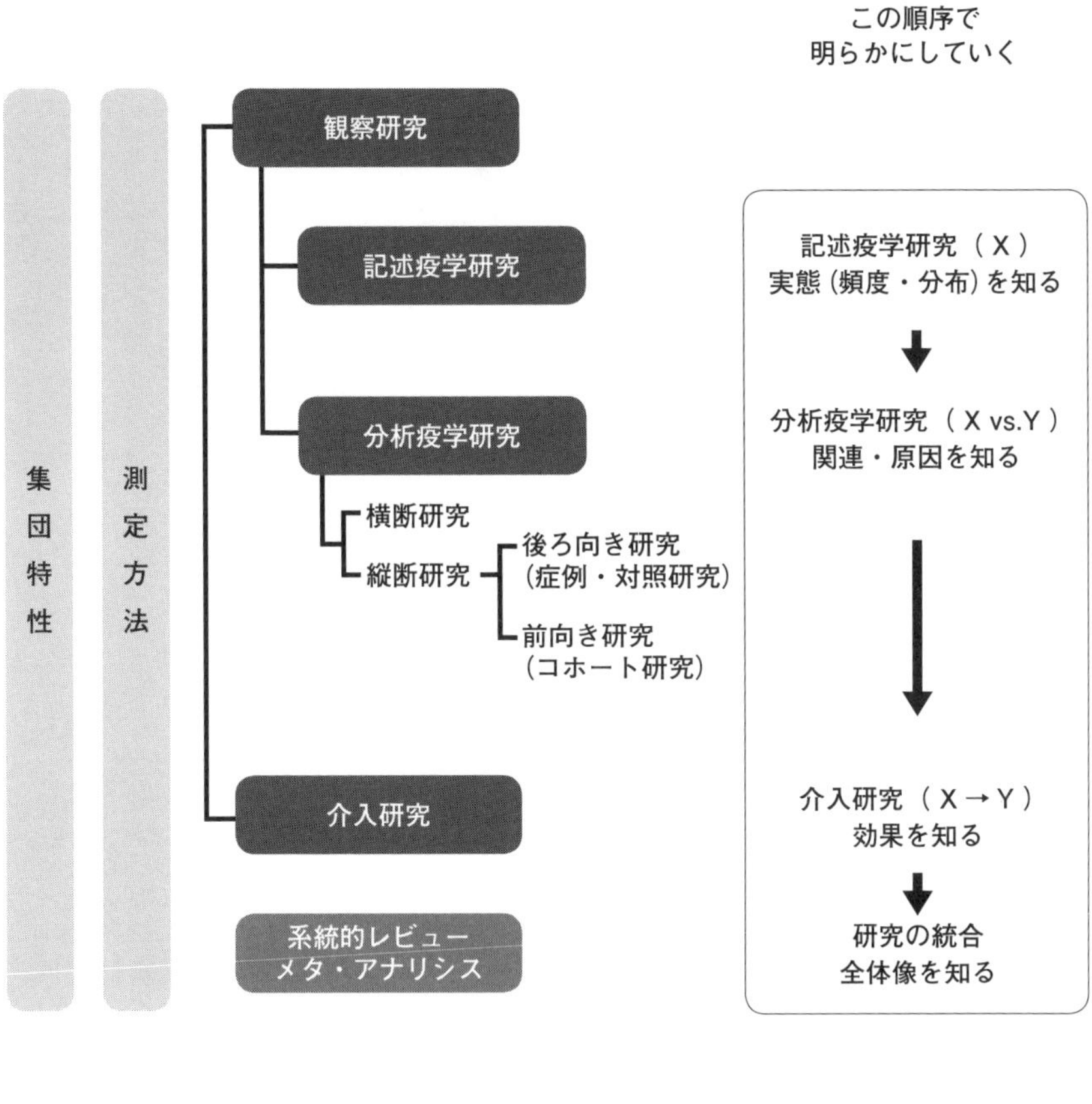

べている食べ物の種類や量を調べさせていただき、栄養素の摂取量を調べます。血圧を測ったり、採血をして血液成分を測ったりもします。

おもしろいことに、人は十人十色、千差万別です。そのために、疫学研究は一人の人をていねいに調べて結論を得るのではなく、千差万別であることがわかるように、相当数の人（人数）を対象とします。一人一人を対象者と呼び、全体を対象群と呼びます。集団と呼ぶこともあります。でも、具体的に何人くらいにお願いするかは、10人程度から100万人以上まで、研究目的によって大きく異なります。

また、集団の特性、たとえば、男か女か、何歳から何歳までか、健康か、それともなにかの病気にかかっているか、食事への興味や知識はどの程度かなどによって得られる結果も解釈がちがってきます。また、どのように測ったかによっても結果は影響を受けます。したがって、疫学研究の基本は、集団特性と測定方法にこだわることであり、疫学研究を扱った論文の必須条件は、集団特性と測定方法がていねいに書かれていることです。

疫学研究の基本分類Ⅰ（観察研究）

千差万別といっても、ばらばらではなく、「分布《ぶんぷ》」があります。平均値が計算でき、最大値と最小値があり、分布の広がりを示す数値（統計量と呼びます）である標準偏差などが計算できます。ところが、たとえ平均値が得られても、対象者数がとても少なかったり、測定ごとのばらつきがとても大きかったりしたら、その平均値の信頼度は低くなってしまいます。そこで、95％以上の確率で平均値が存在するであろう範囲を推定し、それを、その平均値の95％信頼区間と呼びます。

このような統計量によって、注目している要因（食塩摂取量とか血圧値とか）の実態と分布がわかります。このような疫学研究を、記述疫学研究と呼びます。簡単に「調査」と呼ばれることもあります。疫学研究の基本です。

次に、原因（と考えるもの、たとえば食塩摂取量）と結果（と考えるもの、たとえば血圧値）を同じ人たちで測り、両者の関連を見ます。これを分析疫学研究と呼びます。分析疫学研究によって、原因（と考えるもの）と結果（と考えるもの）の間に関連があるのか、ないのか、どの程度あるのかがわかります。両者の関連の大きさを表わす統計量として相関係数や回帰係数、相対危険（またはハザード比）などが用いられます。また、両者の関連の確からしさを表わす統計量として、有意性の尺度であるp値や95％信頼区間が用いられます。

両者をほぼ同時に測るのが横断研究です。断面研究と呼ぶこともあります。先に結果を測り後で原因を測るのが後ろ向き研究で、その代表が症例・対照研究です。一方、先に原因を測り後で結果を測るのが前向き研究で、その代表がコホート研究です。このように、分析疫学研究はさらに細分化されます。

記述疫学研究と分析疫学研究を合わせて観察研究と呼びます。

疫学研究の基本分類Ⅱ（介入研究）

続いて行なわれるのが介入研究です。介入試験と呼ぶこともあります。

介入研究の特徴は、原因と考えているものを意図的に変えて結果がどう変わるかを観察する点です。「意図的に」とは、研究者からみて意図的という意味です。たとえば、高血圧症の患者さんたちに対して、従来の食事指導にかえて新しい方法を教え、食塩摂取量と血圧値の変化を観察する研究が介入研究に相当します。食事指導の内容を意図して変えるからです。今まで食育を導入していなかった小学校で食育を行ない、子どもたちの野菜摂取量が増えるかどうか、何グラムくらい増えるかを観察するのも介入研究です。意図して食育の授業を入れるからです。

でも、後者の場合、野菜の摂取量の変化は、食育だけでなく、野菜の市場価格の影響も受けるでしょう。ですから、小学校Aは食育あり、その近くの小学校Bは食育なしとして、両方の学校で野菜の摂取量の変化を観察し、その変化量を比較しなければなりません。野菜の市場価格の影響はこれでとり除けます。このような場合、食育ありの学校の児童を介入群、食育なしの学校の児童を対照群と呼びます。対照群はコントロール群と呼ぶこともあります。このようなタイプの介入研究は、介入群と対照群の間で結果(野菜摂取量の変化)を比べるので、比較試験と呼ばれます。なお、対象群と対照群は同じ発音ですが意味がまったく異なるので注意が必要です。

一つの地区に小学校が二つある場合、どちらを介入校にしてどちらを対照校にするかは大きな問題です。この機会に食育をやってみたいという先生が多い小学校を介入校にすれば、通常よりも力のこもった食育がなされる可能性があります。この場合、得られる結果は通常の食育によって得られる効果よりも大きい可能性があります。こうなると、この結果をもって「食育の効果」とは少しいいにくくなってしまいます。逆も成り立ちます。これを、一般化可能性の問題と呼びます。

そこで理想的には、小学校の先生の希望は聞かず、研究者の意向も入らないようにして、無作為に（ランダムに）選ぶ（割り付ける）のが最も公平な方法であり、最も信頼できる結果が得られると考えられています。このようにして行なわれる介入研究を、無作為割付比較試験（ランダム化割付比較試験）と呼びます。

このように、疫学研究はその方法によって何種類にも分かれています。それぞれに異なる使い方があり、それぞれ長所と短所があります。

疫学研究の基本分類Ⅲ（系統的レビュー、メタ・アナリシス）

ところで、対象者（対象群）の特性、たとえば、どの地域で行なわれたのか、子どもか大人か、食事に気をつけている人たちか無頓着な人たちかなどによって、結果は少しずつ異なるでしょう。

測定方法も一つではありません。たとえば、血圧計には家庭用から循環器疾患の専門医が使うものまでいろいろあり、どれで測ったかによって血圧値は少しずつ異なり、結果はその影響を受けるでしょう。カフ（腕に巻く帯）を正しく巻いたか、血圧を測る前に1～2分間静かに座らせていたかなどによっても結果は影響を受けるでしょう。

すなわち、疫学研究の結果は、研究の間でかならずしもぴったりとは一致しません。研究Aと研究Bの結果はおのずから少し違うのです。それどころか、かなり異なることもまれではありません。どちらかの研究方法が根本的に誤っている場合もありますが、多いのは、少しだけ集団特性が異なる人たちを対象として、少しだけ異なる測定方法を用いて測ったために、少しだけ結果が異なるといったケースです。そのため、たとえていねいに行なわれた研究でも、疫学研究の場合は、一つの研究結果だけでは普遍的な結論を得るのはむずかしいと考えられています。これも一般化可能性の問題です。ここが、実験条件を厳密に制御できて、そのとおりにまねをすれば（追実験と呼びます）ほぼまちがいなく同じ結果が得られる（はずの）実験研究と大きく異なるところです。

そのため、新聞記者さんなどマスコミの人や一般の人たちと疫学者とでは、疫学研究の結果の読み方がかなり異なります。たとえば……。

「キュウリの皮を食べるとお肌がきれいになるという疫学研究の結果が発表されました」

マスコミ関係者　おもしろそうだ、記事になるな。

一般の人　今夜はキュウリにしよう。

疫学者　おもしろいな。でも、偶然かもしれない。ひとまず置いておこう。

「キュウリの皮を食べるとお肌がきれいになるという疫学研究の結果がまた発表されました」

マスコミ関係者　紙面が余ったら使おうか。

一般の人　また？　昨日もキュウリ食べたよ。

疫学者　同じ結果だ。ひょっとしたら本当かもしれないな。

「キュウリの皮を食べてもお肌はきれいにならないという疫学研究の結果が発表されました」

マスコミ関係者・一般の人　キュウリなんてもう興味ないよ。ナスでお肌、って話はないの？

疫学者　信頼できる方法で行なわれた研究かどうかという視点で三つの研究を見直してみよう。

一つめと三つめの研究はお肌の調べ方があいまいだな。一方、二つめの研究はなにを食べたかをキュウリの皮以外は調べていないからキュウリの皮が原因だとはいいきれないかもしれないな。どうやら、まだ白黒はつけられないようだ。

こんな感じで、マスコミ関係者や一般の人たちと疫学者の反応はどうもうまくかみ合わないことが多いようです。

疫学者が最後に行なったのが、疫学研究の統合、すなわち系統的レビューです。統合といっても、研究結果をやみくもにまとめるのではなく、あらかじめきちんと規則を決めておいて研究論文を集め、結果ではなく、研究の行なわれ方で研究の信頼度を評価し、信頼できる研究だけを集めてまとめます。これが系統的レビューです。そのなかで、研究結果全体の平均値を計算するなど、結果を数量的にまとめるとメタ・アナリシスと呼ばれます。メタ分析またはメタ解析と呼ばれることもあります。観察研究も介入研究も統合の対象となりえます。疫学研究の統合によって、より普遍的な情報を得ることができます。しかし、集団特性や測定方法、さらには、結果の表現方法が少しずつ異なる研究を強引に一つにまとめると、それぞれの研究の特徴や注意すべき情報を失う方向に働いてしまうことがあるため、かならずしも信頼度が上がるわけでもない点も忘れてはいけません。

人間相手のむずかしさ

ところで、疫学研究で人や人の行動を測る方法は、動物実験で求められる測定方法とは異なります。食べ物を食べている量（摂取量）の測り方もその一つです。

実験動物なら餌は実験者が考え、実験者が与えます。実験動物の側に選択の自由はありません。

ラットがこっそりケージ（飼育用のかご）から逃げ出してコンビニに寄ってお菓子を買ってケージに戻る、なんてことはありえません。ところが、疫学研究では、対象者は自由に食べ物を買ってきて観察者（研究者）に断りなく食べます。介入研究では、このようなことは控えるようにお願いしなければならないことがありますが、この場合でも強要はできません。

このように、疫学研究には実行可能性を充分に考慮した特有の測定方法が求められ、この測定方法の精度が疫学研究の結果を大きく左右します。

なぜ疫学研究が必要なのか？

そもそも、なぜ疫学研究が必要なのでしょうか？　なぜ、動物実験だけではいけないのでしょうか？

原則的には、動物実験や試験管のなかで行なう研究は、「なぜ」を解くのが目的です。メカニズムとも呼ばれます。それに対して、疫学研究は、「どれくらい？」を解くこと、つまり、「量」を決めるのが目的です。前者では「量」は決められないこと、そして、後者では「なぜ」は解けないことも忘れないでください。食塩の過剰摂取によってなぜ血圧が上がるのかは動物実験によって明らかにされます。一方、食塩を1日あたり何グラムまで控えたら高血圧は起こらないのかに答えを与えるのは疫学研究です。

◎動物実験を中心とする実験研究は「なぜ（メカニズム）」のための科学
◎疫学研究は「量」のための科学

と役割が分かれています。

皆さんの食生活と健康を支えるのはどちらだと思いますか？　両方です。両方とも必要です。でも、私たちがとるべき行動を具体的に教えてくれるのは、動物実験の結果ではなくて、疫学研究によって明らかにされた事実であることは明らかでしょう。「食塩は血圧を上げる」では不充分で、「1日あたり5ｇ未満だったら高血圧にはほとんどならない」というように、数値が入った具体的な情報が必要だからです。なぜなら、5ｇと50ｇとでは、私たちがとるべき行動、すなわち実際の減塩対策が大きく異なるからです。

栄養疫学研究とはなにか？

疫学研究のなかで、栄養や食べ物、食べ方など、「食」を扱った研究分野を、特に、栄養疫学研究と呼びます。世界中で行なわれた栄養疫学研究のなかから、充分に信頼でき、かつ、役に立つものを厳選してお伝えするのが本書の目的です。

ところで、介入研究と、観察研究に含まれる分析疫学は、原因と結果の関連を調べます。病気を予防したり治したりしたいのであれば、栄養が原因、健康（病気）が結果と想定します（図2Ⓑ）。たとえば、食塩摂取量と血圧の関連を調べる場合は、食塩摂取量を原因、血圧を結果と想定しています。一方、栄養を結果として扱う栄養疫学研究もあります。たとえば、野菜と健康に関する学習（食教育）によって野菜摂取量は増えるかを調べる場合です。この場合は、学習（食教育）

図2 原因と結果の関連を調べる疫学研究の構造

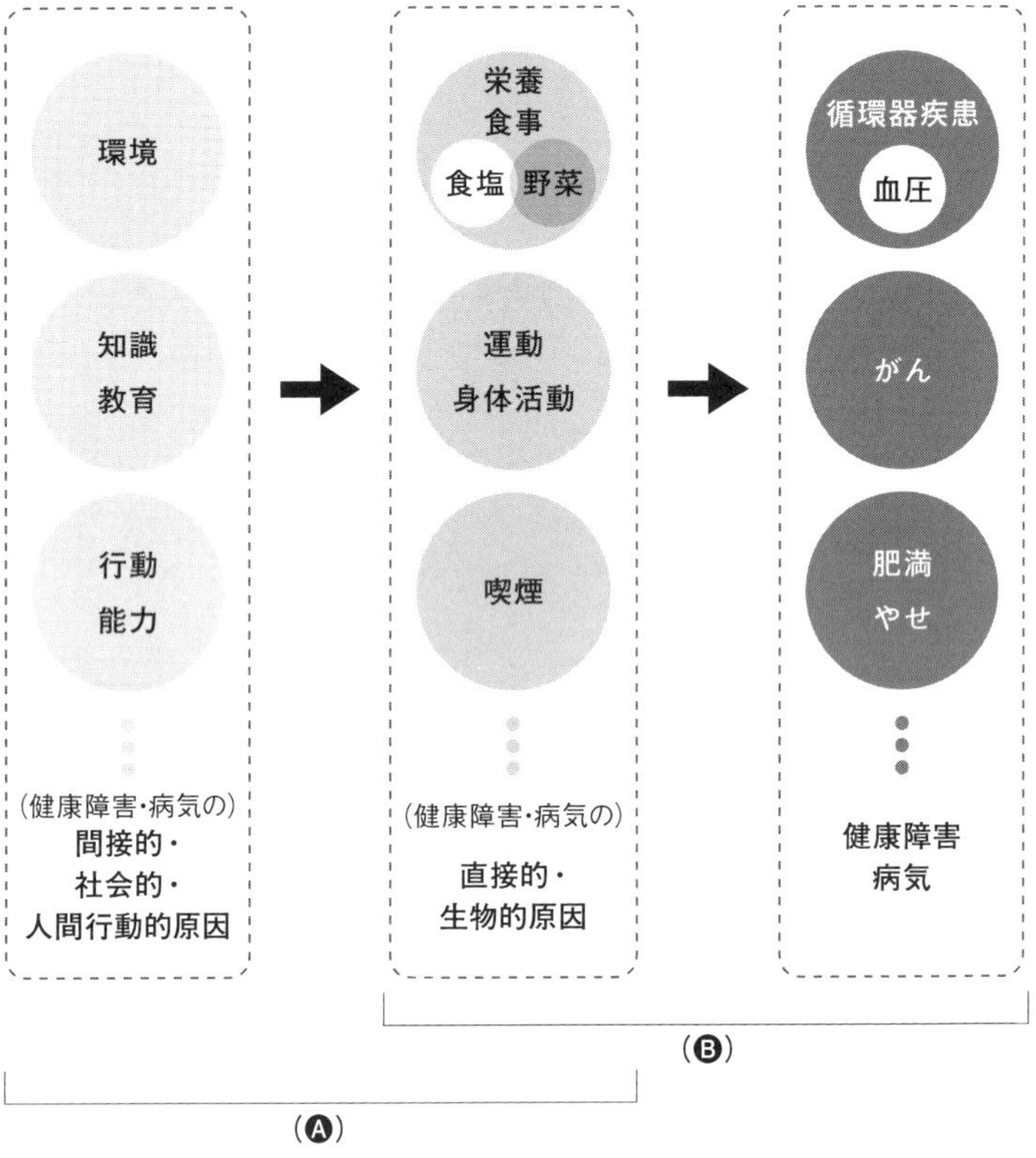

を原因、野菜摂取量の変化を結果と想定しています（図2Ⓐ）。本当はもっと複雑ですが、栄養や食事は原因にも結果にもなり、さまざまな形の栄養疫学研究があります。

「食べる」を測る科学

ここで考えなければならないのは、原因も結果も、その測定精度は等しく結果（関連の有無や程度）に影響するということです。すなわち、血圧をきちんと測らなければいけないのと同じく、食塩の摂取量もきちんと測らなくてはいけません。どちらか片方でもうまく測れないと、食塩摂取量と血圧の関連は見えなくなってしまいます（または、誤った結果が得られてしまいます）。

血圧は血圧計で測ります。では、食塩摂取量はなにでどのように測るでしょうか？　食塩摂取量の測り方は血圧の測り方よりももっとたくさんあります。食事記録法、食物摂取頻度法質問票、随時尿のナトリウム濃度、24時間尿中ナトリウム排泄量など、それぞれ目的も精度も違い、それぞれに長所と短所があり、正しく使い分けなくてはいけません。このように、栄養疫学研究は、食べた量（摂取量）をいかに正確に測るかにかかっているわけです。

いかに正確に測るかの問題は「摂取量」に限りません。図2の「環境」…「この町のコンビニエンスストアの密度」といった食環境や、「行動」…「栄養成分表示を見る習慣」といった食行動、「能力」…「かたい食べ物を食べられるか」といった摂食嚥下《えんげ》能力など、食事に関連するあらゆる要素をいかに正確に測るか、その方法を開発し、それを使って健康との関連を明らかにしていくことも栄養疫学の大きな使命です。

ヒト科学としての栄養疫学

栄養疫学は、食べることにまつわるあらゆるもの、あらゆることを、あらゆる角度から測る科学です。「食べる」というヒトの行動はそれ自体とても興味深いものです。たとえば、私たちは毎日同じものを同じ量だけ同じ速度で食べているわけではありません。**図3**はある健康な中年男性3人が16日間に食べたものの種類と重量を記録したデータ（食事記録）から、「食品成分表」を使って1日ごとのエネルギー摂取量を計算したものです 出典1。1日食べすぎただけでは太ったりしませんから、肥満やそれにまつわる病気との関連を知りたいなら、「習慣的な＝長期間の平均的な」エネルギー摂取量の把握が必要です。それを測ることがいかにむずかしいかをこの図は視覚的に教えてくれます。本書で紹介した研究はこのような栄養疫学のむずかしさに真摯に向き合って行なわれたものばかりです。このあたりのむずかしさとおもしろさについては、姉妹書『佐々木敏のデータ栄養学のすすめ』で触れています。

栄養疫学はモノの科学ではありません。ヒトの科学です。そのむずかしさと奥深さ、そして、食べる楽しみと私たちの健康の両方を支えるために栄養疫学が果たすべき役割の大きさをご想像いただけたら幸いです。

出典
①佐々木敏 「日間変動」を知る： 習慣的な食事量の多い少ないは簡単にわかるか？ 栄養と料理 2019; 85 (5) : 115-9.

図3 健康な中年男性3人の1日ごとのエネルギー摂取量 出典❶

16日間にわたる半秤量式食事記録による。

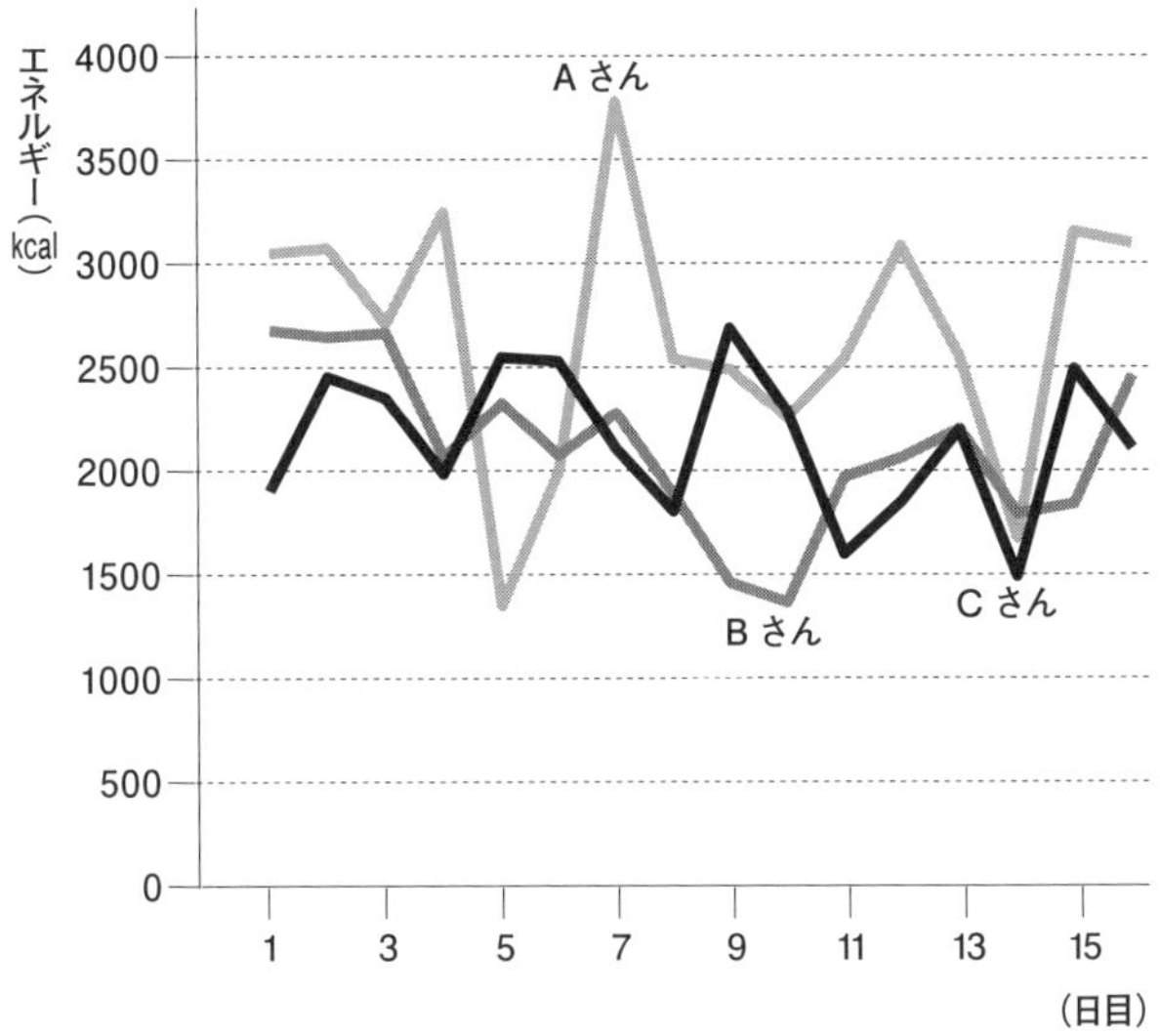

おわりに

栄養学は科学なのだろうか？

本書をまとめているあいだ、この問いがずっとぼくの頭に引っかかっていました。科学にはいくつかの定義があり種類があります。学生時代に知った、「学際科学」は特に印象的でした。もうひとつは「応用科学」でした。

20世紀の科学は、物や生物や事象を細分化し、純粋な系をつくることによって真実に迫った点に一つの特徴があります。「分析の世紀」です。ところが、この方法論によって発見された真実（部品）を組み合わせても元の物にも元の人間にもならないことがしばしばあります。見た目はそれっぽくても、物として人間として正しく機能しません。実際に存在し、機能している生物や社会を説明できないのです。

そこで、複数の学問分野を統合し、俯瞰する科学が必要となりました。学際科学です。類語として総合科学、統合科学があります。事象を細分化する作業によって発見し、蓄積してきた人類の知恵を互いにひもづけし、まとめ上げ、人類の幸福に活かす、「統合の時代」の到来です。学際科学は他にもたくさんありますが、栄養学は、特に人間栄養学は、典型的な学際科学です。それは単なる台所での経験談の集合体ではありません。そして、それは確実に、人社会全体を健康にし、幸福にしてくれる応用科学です。

ところが、栄養学を取り巻くわが国の学問環境、教育環境はけっして恵まれたものではありません。それどころかとても劣悪です。わが国の86の国立大学のうち、栄養学を主とする講座が設けられている大学はわずかに3校（うち2校は女子のみ）で、医学系に限れば1校だけと、存在していないに等しい状態です出典❶。文部科学省科学技術政策研究所が2010年に行なった健康栄養研究の世界比較でも、この分野における日本の弱点として大学発の研究の少なさ、特に、人間栄養学分野の立ち遅れが指摘されています出典❷。この状況は今もってほとんど変わっていません。

存在していないといえば、疫学も、医学のなかでそれに近い境遇でした。まったく異なる学問なのに、今でも、免疫学とまちがわれたりします。疫学は、ミクロの科学ではなく、マクロをマクロのままで扱う科学です。生まれながらにして応用科学であり、その存在価値は、分析科学ではなく学際科学のほうにあるでしょう。薬物治療をはじめ、さまざまな医療行為の有効性を明らかにするのも疫学研究ですし、世の中にどのような病気や健康問題がどのくらい存在し、その原因はなにで、どのような対策が求められているかを明らかにするのもまた疫学研究です。そのため、欧米諸国では、古くから、疫学研究を行なう場と疫学者を育てる教育機関が国の中枢の大学に置かれてきました。わが国でも最近になってやっと、疫学を標榜する研究室が大学や研究所に増えつつあります。

このように考えると、栄養疫学は、二重の意味で学際科学であり、応用科学であり、その価値がこれから試される科学なのでしょう。

「はじめに」でも触れましたように、栄養疫学研究は、いま質・量ともに世界的に向上し、急増しています。これは朗報です。本書で紹介したものはそのほんの一部にしか過ぎません。本当の意味で健康的でぶれない食べ方を実践するためには、これだけではまったく足りません。その意味で、本書は、健康的な食べ方やそれに役立つ食べ物を紹介した実用書というよりも、本書のタイトルが示すとおり、「栄養データとはこういうものであり、こう読むのだ」ということを知っていただくのが目的です。でも、その結果として、科学的でぶれない食べ方に少しでも近づいていただけたら、実用書としての役割も果たせたことになります。それに加えて、学際科学としての栄養疫学のむずかしさとおもしろさ、応用科学としての有用性を少しでも感じていただけたらとてもうれしいです。

＊＊＊

本書をまとめるにあたり、たくさんのかたのお世話になりました。思い入れが強すぎる、というよりも妄想に近い著者の希望に辛抱強くお付き合いくださり、一冊の本にまとめあげてくださった編集担当の鈴木充さんとデザイン担当の横田洋子さんにはたいへんお世話になりました。お二人に感謝です。

本書に収められた話題はすべて月刊誌『栄養と料理』に連載されたものです。２００７年に担当してくださった当時の編集者、加藤千絵さんとの、続いて、２０１１年から現在まで担当してくださっている雑誌編集長、監物南美さんとの話し合いのなかから本書は生まれました。お二人に引っ張られながらの話題探し、論文調べ、そして、それらをまとめて、文字と図を作り上げてゆく執筆作業はいつもとても楽しいものでした。お二人をはじめ、お世話になった皆さまに改めて深くお礼申し上げます。

研究室のみんなのバックアップも欠かせませんでした。事務担当として研究室を支え続けてくれた嶺佳華さん、助教の朝倉敬子先生、前助教の村上健太郎先生をはじめ、たくさんの学生さんの直接的、間接的な協力によって本書は形となりました。みんなのおかげです。

そして、なんといっても、この本の主人公は栄養疫学の論文たちです。それは、たくさんの人たち（対象者さん）の献身的な協力によってできあがったものばかりです。これが疫学研究の特徴です。命と引き換えにいただいたデータといっても過言ではありません。かけがえのない栄養健康情報を提供してくださった数えきれない数の対象者さんお一人お一人に、心よりお礼を申し上げます。本当にありがとうございました。

２０１５年３月３日

三四郎池に臨む研究室にて　佐々木 敏

出典

① 佐々木敏　論点　人間栄養学　進まぬ研究　日本の食と健康　読売新聞 2012: 7(20): 11.

② 勝野美江、佐々木敏（文部科学省科学技術政策研究所第3調査研究グループ）　世界における我が国の健康栄養関連研究の状況と課題～論文を用いた国別・機関別ランキングによる分析～　Discussion Paper No.72 2010: 1-104.

ま

や・ら・わ

※3　漢字では機序《きじょ》と書く。
※4　「目標量」は日本だけで使われている用語である。

※2 ほぼ同じ意味として参加者（participant）がある。なお、疫学では、
被験者という用語はあまり用いない（介入研究に限って用いることがある）。

※1　栄養素としては正しくは蔗糖（sucrose）。

索引

本書のなかで、たいせつだと思われる用語を集めた。

ページはその用語が最も深く（ていねいに）説明されているページ、またはその話題の最初のページを示している。

信頼できる情報を自分でも集めたいと考える人のために英語も添えた。PubMed（本書297ページほか）での検索や、英語で書かれた論文や栄養健康情報を読むときに役立てていただきたい。なお（ ）はその前の単語の代わりに用いられることがある語、[ ] は挿入して用いられることがある語を示す。用語は名詞に限ったが、英語の形容詞形を覚えておくと便利だと考えられる語には、（形）表記で形容詞形も添えた。

あ

か

佐々木 敏　ささき　さとし

東京大学名誉教授。女子栄養大学客員教授。京都大学工学部、大阪大学医学部卒業後、大阪大学大学院、ルーベン大学大学院博士課程修了。医師、医学博士。国立がんセンター研究所支所臨床疫学研究部室長、国立健康・栄養研究所栄養疫学プログラムリーダー、東京大学大学院医学系研究科教授等を歴任。いち早く「EBN（科学的根拠に基づく栄養学）」を提唱し、日本人が健康を維持するために摂取すべき栄養素とその基準量を示したガイドライン「日本人の食事摂取基準」（厚生労働省）策定において2005年版から中心的役割を担う。一方で大学院生らの運営による東京栄養疫学勉強会の世話人・講師を務めるなど日本の栄養疫学の発展に尽力する。

●本書は、月刊『栄養と料理』の連載「世界てくてく『食』の解体新書」（2007年）、「一枚の図からはじめるEBN　佐々木敏がズバリ読む栄養データ」（2011年～連載中）から抜粋、加筆・再構成したものです。

カバー・本文デザイン　横田 洋子
編集協力・DTP　鈴木 充
校正　小野 祐子

佐々木敏の
栄養データはこう読む！
疫学研究から読み解くぶれない食べ方

2015年4月10日　初版第1刷発行
2018年11月25日　初版第8刷発行
2020年6月10日　第2版第1刷発行
2024年4月10日　第2版第3刷発行

著者　佐々木 敏
発行者　香川 明夫
発行所　女子栄養大学出版部
〒170-8481　東京都豊島区駒込3-24-3
電話　03-3918-5411（営業）
03-3918-5301（編集）
振替　00160-3-84647
印刷・製本　TOPPAN株式会社

ISBN978-4-7895-5459-6